dtv

An prominenter Stelle – unweit des Weißen Hauses in Washington – erinnert ein imposantes Denkmal an einen der bedeutendsten deutschen Ärzte: Samuel Hahnemann (1755–1843), Begründer der Homöopathie. An dem von ihm entdeckten Ähnlichkeitsprinzip und den Arzneimittelgaben in hohen Verdünnungen scheiden sich zwar heute noch die Geister, andererseits vertrauen Millionen von Menschen in aller Welt inzwischen seiner Heilweise. Anschaulich schildert der Autor das bewegte Leben Samuel Hahnemanns, von den schwierigen Anfängen als medizinischer Schriftsteller und Übersetzer in der sächsischen Provinz bis zu den Glanztagen als Modearzt der Pariser Gesellschaft und zu seinen prominenten Patienten wie Feldmarschall Karl Philipp von Schwarzenberg oder der Geiger Niccolò Paganini.

»Robert Jütte hat eine lesenswerte Biografie geschrieben, die auf intelligente Weise ein packendes Medizinerleben mit dem bis heute umstrittenen wissenschaftlichen Hintergrund verbindet.« *Stuttgarter Zeitung*

Robert Jütte, geb. 1954, war bis 1990 Professor für Neuere Geschichte an der Universität Haifa und ist seitdem Leiter des Instituts für Geschichte der Medizin der Robert Bosch Stiftung in Stuttgart. Er ist Herausgeber der Krankenjournale Samuel Hahnemanns. Veröffentlichungen u. a.: ›Geschichte der alternativen Medizin‹ (1996), ›Geschichte der Sinne‹ (2000), ›Lust ohne Last. Geschichte der Empfängnisverhütung von den Anfängen bis in die Gegenwart‹ (2003).

Robert Jütte
Samuel Hahnemann
Begründer der Homöopathie

Mit 16 Abbildungen

Deutscher Taschenbuch Verlag

Originalausgabe
März 2005
3. Auflage August 2007
© 2005 Deutscher Taschenbuch Verlag GmbH & Co. KG,
München
www.dtv.de
Das Werk ist urheberrechtlich geschützt.
Sämtliche, auch auszugsweise Verwertungen bleiben vorbehalten.
Umschlagkonzept: Balk & Brumshagen
Umschlagbild: ullstein bild
Satz: Fotosatz Reinhard Amann, Aichstetten
Gesetzt aus der Bembo BQ von Berthold 9,9/12,6
Druck und Bindung: buch bücher dd ag, Frensdorf
Gedruckt auf säurefreiem, chlorfrei gebleichtem Papier
Printed in Germany · ISBN 978-3-423-34476-0

Für Anat
Experto credite (Vergil, Aeneis, II, 283)

Inhalt

Die medizinische Welt des ausgehenden 18. Jahrhunderts 9
Geboren »[…] in einer der schönsten Gegenden
Deutschlands« (1755–1779) 21
»Als zöge ich in der Welt umher« – Ein Arzt
auf der Suche (1780–1805) 36
Von der ›Heilkunde der Erfahrung‹ (1805) zum
›Organon‹ (1810) 80
Die Homöopathie kommt an die Universität:
Die Leipziger Jahre (1811–1821) 99
Als Leibarzt und Kämpfer in eigener Sache
in Köthen (1821–1835) 138
In der »großen Weltstadt«: Paris (1835–1843) 205
»[…] die Ehre des Standbildes zuzuerkennen«:
Der Kult um Samuel Hahnemann 247

Anhang
Anmerkungen 259
Literatur- und Quellenverzeichnis 267
Abbildungsnachweis 273
Namen- und Sachregister 274

Die medizinische Welt des ausgehenden 18. Jahrhunderts

1792 Das revolutionäre Frankreich erklärte Österreich den Krieg. Goethe notierte anläßlich der Kanonade von Valmy: »Von hier und heute geht eine neue Epoche der Weltgeschichte aus.« Kurz zuvor war das habsburgische Reich erschüttert worden. Der plötzliche Tod Kaiser Leopolds II., der seinem Bruder 1790 auf den Thron gefolgt war, gab Anlaß zu Gerüchten über eine Vergiftung durch Freimaurer und führte zu einem heftigen Streit in der Ärzteschaft über eventuelle Fehler in der Behandlung des Monarchen. So gelangte alsbald der offizielle Bericht der kaiserlichen Leibärzte über den Krankheitsverlauf sowie über den Autopsiebefund in die Presse.

Auf diese Weise erfuhr eine breite Öffentlichkeit, daß der kaiserliche Hofarzt Dr. Johann Georg Hasenoehrl, genannt Lagusio, beim kranken Kaiser am 28. Februar jenen Jahres ein heftiges Fieber sowie einen stark angeschwollenen Unterleib festgestellt und zur »Erleichterung« zunächst einen Aderlaß verordnet hatte. Als dieser offenbar nicht half, wurde die gleiche Therapie noch dreimal kurz hintereinander wiederholt. Noch zwei Stunden vor seinem Tod (am 1. März 1792) hatten der Leibarzt und die hinzugezogenen Konsultationsärzte eine günstige Prognose abgegeben, so daß sich der herbeigeeilte Sohn des Kaisers alsbald wieder vom Krankenbett entfernte und eine Einladung zum Mittagessen wahrnahm.

Der Mann, der es damals wagte, die hochangesehenen Ärzte am Wiener Kaiserhof in der Öffentlichkeit wegen des intensiven Aderlasses scharf zu kritisieren, war zu jener Zeit ein noch relativ unbekannter Mediziner aus Sachsen mit Namen Samuel Hahnemann. Er sollte einige Jahre später als Begründer der Homöopathie in die Annalen der Medizin eingehen.

Zu dem Zeitpunkt, als Hahnemann im Allgemeinen Anzeiger der Deutschen den kaiserlichen Leibarzt eines schweren Kunstfehlers, wie man heute sagen würde, zieh und damit eine Debatte über die »richtige« oder »falsche« Therapie auslöste[1], hatte dieser das Ähnlichkeitsprinzip, das zur Grundlage seiner neuen Heilkunst werden sollte, zwar schon entdeckt, doch noch nicht weiter überprüft und auch nicht einer breiten Öffentlichkeit bekanntgemacht.

Die hier geschilderte medizinische Fallgeschichte ist aber nicht nur wegen des berühmten Patienten oder aufgrund des vielbeachteten publizistischen Auftretens von Samuel Hahnemann bemerkenswert, sie wirft auch ein Schlaglicht auf die Medizin, wie sie gegen Ende des 18. Jahrhunderts praktiziert und von Patienten erlebt wurde. Dieser öffentlichkeitswirksame Vorfall eignet sich somit als Einstieg in die spannende Lebensgeschichte eines »ärztlichen Rebellen« (Martin Gumpert), der von den Zeitgenossen geehrt und bewundert, aber auch mit Häme und Kritik überschüttet worden ist.

Zum Zeitpunkt seines Todes (1792) war Kaiser Leopold II. 45 Jahre alt. Damals lag die durchschnittliche Lebenserwartung bei der Geburt wegen der hohen Säuglingssterblichkeit bei 33 Jahren. Wer alle Kinderkrankheiten überstanden hatte, konnte beim Eintritt in das Erwachsenenalter (mit 15 Jahren) damit rechnen, im Durchschnitt 55 Jahre alt zu werden. Heute liegt die durchschnittliche Lebenserwartung von männlichen Jugendlichen in der Bundesrepublik bei etwas über 75 Jahren.[2] Der Kaiser starb also selbst nach damaligen Maßstäben nicht nur unerwartet, sondern »frühzeitig«. Sein Sterbemonat (März) stimmt dagegen mit dem jahreszeitlichen Sterblichkeitsgipfel überein, den die Historische Demographie für die betreffende Altersklasse im 18. Jahrhundert berechnet hat. Unter den zehn wichtigsten Todesursachen, die damals ihren Namen den Symptomen verdankten, nahmen neben »Auszehrung«, »Pocken« und »Schlagfluß« die »Brustkrankheiten« einen der vorderen Plätze ein. Dazu rechnete man auch das »rheumatische Entzündungsfieber«, an dem Kaiser Leopold II. gestorben sein soll.

Ein Blick in die zeitgenössische Fachliteratur zeigt, daß die Behandlung von »Katarrhen«, »Rheumatismen« und »Entzündungskrankheiten« die medizinische Alltagspraxis dominierte. Auch in den halbjährlichen ärztlichen Berichten, die im Großherzogtum Baden zu Beginn des 19. Jahrhunderts von der Medizinalbehörde angefordert wurden, rangierte »Fieber« mit über 20 Prozent unter den klar differenzierten Krankheitsdiagnosen mit großem Abstand an erster Stelle.[3]

Die Schwelle, an der man die Rolle des Kranken einnahm, lag damals sehr hoch. Ausweislich der medizinischen Publizistik der Goethezeit wurde im Falle einer schweren akuten Erkrankung ärztliche Hilfe meist nicht vor dem dritten Tag und oft erst bedeutend später gerufen.[4] Auch Angehörige der Oberschicht mieden so lange wie möglich das Krankenbett, weil damals die Auffassung weit verbreitet war, »das Bett zöge an und mache [...] noch kränker«.[5] Man versuchte also, die Zeit der Bettlägerigkeit auf ein Minimum zu reduzieren, nicht zuletzt aufgrund ökonomischer Zwänge. In der Regel stand das Krankenbett in der häuslichen Stube. Die stationäre Behandlung in einem Hospital, das selbst um 1800 noch weitgehend ein Versorgungshaus für alte, unterstützungs- oder pflegebedürftige Menschen war, bildete eher die Ausnahme und war vornehmlich das Los gesellschaftlich unterprivilegierter Schichten.[6] So befand sich das Krankenlager Leopolds II. selbstverständlich in der Hofburg und nicht, wie wir heute erwarten würden, in einer Privatstation des Wiener Allgemeinen Krankenhauses, obgleich diese Einrichtung damals bereits auf dem Wege war, ein Spital in unserem heutigen Sinne zu werden.

Wie Patienten damals ihre Krankheit erlebten und deuteten, erfahren wir nicht nur aus indirekten Bemerkungen in der ärztlichen Literatur, sondern vor allem aus einer Vielzahl autobiographischer Zeugnisse. Noch im ausgehenden 18. Jahrhundert existierten zwei Interpretationsmuster weiterhin nebeneinander: Entweder führte man die Krankheiten ganz pragmatisch auf natürliche Ursachen (Diätfehler, Lebensumstände etc.) bzw. besondere Umweltbedingungen (Miasmen-Theorie) zurück oder man machte übernatürliche Kräfte (Gott, Dämonen, Hexen etc.) dafür verantwortlich.[7] Ganz gleich ob man nun der einen oder anderen Deutung oder einer Kombination von beiden den Vorzug gab, so bestand doch in einer Hinsicht völlige Übereinstimmung: Krankheit war oft selbstverschuldet, das heißt, entweder strafte Gott die sündigen Menschen mit Krankheit, oder die Natur rächte sich am Körper für eine maßlose, ungesunde Lebensweise. Wie Sozialhistoriker inzwischen gezeigt haben, folgte auch aus der religiösen Deutung von Krankheit weder in bäuerlichen noch in bürgerlichen Schichten ein fatalistischer Umgang mit der Krankheit. Im Gegenteil: Auch wenn eine Erkrankung als gottgewollte Bewährungsprobe aufgefaßt wurde, so verzichtete weder das norddeutsche protestantische Bürgertum noch die badische Landbevölkerung im späten 18. und frühen 19. Jahrhundert auf ärztliche Hilfe. Statt dessen sorgten beide aktiv für ihre Gesundheit (z. B. mittels Aderlaß, Kur usw.).[8]

Der bürgerliche Kranke, der von seinem Hausarzt besucht wurde, erwartete damals vom Arzt, daß er eine zuverlässige Prognose stellte, eine rasche Heilung bewirkte und sich auf ein Gespräch am Krankenbett einließ. In diesem Fall existierte zwischen Arzt und Krankem kein einseitiges Autoritätsgefälle. Das galt nicht zuletzt im sogenannten Patronage-Verhältnis, wie es zwischen Leibarzt und Kaiser oder anderen hochrangigen Personen bestand.[9] Anders dagegen im Krankenhaus, das damals bestenfalls eine »Proto-Klinik« (Michel Foucault), also eine Vorform des modernen Spitals, war. Dort herrschte meist ein Befehlston wie im Arbeits-, Zucht- oder Armenhaus.[10] Deshalb wurde das Hospital älteren Typs von den Zeitgenossen meist als ein Ort der »Kälte, Lieblosigkeit, Gleichgültigkeit gegen den Einzelnen«[11] empfunden, wie es Christoph Wilhelm Hufeland, der wohl berühmteste Arzt der Goethezeit, ausdrückte. Bei einer Armen und Bedürftigen meist unentgeltlich gewährten medizinischen Leistung sahen sich dagegen die Ärzte oft in der mißlichen Situation, die diagnostischen und therapeutischen Forschungsmöglichkeiten, die sich ihnen dort zweifellos boten, mit Handlangerdiensten für medizinalpolizeiliche und staatliche Disziplinierungsinteressen vereinbaren zu müssen. Ein nicht geringer Teil der Patienten dürfte dagegen das »Ausgeliefertsein an einen Repräsentanten des öffentlichen Fürsorgewesens«[12] als entwürdigend und nachteilig empfunden haben. Das änderte aber nichts an der Tatsache, daß sich insbesondere Angehörige der Unterschicht um den begehrten Platz in einer Institution, die vor allem Pflege garantierte, intensiv (z. B. mittels Bittschriften) bemühten. Waren die Wahlmöglichkeiten hinsichtlich der Behandlung sowohl in der Hospital- als auch in der Armenpraxis für den Patienten extrem eingeschränkt oder gar nicht existent, so war es in der »Civil-Praxis« gang und gäbe, daß der Kranke bzw. seine Familie die Möglichkeit nutzte, mehrere Ärzte zu konsultieren. Ähnlich wie die Rückkehr zur Selbstmedikation oder das Aushandeln der Kur mit dem Arzt gehörte das Hinzuziehen eines weiteren Arztes zu den selbstverständlichen Optionen eines Patienten, wenn er sich unsicher oder schlecht beraten fühlte bzw. mit dem behandelnden Arzt auf andere Weise in Konflikt geraten war.

Wer im 18. Jahrhundert krank wurde, konnte von einem erstaunlich breiten Angebot an medizinischer Hilfe Gebrauch machen, wobei finanzielle Ressourcen nur eine untergeordnete Rolle bei der Wahl des betreffenden Heilers spielten. Damals war der Gesundheitsmarkt weder auf dem Land noch in der Stadt von approbierten Heilern (Wundärzte, Apotheker, Hebammen) oder gar von der zahlenmäßig noch sehr viel kleineren Gruppe der Ärzte mit akademischem Abschluß beherrscht. Gleichwohl zeichneten sich bereits zu jener frühen Zeit Tendenzen zu einer von der Obrigkeit geförderten Monopolbildung ab. Eine strenge Abgrenzung zwischen den verschiedenen Gruppen, wie sie z. B. in der zeitgenössischen Publizistik in der Unterscheidung zwischen den offiziell zugelassenen (Wund-)Ärzten und den sogenannten »Pfuschern« oder »Afterärzten« zum Ausdruck kommt, trifft nicht die damalige soziale Wirklichkeit.

Neuere Forschungen haben deutlich gemacht, wie fließend noch um 1800 die Übergänge zwischen einer von Laien ausgeübten Heilkunde und der an den Universitäten gelehrten Medizin waren. Obwohl Krankheits- und Therapiekonzepte nicht immer übereinstimmten, gab es doch gemeinsame Vorstellungen über die natürlichen Ursachen von Befindlichkeitsstörungen oder von gesundheitlichen Beeinträchtigungen, die ihre Wurzeln in der auf den griechischen Arzt Galen zurückgehenden Lehre von den vier Körpersäften und ihrem Mischungsverhältnis hatten. Auch griffen beide oft auf die gleichen Heilsubstanzen (vor allem im Bereich der

Kräutermedizin) zurück und priesen – jeder auf seine Weise – sogenannte »Arcana« oder Geheimmittel an.

Was die akademisch geschulten Ärzte und die teils noch handwerklich, teils bereits an Hochschulen ausgebildeten Wundärzte bzw. Chirurgen, die deswegen gegen Ende des 18. und zu Beginn des 19. Jahrhunderts in verschiedene Klassen unterteilt wurden, von den Laientherapeuten damals trennte, war nicht etwa ihr Eintreten für eine »rationelle« Heilkunde im Unterschied zu einer eher empirischen Heilkunde. Für die Wahl eines bestimmten Therapeuten durch den Kranken war vielmehr der Ruf ausschlaggebend, den sich ein Heiler – gleich welchen Standes – durch tatsächliche oder glaubwürdige Heilerfolge bei der durchaus heterogenen Klientel, die sich oft zu gleichen Teilen aus Ober-, Mittel- und Unterschichtpatienten zusammensetzte, erworben hatte. So überrascht es nicht, daß auch wohlhabende, gebildete und nach eigenem Selbstverständnis als aufgeklärt geltende Bürgerinnen und Bürger von den diversen Angeboten an Hilfe im Krankheitsfall nach ihrem Gutdünken nebeneinander oder auch nacheinander Gebrauch machten. In diesem Zusammenhang gilt es vor allem an die Laienmedizin zu erinnern, die damals noch eine sehr viel größere Rolle spielte als heute. Nicht wenige vormoderne Haushalte besaßen, wie Inventarlisten zeigen, Kräuterbücher oder volkssprachliche medizinische Ratgeber, die man im Notfall konsultierte.

Bei der Lektüre älterer medizinhistorischer Standardwerke kann man den Eindruck gewinnen, daß das 18. Jahrhundert eine Zeit war, in der sich der Arztberuf eines hohen Ansehens erfreute und die wirtschaftliche Lage der Ärzteschaft insgesamt kaum Anlaß zu Klagen gab. Nach dem Sozialhygieniker Alfons Fischer zu urteilen, waren es allerdings nur die Universitätsprofessoren und die fürstlichen Leibärzte, die von der zahlungskräftigen Klientel geschätzt und gut honoriert worden seien, während die große Mehrzahl der Ärzte damals kein »goldenes Zeitalter« erlebt habe.[13] Doch dürfen wir uns von den punktuellen Eindrücken, wie sie die gelegentlichen Bemerkungen über die ökonomische Situation der Ärzte in der zeitgenössischen Publizistik liefern, nicht täuschen lassen. Die Ärzte verdienten auch damals nicht schlecht. Die seriellen Quellen (Steuerakten etc.), die über Vermögen einzelner Personengruppen detailliert Auskunft geben, sprechen für sich. Danach erreichte das ärztliche Durchschnittsvermögen in Württemberg gegen Ende des 18. Jahrhunderts 6410 Gulden.[14] Zum Vergleich: Ein Morgen Ackerland kostete damals 150 Gulden. Bis weit ins 19. Jahrhundert hinein hatte neben Geld- und Anlagevermögen die aufwendige und repräsentative Kleidung, gefolgt von der Wohnungseinrichtung, den höchsten Anteil am mobilen Besitz der württembergischen Ärzte; denn in einer Zeit, als die Arztwahl in hohem Maße von sozialen Kriterien und nicht unbedingt von medizinischen Erwägungen bestimmt wurde, konnten Ärzte auch andernorts nicht umhin, sich prächtige Kleider anzuschaffen und »wohlgeputzt einherzugehen.«[15]

Vor dem Zeitalter der naturwissenschaftlichen Medizin, das erst in der zweiten Hälfte des 19. Jahrhunderts begann, gab es eine Vielzahl sich widersprechender Theorien, die das Krankheitsgeschehen zu erklären versuchten. Das ärztliche Wissen war noch weitgehend theoretischer Natur, wenngleich sich damals auch bereits unter dem Einfluß philosophischer Strömungen (Locke, Hume, Kant) die Medizin an einer stärker empirisch ausgerichteten Beweisführung zu orientieren begann.[16] Dazu gehört die Leichensektion, wie im Falle Leopolds II., bei der die Diagnose, die die Leibärzte dem Kranken stellten, später mit dem Autopsiebefund kritisch verglichen und Gegenstand eines Meinungsstreits unter Ärzten wurde. Mittels der Pathologie, die durch die bahnbrechenden Studien des italienischen Anatomen Giovanni Battista Morgagni in ganz Europa einen großen Aufschwung erlebte, hoffte man nicht nur Aufschlüsse über die eigentliche Todesursache zu erhalten, sondern auch zu einer besseren Kenntnis des Krankheitsgeschehens beizutragen und so dem praktischen Arzt zuverlässigere Leitlinien für die Therapie zu vermitteln. Nur wer über die inneren Ursachen einer Krankheit Bescheid wußte, galt in den Augen der führenden medizinischen Autoritäten jener Zeit als kompetenter Arzt. Die Wege dazu konnten allerdings verschieden sein. Während die eine Richtung, die »Naturhistorische Schule« (ca. 1825–1845), kritisches Denken förderte und die Empirie auf den Schild hob, begünstigte die sogenannte »Naturphilosophische Schule« (ca. 1800–1840) unter dem

Einfluß Schellings ein eher spekulatives Denken, das durch theoretische Ableitungen hoffte, den bis dahin weitgehend ungeklärten Phänomenen des Lebens und der Entstehung von Krankheit auf den Grund zu kommen.

Insbesondere an der zuletzt genannten Richtung machte sich die Kritik Hahnemanns, aber auch die anderer zeitgenössischer Ärzte fest. In seiner 1808 erschienenen Abhandlung ›Über den Werth der speculativen Arzneisysteme‹ erweist sich der Begründer der Homöopathie als ein Gegner jeden medizinischen Theoretisierens. In seiner kritischen Auseinandersetzung mit dem Brownianismus, der vom schottischen Arzt John Brown aufgestellten Lehre von der Fähigkeit des menschlichen Organismus, auf Empfindungen zu reagieren und durch Reizüberflutung »sthenische« (kraftvolle) bzw. durch Reizmangel »asthenische« (kraftlose) Krankheiten zu verursachen, skizziert Hahnemann das überaus breite Spektrum der medizinischen Theorien seiner Zeit: »Nachdem unter den Zwischenspielen mehrerer kleineren und größeren Systeme (der mechanischen Entstehung der Krankheiten, ihre Entstehung aus der innern Form der Theile, aus Krampf und Lähmung, der Solidar- und Nervenpathologie, des Chemismus etc.) die Humoralpathologie, (jener vorzüglich dem Pöbel gefallende Wahn, den kranken Körper als ein Gefäß voll Unreinigkeiten mancherlei Art und von Schärfen mit griechischen Namen, anzusehen, die bald Stockungen und Entartungen der flüssigen und festen Teile, bald Fäulniß, bald Fieber, kurz alles, worüber sich der Kranke beschwerte, hervorbringen sollte, und die man durch versüßende, verdünnende, blutreinigende, auflösende, verdickende, kühlende und ausleerende Mittel bestreiten zu können sich einbildete), ihr Wesen bald plumper, bald feiner viele Jahrhunderte hindurch getrieben hatte, erschien der Seher (Brown), welcher, gleich als hätte er das Innere der Natur durchschaut [...], bloß eine einzige Grundkraft des Lebens (Erregbarkeit) annahm [...].«[17] Wie aus dieser pointierten Auflistung hervorgeht, traten damals zwar alte und neue medizinische Konzepte in scharfe Konkurrenz miteinander, doch hatten sie dennoch meist einen gemeinsamen Nenner, nämlich die spekulative Natur ihres Wissens um die Vorgänge im menschlichen Körper.

Dem Erkenntnisgewinn am Krankenbett waren um 1800 in der Praxis enge Grenzen gesetzt. Die diagnostischen Verfahren, die heute jedem Hausarzt zur Verfügung stehen, waren damals noch nicht erfunden. Die bei der Bevölkerung trotz ärztlicher Kritik immer noch beliebte Begutachtung des Urins erfolgte weiterhin mit dem bloßen Auge, obwohl es damals auch schon einige wenige Ärzte gab, die forderten, »durch chemische Reagentien die Bestandtheile des kranken Harns zu erforschen«.[18] Dagegen war seit 1761 bereits die Perkussion, wie die von Leopold Auenbrugger entwickelte Methode der Körperbeklopfung und Behorchung genannt wurde, zumindest bekannt, wenngleich nicht sehr verbreitet. Das Stethoskop, das inzwischen zu einem Kennzeichen des Arztes geworden ist, wurde zwar bereits 1819 von Hyacinthe Laennec erfunden, setzte sich aber erst in der zweiten Hälfte des 19. Jahrhunderts in der medizinischen Praxis durch.[19] Zur Fiebermessung gebrauchte man zu jener Zeit nur selten ein Thermometer. Statt dessen verließ man sich auf die Messung des Pulsschlags mit Hilfe einer Uhr, die auch die Sekunden anzeigte. Einen sehr viel größeren Wert als auf die körperliche Untersuchung legten die Ärzte damals auf die Anamnese, die sorgfältige Erhebung der Krankengeschichte. Dabei galt es aber für den Arzt, wie in einem zeitgenössischen Standardwerk der Diagnostik nachzulesen ist, sich davor zu hüten, »den Aussagen der Kranken buchstäblich Glauben beyzumessen«.[20] Dennoch, so fährt derselbe Autor fort, könnte der persönlich gefärbte Bericht den Arzt »mit der besonderen Gemüthsstimmung des Patienten, seiner Erziehung und anderen Umständen seiner individuellen Lage bekannt [...] machen« und diesem dadurch wichtige Aufschlüsse liefern.

Ähnlich schmal wie die Bandbreite der diagnostischen Methoden waren die therapeutischen Möglichkeiten, die den Ärzten im Zeitalter Goethes zur Verfügung standen. Dem widerspricht nicht, daß ein zeitgenössischer Arzt mit Fug und Recht behaupten konnte, der Vorrat an Arzneimitteln übersteige bei weitem die Menge der Krankheiten.[21] Im Grunde genommen reduzierten sich die Heilverfahren auf das für die praktische Medizin bis zur Mitte des 19. Jahrhunderts übliche Standardrepertoire, das Hahnemann bereits 1790 in den Anmerkungen zu seiner Übersetzung der Arzneimittellehre

17

des schottischen Mediziners und Pharmakologen William Cullen kritisiert hatte: »Aderlassen, Temperirmittel, laue Bäder, verdünnende Getränke, ermattende Diät, Blutreinigungen und ewige Laxanzen sind der Zirkel, worin sich der Mittelschlag der deutschen Ärzte unablässig herumdreht.«[22] Neben der traditionellen Diätetik war es also vor allem das therapeutische »Dreigestirn« (Aderlaß, Klistier und Brech- bzw. Abführmittel), das den Kernbestand der meisten Kuren, die für die Patienten häufig genug »Roßkuren« waren, ausmachte. Gerade wegen der oft fürchterlichen Nebenwirkungen dieser Therapien und nicht zuletzt in Hinblick auf die Qualen, die die Kranken dabei zu erleiden hatten, wird jenes Zeitalter in der Medizingeschichte gelegentlich auch als die Epoche der »heroischen Medizin« bezeichnet.

Während man gegen den operationsbedingten Schmerz dem Patienten gelegentlich die damals bekannten schmerzstillenden Mittel pflanzlicher Herkunft verabreichte (das Morphin wurde erst 1805 durch den deutschen Apotheker Friedrich A. Sertürner im Labor isoliert), war der chronische oder krankheitsbedingte Schmerz für die meisten Ärzte dieser Zeit kein Thema, sondern eine unumgängliche und unbehebbare Begleiterscheinung der Krankheit, mit der sich der Patient abfinden mußte. Nur wenige Ärzte, wie z. B. Johann August Unzer, waren so selbstkritisch, sich die Frage zu stellen, wo denn »diese weisen Kranken, die ihre Schmerzen geduldig ertragen sollten«[23], überhaupt zu finden seien. Daß im 1789 neugegründeten Allgemeinen Krankenhaus in Bamberg die Patienten gegen Ende des 18. Jahrhunderts im Durchschnitt vier Gramm Opium und mehr als einen halben Liter Weingeist erhielten[24], zeugt somit weniger von einer gewandelten Einstellung der behandelnden Ärzte zum Schmerz oder gar von den Frühformen der Schmerztherapie. Diese Behandlung ist vielmehr Ausdruck der medizinischen Anschauungen des leitenden Krankenhausarztes, der Anhänger der bereits erwähnten Reizlehre des schottischen Arztes John Brown war, die Opiate in großen Dosen bevorzugt gegen die sogenannten asthenischen Krankheiten einsetzte.

Und wie sah es um 1800 mit therapeutischen Alternativen aus, wenn man von der Homöopathie, die sich damals als medizinisches

System erst zu etablieren begann, und dem sogenannten »Therapeutischen Nihilismus«, der ganz auf die Selbstheilungskräfte des Körpers setzte, einmal absieht? Die Geheim-, Allheil- oder Hausmittel, die damals von Laientherapeuten, aber auch von angesehenen Ärzten (Hoffmanns Tropfen!) angepriesen wurden, erfüllten den verständlichen Wunsch nach einer »sanfteren« Therapie – nicht zuletzt wegen fehlender Wirksamkeit und beträchtlicher Nebenwirkungen und Risiken – nur bedingt. Als wirkliche Alternative kamen daher meist nur religiös-magische Heilverfahren (Wallfahrten, Besprechen, Gesundbeten, Geistheilungen etc.) und die damals noch wenig Zuspruch findenden Wasserkuren (nicht zu verwechseln mit der auf eine lange Tradition zurückblickenden Badekur!) in Frage.[25] In gewissem Sinne befriedigte dieses Bedürfnis auch eine aus Fernost importierte Heilweise (Akupunktur), die Anfang des 19. Jahrhunderts zum zweiten Mal von den europäischen Ärzten entdeckt wurde. Doch stand diese Therapie, was die Verbreitung anbelangt, weit hinter den »magnetischen« Kuren zurück, die auf den Wiener Arzt Franz Anton Mesmer zurückgehen und die sich um 1800 in Deutschland immer noch großer Beliebtheit erfreuten.[26]

Trotz eines sich rasch erweiternden Aufgabenfeldes staatlicher Intervention und Regulierung im Bereich des Gesundheitswesens konzentrierten sich zu Lebzeiten Hahnemanns in den deutschen Territorien die gesetzgeberischen Initiativen des Staates in erster Linie auf die Chirurgenausbildung, das Hebammen- und Arzneiwesen, die Organisation der Gesundheitsbehörden, die Erhebung gesundheitspolitisch relevanter Daten (Physikatsberichte, medizinische Topographien) und nicht zuletzt auf die medizinische Betreuung der Armen. Andere Aspekte aus dem Programm der medizinischen Aufklärung (darunter auch die Pastoralmedizin und Laienheilkunde) interessierten den Gesetzgeber nur am Rande. Und selbst bis weit ins 20. Jahrhundert hinein galt in Deutschland – im Gegensatz zu anderen Ländern, in denen seit Mitte der 1850er Jahre ebenfalls ein Professionalisierungs- und Monopolisierungsprozeß im Gesundheitswesen in Gang kam – die sogenannte »Kurierfreiheit«. Das heißt, der Staat setzte lange Zeit (anfangs sogar mit Unterstützung aus der Ärzteschaft) auf die Selbstregulierungskräfte des medizinischen Marktes. Daß ausgerechnet die Homöopathie einmal dazu beitragen würde, die Reihen der Vertreter einer »Staatsmedicin«, wie man die Schulmedizin damals nannte, enger zusammenzuschließen, konnte der Begründer dieser Heilweise, Samuel Hahnemann, nicht ahnen, als er 1792 den Leibärzten Kaiser Leopolds II. schwere Behandlungsfehler vorwarf. Er stand damals erst am Anfang seiner Karriere als radikaler Reformer des therapeutischen Systems seiner Zeit.

Geboren »[...] in einer der schönsten Gegenden Deutschlands« (1755–1779)

Das Jahr, in dem Samuel Hahnemann das Licht der Welt erblickte, hat sich nachhaltig in das kollektive Gedächtnis der Menschheit eingeprägt. Ein gewaltiges Erdbeben am 1. November 1755 – ausgerechnet am Fest Allerheiligen – machte nicht nur Lissabon dem Erdboden gleich, sondern zerstörte gleichzeitig den naiven Optimismus der Aufklärung. Immanuel Kant war nicht der einzige, der sich damals tief erschüttert zeigte und sich Gedanken über die Ursachen dieser gewaltigen Naturkatastrophe machte: »Die Betrachtung solcher schrecklichen Zufälle ist lehrreich. Sie demüthigt den Menschen dadurch, dass sie ihn sehen lässt, er habe kein Recht, oder zum wenigsten, er habe es verloren, von den Naturgesetzen, die Gott angeordnet hat, lauter bequeme Folgen zu erwarten, und er lernt vielleicht auch auf diese Weise einsehen: Dass dieser Tummelplatz seiner Begierden billig nicht Ziel aller seiner Absichten enthalten sollte.«[1]

Als Christian Friedrich <u>Samuel</u> Hahnemann als drittes Kind des Porzellanmalers Christian Gottfried Hahnemann (1720–1784) und seiner zweiten Frau Johanna Christiane Spieß (1727–1790), Tochter eines Weimarer Oberregimentsquartiermeisters aus Kötzschenbroda bei Radebeul, am 10. April 1755 geboren wurde, ahnte man in der ehemaligen Residenzstadt der Markgrafen und der Bischöfe von Meißen nicht, daß alsbald ein Erdbeben im fernen Portugal auch die eigene kleine Welt in ihren Grundfesten erschüttern würde. Denn man war noch mit sich selbst beschäftigt, hatte sich die Stadt doch gerade erst von den Folgen des Zweiten Schlesischen Krieges (1744/45) erholt, nachdem am 12. Dezember 1745 Meißen vom preußischen Oberbefehlshaber Leopold I. von Anhalt-Dessau kampflos eingenommen worden war. Für die berühmte Porzellanmanufaktur, die 1710 in den Räumen der Albrechtsburg durch ein Dekret des sächsischen Kurfürsten August des Starken eingerichtet worden war, hatten die kriegerischen Ereignisse keine nachhaltigen wirt-

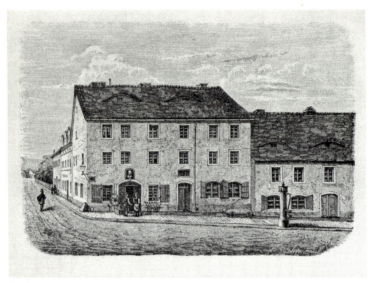

Hahnemanns Geburtshaus in Meißen

schaftlichen Folgen. Ansonsten hätte Hahnemanns Vater, der im März 1741 als Porzellanmaler nach Meißen gekommen war, am 6. April 1753, also zwei Jahre vor Geburt seines dritten Kindes, wohl kaum für die nicht unbeträchtliche Kaufsumme von 473 Talern (das entsprach fast zwei Jahreslöhnen) ein dreistöckiges Eckhaus am Neumarkt in der Triebischvorstadt, einem eher ärmlichen Viertel, erworben. In diesem Haus, das im letzten Drittel des 19. Jahrhunderts durch einen Neubau ersetzt wurde, kam Samuel Hahnemann 1755 zur Welt. Seine Nachbarskinder waren größtenteils Töchter und Söhne von weniger angesehenen Handwerkern wie Färbern, Gerbern und Metzgern.

Bis heute ist nicht ganz geklärt, warum Hahnemann in seiner Autobiographie aus dem Jahre 1791 den 10. April 1755 als seinen Geburtstag nennt, während im Taufregister der Frauenkirche von Meißen der Geburtstermin als »11. April früh«[2] angegeben wird. Um einen Schreibfehler des Protokollanten kann es sich kaum handeln; denn auch der Wochentag, nämlich ein Freitag, auf den damals der 11. April fiel, ist korrekt angegeben. So muß man annehmen, daß Hahnemann um Mitternacht geboren wurde. Das könnte die widersprüchlichen Eintragungen im Kirchenbuch und in Hahnemanns Selbstzeugnis erklären. Der Köthener Homöopath Arthur Lutze will jedenfalls 1855 von den noch lebenden Töchtern Samuel Hahnemanns erfahren haben, daß ihr Vater »am 10. April nachts gegen 12 Uhr geboren wurde«.[3] So dürfte also der spätere Geburtstermin auf eine relativ leicht erklärliche Fehlinformation desjenigen zurückzuführen sein, der das freudige Ereignis dem Pfarrer oder Küster meldete. Der damalige Fehler blieb nicht ohne Folgen; noch heute findet man auf dem an zentraler Stelle in Washington D. C. befindlichen Hahnemann-Denkmal als Geburtsdatum den 11. April 1755 angegeben.

Hahnemann wurde in eine Künstlerfamilie hineingeboren. Sein Großvater väterlicherseits, Christoph Hahnemann, war bereits Maler in Lauchstedt, der Sommerresidenz der Herzöge von Sachsen-Merseburg, unweit von Halle an der Saale gelegen. Sein fünftes Kind, Christian Gottfried Hahnemann, Samuels Vater, wird im Kirchenbuch der Meißener Frauenkirche als »Mahler bei der Königl[ich] Pohl[nischen] und Kurf[ürstlich] Sächs[ischen] Porcellaine Fabrique allhier«[4] bezeichnet. Und auch sein Onkel, Christian August (1722–1791), war als Porzellanmaler in Meißen tätig. Er wurde 1744 in einer Liste der »Landschafts- und Seefahrts Mahler« als Lehrjunge aufgeführt. Wer der Begabtere von den beiden Brüdern war, wissen wir nicht. Denn wir haben es nicht mit individuellen Künstlerpersönlichkeiten, sondern mit angestellten Kunstmalern zu tun, deren Beitrag zu dem von teilweise heute noch bekannten zeitgenössischen Künstlern entworfenen Endprodukt, das die Manufaktur schließlich verließ, sich meist nicht mehr rekonstruieren läßt. Immerhin ragt Samuel Hahnemanns Vater aus dem Kreis dieser meist anonym gebliebenen Porzellanmaler heraus, indem er als Verfasser eines heute sehr raren Werkes über die Aquarellmalerei hervortrat. 1776 wird er in den Akten als Figurenmaler (III. Klasse) geführt. 1785 erhielt Vater Hahnemann hundert Taler Prämie für den erfolgreichen »Versuch die innere Verbeßerung der Porcelain-Masse betreffend«.[5] Diese Erfindung war übrigens ein Gemeinschaftswerk mit seinem Sohn Samuel August (1757-?), der mit seinem berühmten Bruder denselben Vornamen teilte und der von Beruf Apotheker war.

»Mein Vater«, so schreibt Samuel Hahnemann in seiner Autobiographie, die bis in das Jahr 1791 reicht, »lehrte in Verbindung mit meiner Mutter, Johanne Christiane, geborne Spieß, mich spielend lesen und schreiben.«[6] Doch bevor er in das Alter kam, in dem man für den Erwerb solcher Grundfertigkeiten zugänglich war, wurde seine Kindheit durch ein weltgeschichtliches Ereignis getrübt. Der Siebenjährige Krieg (1756-1763) zog auch Meißen in Mitleidenschaft. Bei seinem Einmarsch in Sachsen ließ Friedrich II. große Mengen an Meißener Porzellan beschlagnahmen. Die Folgen dieser Plünderungen trafen nicht zuletzt die Beschäftigten der Porzellanfabrik, die vorübergehend keinen Geldlohn mehr erhielten und in Naturalien (sprich: Porzellan) ausgezahlt wurden.

Von dieser schweren Zeit liest man allerdings nichts in den Erinnerungen Hahnemanns an seine früheste Kindheit. Das hängt nicht zuletzt damit zusammen, daß seine im Jahre 1799 veröffentlichte Lebensbeschreibung für ein Publikum gedacht war, das sich für den Bildungsweg des damals schon bekannten Arztes interessierte. So schildert der Begründer der Homöopathie vor allem die Erziehung im Elternhaus und insbesondere das innige Verhältnis zu seinem bildungsbeflissenen Vater, der »die gesundesten, selbst gefundenen Begriffe von dem, was gut und des Menschen würdig genannt werden kann«[7], hatte. Von ihm lernte Hahnemann, was Gerechtigkeit, Hilfsbereitschaft, Güte und Ordnungsliebe heißt: »In den feinsten Nüancen zwischen edel und niedrig«, so erinnert sich der Sohn einige Jahre nach dem Tode des Vaters, »entschied er bei seinen Handlungen mit einer Richtigkeit, die seinem zarten, praktischen Gefühle wahre Ehre macht; auch hierin war er mein Lehrer. Keine erhabene[n] Begriffe von dem Urwesen der Schöpfung, der Würde der Menschheit und ihrer herzerhebenden Bestimmung schien er zu haben, die mit seiner Handlungsweise nur je im mindesten Widerspruch gestanden hätten. Dies gab mir die Richtung von innen.«[8] Nicht nur auf seinen eigenen Sohn scheint Christian Gottfried Hahnemann seine pädagogischen Bemühungen gerichtet zu haben. Er erwarb sich auch Verdienste um die Lehrlingsausbildung in der Porzellanmanufaktur. So soll er die Errichtung eines Lehrlingsinternats gefordert und den für die damalige Zeit recht ungewöhnlichen Vorschlag eines dualen Ausbildungssystems gemacht haben.[9] Dahinter stand das Ziel einer soliden handwerklichen Ausbildung in Verbindung mit dem Erlernen von Lesen und Schreiben. Leibesübungen waren als Ausgleich zur sitzenden Tätigkeit ebenfalls im Lehrplan vorgesehen.

Der erzieherische Leitgedanke, den Samuel Hahnemanns Vater an seinen begabten Sohn weitergab, nämlich »beim Lernen und Hören nie der leidende Teil zu sein«[10], erinnert an die pädagogischen Ziele, die Jean-Jacques Rousseau in seinem 1762 erschienenen Erziehungsroman ›Émile‹ vertrat. Man dürfe, so der damals auch in Deutschland vielbeachtete Philosoph, einem Kind nicht zu früh beibringen, was Vernunft bedeutet. Es solle vielmehr seinem Alter entsprechend erzogen werden. Freiheit sei das richtige Erziehungsmittel. Die natürlichen Grenzen müßten von den Heranwachsenden selbst erfahren werden. Auch dürfe der Erzieher für das Kind keine Autorität darstellen, denn dies wäre gleichbedeutend mit Gehorsam und Befehlen.

Ähnlich wie Émile, die Hauptfigur in Rousseaus gleichnamigem Bildungsroman, machte der junge Samuel Hahnemann erst im Alter zwischen zwölf und 15 Jahren die Erfahrung eines formellen Unterrichts in den verschiedensten Fächern. Er besuchte mehrere Jahre die Meißener Stadtschule, die sich seit 1541 in den Gebäuden eines ehemaligen Franziskaner-Klosters befand. Auch der Philosoph Johann Gottlieb Fichte drückte dort einige Jahre später die Schulbank. Damals gab es in Sachsen noch keine allgemeine Schulpflicht. Auch kostete der Schulbesuch Geld. So schreibt Hahnemann in seinem Selbstporträt, daß sein Vater ihn immer wieder für einige Zeit aus der Stadtschule genommen habe, damit der Sohn durch seiner Hände Arbeit zur Aufbesserung des geringen Einkommens der vielköpfigen Familie beitragen konnte. Samuel fügte sich offenbar ohne Murren dem Willen des Vaters, sosehr ihn auch das

Lernen begeisterte und er nach höherer Bildung strebte. Daß er überhaupt die Schule weiter besuchen konnte, verdankt Samuel Hahnemann seiner Begabung, die von seinem Lehrer an der Stadtschule, Magister Johann August Müller, dem späteren Rektor der Fürstenschule St. Afra, schon früh entdeckt und gefördert wurde. Aus diesem Grund wurde ihm nämlich das Schulgeld erlassen, was den Vater schließlich bewog, den jungen Samuel am Unterricht in der Stadtschule teilnehmen zu lassen, wenngleich er dadurch auf ein an sich notwendiges Zusatzeinkommen verzichten mußte. Über die offenbar glückliche Zeit an dieser Schule berichtet Hahnemann in seiner Lebensbeschreibung: »Auf der Schule war nichts Merkwürdiges an mir, als daß mein Lehrer in alten Sprachen und deutschem Ausdruck […] Magister Müller, der an gerader Rechtschaffenheit und an Fleiße wohl wenige seines Gleichen hat, mich als Kind liebte, und mir Freiheiten in der Art meines Lernens verstattete, die ich ihm heute noch danke und welche sichtbaren Einfluß auf meine folgenden Studien hatten. In meinem zwölften Jahre trug er mir auf, Andern die Anfangsgründe der griechischen Sprache beizubringen. Weiterhin hörte er, in den Privatstunden mit seinen Kostgängern und mir, meine Gegenerinnerungen bei Auslegung der alten Schriftsteller liebreich an, zog auch dann oft meine Meinung der seinigen vor.«[II] Magister Müller war also offensichtlich ein damals eher ungewöhnlicher Pädagoge, der im Geiste Rousseaus seine Schüler zum selbständigen Lernen anleitete und ihnen Freiräume ließ, die gerade die Begabten unter ihnen, darunter der junge Hahnemann, zu nutzen verstanden. Dieser Lehrer an der städtischen Lateinschule hat zweifellos Hahnemanns Begabung für Sprachen nicht nur früh erkannt, sondern auch gefördert, so daß dieser später über viele Jahre sein Brot als Übersetzer aus mehreren Sprachen verdienen konnte.

Doch statt den hochbegabten Jungen auf eine weiterführende Schule zu schicken und ihm damit ein späteres Studium zu ermöglichen, hatte Christian Gottlieb Hahnemann angesichts der prekären finanziellen Verhältnisse mit seinem Sohn zunächst etwas anderes im Sinn. Dieser sollte einen angesehenen Brotberuf erlernen, weshalb er ihn zu einem Kaufmann in Leipzig in die Lehre schickte, wo der talentierte Samuel es allerdings nicht lange aushielt. Obwohl er den Zorn des Vaters fürchtete, kehrte er schon bald heimlich nach Meißen zurück. Dort fand er in seiner Mutter eine eifrige Fürsprecherin hinsichtlich seiner Studienwünsche. So stellte Christian Gottfried Hahnemann am 16. November 1770 schließlich den Antrag, seinen damals 15jährigen Sohn in die weit über die Landesgrenzen hinaus bekannte Fürstenschule St. Afra aufzunehmen. Dem Gesuch wurde bereits fünf Tage später vom Landesherrn, Herzog Friedrich August, stattgegeben. Hahnemann wurde als »Extraneus« ausdrücklich der Obhut Magister Müllers anbefohlen. Er bekam somit eine der begehrten »Freistellen«, die seinem Vater das nicht gerade geringe Schulgeld ersparte. Samuel Hahnemann wohnte also nicht im Internat, sondern bei seinem Lehrer. Als Gegenleistung für Kost und Logis diente er ihm, wie wir aus den Rechnungsbüchern des Rentamtes erfahren, als »famulus«, also als »Gehilfe«.

Die Schüler von St. Afra erhielten eine humanistische Bildung mit Latein, Griechisch und Hebräisch und der darauf aufbauenden Vermittlung des Inhalts antiker Schriften und von Bibeltexten im Original, außerdem Arithmetik und Musik. An der Fürstenschule herrschte strenge Disziplin. Erst mit der albertinischen Schulreform im Jahre 1773, also zur Schulzeit Hahnemanns, wurden einige der drakonischen Strafen (z.B. Sitzen im Halseisen während der Mahlzeiten) abgeschafft. Dafür drohte weiterhin selbst bei kleineren Vergehen (wie z.B. Tabakrauchen) der Schulverweis – ein Schicksal, das einem Schulkameraden Samuels im Jahre 1774 widerfuhr. Zu den Schülern, die wie Hahnemann in St. Afra dagegen durch ihre Leistungen auffielen und später berühmt wurden, gehören unter anderem die Schriftsteller Gotthold Ephraim Lessing und Christian Fürchtegott Gellert.

Samuel Hahnemann war auch in St. Afra ein eifriger Schüler, wie wir dem lateinischen Abschlußzeugnis entnehmen können. Darin wird ihm bescheinigt, »ein begabter und strebsamer Jüngling« zu sein, an dem man eine »beharrliche Ausdauer, ungewöhnliche Aufmerksamkeit und Fleiß« beobachtet habe. Und weiter heißt es in dem Zeugnis: »[…] er hat eine gründliche Kenntnis der Sprachen, wie der lateinischen und der griechischen erreicht, so daß er vermag, die alten Schriftsteller in ihrer geschmackvollen Art wissenschaftlicher Darstellung genau zu verstehen und zu erklären. Zu diesem Lobe seiner wissenschaftlichen Fähigkeit gesellt sich wahr-

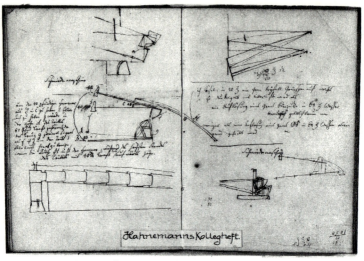

Hahnemanns Kollegheft aus der Studienzeit

hafte Redlichkeit und Anmut seines Wesens.«[12] Wie sehr der junge Hahnemann dieses sehr positive Urteil seiner Lehrer verdient hatte, zeigt die gereimte Abschiedsrede in französischer Sprache sowie ein Vortrag in geschliffenem Latein, den er aus demselben Anlaß, nämlich dem Ende seiner Schulzeit in St. Afra, hielt. Die lateinische Oratio verdient auch deshalb Beachtung, weil sie vom Bau der menschlichen Hand handelt und anatomische Grundkenntnisse erkennen läßt – ein erster Hinweis auf Hahnemanns Neigung zum Arztberuf.

Nicht Ostern 1775, wie bislang behauptet, sondern erst am 22. Mai 1775 (laut Vermerk in der Erlanger Universitätsmatrikel[13]) nahm Samuel Hahnemann das Studium der Medizin in Leipzig auf. Wiederum brauchte er einen Gönner, der ihm half, das Studium zu finanzieren; denn von seinem Vater bekam er letztmalig 20 Taler, wie er in seiner Lebensbeschreibung bemerkt, mit auf den Weg. Die Rettung für ihn und seine Studienpläne war der Meißener Mediziner Dr. Carl Wilhelm Poerner, der sich auch als Chemiker einen

Namen gemacht hatte und nicht zuletzt deshalb das Amt eines »Kommissarius« an der Königlich-Sächsischen Porzellanmanufaktur bekleidete. Dieser sorgte dafür, daß Hahnemann als Student an der medizinischen Fakultät der Universität Leipzig vom üblichen Hörergeld befreit wurde. Daß Hahnemann das Studium der Medizin nutzte, um auch seine klassische Bildung zu vertiefen, belegt die lateinische Ode, die er dem dortigen Professor für Griechisch, Johann Karl Zeune, widmete.

Seinen Lebensunterhalt verdiente sich der angehende Mediziner, indem er einem jungen reichen Griechen Unterricht in deutscher und französischer Sprache erteilte und medizinische Fachtexte aus dem Englischen übersetzte. Die erste bekannte Übersetzung Hahnemanns ist die eines englischen Werkes über physiologische Versuche (verfaßt von John Stedman), das 1777 auf deutsch in Leipzig erschien. Zwar wird der Übersetzer dort nicht namentlich genannt, doch führt Hahnemann es später unter den von ihm übersetzten Werken auf. In den beiden Jahren, die Hahnemann als Student in Leipzig verbrachte, folgten noch zwei weitere Übersetzungen aus dem Englischen, darunter die Übertragung von William Falconers ›Versuch über die mineralischen Wasser‹ (1777) ins Deutsche. Diese widmete er aus Dankbarkeit seinem Gönner Carl Wilhelm Poerner.

Es fällt auf, daß Hahnemann keinen der Leipziger Medizinprofessoren namentlich erwähnt. So wissen wir beispielsweise nicht, ob er bei dem damaligen Rektor der Universität, Anton Wilhelm Plaz (1708–1784), zunächst ordentlicher Professor der Anatomie und Chirurgie, dann der Pathologie, gehört hat. Dieser soll übrigens gelegentlich sogar auf griechisch Disputationen abgehalten haben. Über die Art des Unterrichts zu jener Zeit geben die Vorlesungsverzeichnisse Aufschluß. Als Hahnemann in Leipzig studierte, boten immerhin fünf Ordinarien Lehrveranstaltungen für Medizinstudenten an. Auch gab es bereits anatomische Übungen an der Leiche (»anatomen ex cadaveribus exponet«[14]). Außerdem hätte Hahnemann damals schon ein Kolleg über Kinderkrankheiten hören können. Wie Hahnemann jedoch in seiner Autobiographie bemerkt, besuchte er nur solche Lehrveranstaltungen, die ihm »am zweckmäßigsten« erschienen, und zog ansonsten das Studium der medizinischen Fachliteratur vor. Im Unterschied zu seiner Zeit an der Fürstenschule St. Afra, wo er häufig krank war, achtete er aber im Studium ganz bewußt darauf, Körper und Geist nicht durch zuviel Lesen zu strapazieren. Als Ausgleich dienten ihm Leibesübungen sowie Bewegung an der frischen Luft.

Keine Frage: Hahnemann fand in Leipzig nicht das, was er suchte: den klinischen Unterricht am Krankenbett, der damals erst an einigen deutschen Universitäten (z. B. Halle an der Saale) üblich war. Er beschloß, nach Wien zu gehen, obwohl es um seine Finanzen nicht gut bestellt war. Dort fand er endlich den akademischen Lehrer, den er in Leipzig erfolglos gesucht hatte: Joseph Freiherr von Quarin, der damals ärztlicher Direktor des Spitals der Barmherzigen Brüder in der Leopoldstadt und Leibarzt Maria Theresias war. In seiner Selbstbeschreibung aus dem Jahre 1799 spricht Hahnemann von seinem Wiener Lehrer als »dem großen praktischen Genie«[15], dem er alles verdanke, was an ihm Arzt genannt werden könne. Quarin, der seit 1754 auch Professor an der Medizinischen Fakultät war, schätzte den begabten und lernbegierigen Studenten aus Meißen offenbar so sehr, daß er ihm nicht nur gemeinsam mit anderen seiner Schüler Unterricht am Krankenbett in dem von ihm geleiteten Spital erteilte, sondern ihn sogar an den Krankenvisiten bei Privatpatienten teilnehmen ließ – ein recht seltenes Privileg für Medizinstudenten in der damaligen Zeit. Diesen außerordentlichen Gunstbeweis hat Hahnemann seinem Wiener Lehrer, der ihm, wie er schreibt, freundschaftlich verbunden war, niemals vergessen.

An Gelegenheit, klinisches Wissen zu sammeln, fehlte es damals im Spital der Barmherzigen Brüder zu Wien nicht. In manchen Jahren war das Spital, das zur Zeit Hahnemanns über 52 Betten verfügte, überfüllt. Im Durchschnitt der Jahre 1777 bis 1781 wurden jährlich 1883 mittellose Kranke im Spital medizinisch versorgt.[16] Nur ganz selten wurden auch zahlungskräftige Patienten aufgenommen; denn das Spital alten Typs war vorwiegend eine Armenanstalt. 1774 zahlte ein Adeliger für zwei Zimmer im Spital sowie für zwei Mahlzeiten am Tag mit drei Gängen immerhin monatlich 60 Gulden – fast die Hälfte dessen, was ein Wiener Medizinprofessor damals im Monat verdiente. Von einem nur geringfügig größeren Betrag

(68 Gulden und 12 Kreuzer) konnte Hahnemann sogar fast ein dreiviertel Jahr in Wien leben, wenngleich mehr schlecht als recht. Wie wir aus seinem Selbstzeugnis wissen, stand ihm nur dieser lächerlich geringe Betrag zur Verfügung, da man ihn in seiner Leipziger Zeit auf nicht näher beschriebene Weise um eine beträchtliche, ihm zustehende Geldsumme gebracht hatte.

So mußte Samuel Hahnemann trotz sehr guter Studienbedingungen die Stadt an der Donau bereits nach knapp einem dreiviertel Jahr im Oktober 1777 ohne Studienabschluß und ohne sich vermutlich offiziell als Student eingeschrieben zu haben, wie Nachforschungen im Wiener Universitätsarchiv ergaben, wieder verlassen. Erneut gab es einen Retter in der Not: Freiherr Samuel von Brukenthal, der 1777 von Kaiserin Maria Theresia zum Statthalter in Siebenbürgen ernannte wurde und in Hermannstadt residierte. Er bot Hahnemann eine Stellung als Bibliothekar und Leibarzt an.[17] Joseph von Quarin hatte die beiden miteinander bekannt gemacht. Als von Brukenthal sein Amt als Statthalter im Oktober 1777 antrat, kam Hahnemann mit nach Hermannstadt, das damals um die 10000 Einwohner und sechs Apotheken zählte. Einzelheiten über seine Tätigkeit als Leibarzt sind kaum bekannt. So soll er beispielsweise dem Baron, der häufig unter Kopfschmerzen litt, eine Mischung aus Chinarinde und Laktose verordnet haben. Mehr wissen wir dagegen über Hahnemanns Tätigkeit als Bibliothekar; denn darüber haben sich Dokumente erhalten. Baron von Brukenthal, ein aufklärerisch gesonnener Jurist, besaß eine für die damalige Zeit überaus große Privatbibliothek, die 1790 bereits über 13000 Bände umfaßte. Der heute noch erhaltene, in Leder gebundene Katalog, an dem auch Hahnemann teilweise mitgearbeitet hat, enthält mehr als 6000 Titel. Das Spektrum reicht von der klassischen und zeitgenössischen Literatur über philosophische und religiöse Werke bis hin zu naturwissenschaftlichen und medizinischen Texten.

Es waren offenbar vor allem medizinische Werke, die Hahnemann für den Baron katalogisierte, so z.B. die Arbeiten des Hallenser Mediziners Friedrich Hoffmann, dessen Name heute noch in »Hoffmanns Tropfen« fortlebt. Wie Hahnemann in seiner Autobiographie erwähnt, brachte er auch die große Münzsammlung des

Barons »in Ordnung und zu Papier«.[18] Dennoch blieb ihm, wie er schreibt, während seines Hermannstädter Aufenthalts genügend Zeit, um »noch einige andere mir nöthige Sprachen zu lernen und einige Nebenwissenschaften mir eigen zu machen«.[19] Auch scheint er in Hermannstadt an der Übersetzung einer umfangreichen philosophischen Abhandlung aus dem Französischen gearbeitet zu haben. Es handelt sich, wie wir aus einem späteren Brief Hahnemanns an einen ungenannten Verlagsbuchhändler wissen, um das Werk des pfälzischen Barons Paul-Henry Thiry d'Holbach mit dem Titel ›Système de la nature‹ (1770), dessen materialistischer Standpunkt damals Anlaß zu heftiger Kritik gab.[20]

Hahnemann beugte sich jedoch in Hermannstadt nicht nur über Folianten, noch verbrachte er die ganze Zeit im Münzkabinett. Allerdings wissen wir über seine ärztliche Tätigkeit, die nicht besonders intensiv gewesen sein dürfte, kaum etwas. Besser informiert sind wir über das gesellige Leben im Palais des Herrn von Brukenthal, wo fast jeden Abend Empfänge stattfanden, bei denen es zu anregenden Gesprächen bei Kerzenschein kam. Die Unterhaltungen dürften sich häufig genug um philosophische Themen gedreht haben. Daß der Hausherr damals schon ein starkes Interesse an der französischen Aufklärung hatte, belegen Schriften von Diderot oder Mirabeau in seiner Bibliothek. Außerdem gab es in Hermannstadt noch andere Formen exklusiver Geselligkeit, nämlich Freimaurerlogen. Einer solchen trat Hahnemann bereits zwei Wochen nach seiner Ankunft bei. Im Bruderverzeichnis der Hermannstädter Loge St. Andreas zu den drei Seeblättern ist vermerkt: »Christian Friedrich Samuel Hahnemann, Geburt: Meißen in Sachsen 1755; Charakter: Candidatus Med[icus] u[nd] Bibliothecarius bei S. E. dem Gouverneur, Religion: evangelisch; aufgenommen im 1. Grad am 16. Oktober 1777.«[21] Mitglieder dieser Loge, die sich laut ihres Statuts als »Erziehungsanstalt zur Humanität für Männer« verstand und die ersten Jahre nach der Gründung im Jahre 1767 zunächst im Verborgenen agierte, waren neben zwei Neffen des Barons Brukenthal zahlreiche angesehene siebenbürgische Persönlichkeiten, darunter auch Stadtärzte und Apotheker. Die recht hohe Aufnahmegebühr (20 Gulden, nach anderer Lesart 40 Gulden) dürfte wohl Hahnemanns Gönner, Baron von Brukenthal, übernommen haben, der selbst nicht Mitglied war, aber dem Freimaurertum seit seiner Studentenzeit in Halle, wo er eine eigene Loge gegründet hatte, sehr nahestand.

Wenngleich Hahnemann während seiner Hermannstädter Zeit über den ersten Grad der Mitgliedschaft nicht hinauskam, so bedeutet das nicht, daß er dem Freimaurertum kein Interesse entgegenbrachte. Ansonsten wäre er wohl kaum dreißig Jahre später der Leipziger Loge mit dem schönen Namen »Minerva zu den drei Palmen« beigetreten, der beispielsweise auch Christian Gottfried Körner, der Brieffreund Schillers und Vater des Dichters Theodor Körner, angehörte. So gibt es beispielsweise aus den frühen 1820er Jahren Briefe von Hahnemann, in denen er sich als »Br.« (Bruder), also als Mitglied einer Freimaurerloge, bezeichnete.[22] Auch wird in der Hahnemann-Forschung die Meinung vertreten, daß sich sogar Begriffe aus der Sprache der Freimaurer, wie »Dienst am Altar der Wahrheit«, »dreimal beseligt« oder »Mitbrüder«, im ›Organon der rationellen Heilkunde‹ (1. Aufl. 1810), der »Bibel der Homöopathie«, finden lassen.[23] Doch man mußte damals nicht mit ganzer Seele Freimaurer sein, wie die Biographien Goethes, Herders, Fichtes, Haydns oder Mozarts zeigen. Es gehörte damals schon fast zum guten Ton unter Künstlern, Literaten und Gelehrten, den lockeren Anschluß an die Freimaurerei zu suchen.

Nach insgesamt 20 Monaten ging die sorgenlose Zeit in Hermannstadt für Hahnemann zu Ende. Bei ihm hatte sich wohl die Einsicht durchgesetzt, daß es höchste Zeit war, das unterbrochene Medizinstudium mit einem Doktorgrad abzuschließen. Da es in Hermannstadt keine Universität gab, mußte er sich notgedrungen anderswo umschauen. Seine Wahl fiel auf Erlangen, vermutlich weil dort die Kosten am geringsten waren und es auch eine kleine Siebenbürger Studentenkolonie gab.[24]

Ähnlich wie in Leipzig waren die Lehrstühle für Medizin in Erlangen damals noch nicht fächerspezifisch definiert. Die Professoren, die Hahnemann in seiner Lebensbeschreibung namentlich erwähnt, lasen über zum Teil sehr verschiedene Gebiete, angefangen von der Botanik über die Anatomie bis hin zur Lehre der Krankheitszeichen (Semiotik). Die Mindeststudiendauer in Erlangen betrug seit 1770 sechs Semester. Hahnemann hatte allerdings bereits mehrere Semester in Leipzig und Wien studiert (in der Matrikel wird allerdings nur das Studium in Leipzig erwähnt), so daß er nur noch wenige Vorlesungen und Übungen in Erlangen besuchen mußte. Unter seinen Erlanger Lehrern, von denen bezeichnenderweise zwei ebenfalls Mitglieder einer Freimaurerloge waren, nennt Hahnemann vor allem Johann Daniel (von) Schreber, den ersten Direktor des Botanischen Gartens. Ihm vor allem verdankt Hahnemann, wie er selbst schreibt, seine exzellenten Kenntnisse des zeitgenössischen Arzneischatzes, darunter insbesondere der »Kräuterkunde«. Der zweite Freimaurer unter Hahnemanns Professoren war Jakob Friedrich Isenflamm, ebenfalls ein vielseitig begabter Mediziner, der es sogar bis zur Ehrenmitgliedschaft des Erlanger Instituts der Moral und schönen Wissenschaften brachte. Mit Isenflamm stand Hahnemann offenbar in so enger Beziehung, daß er sich im April 1779 Bücher an dessen Adresse schicken ließ. Und schließlich erwähnt Hahnemann noch die Medizinprofessoren Heinrich Friedrich Delius, ein medizinischen Neuerungen eher skeptisch gegenüberstehender Arzt und Naturforscher, sowie Friedrich Wendt, dem zu verdanken ist, daß die Erlanger Medizinstudenten seit 1779 vermehrt praktischen Unterricht erhielten.

Am 10. August 1779, nur wenige Monate nach seiner Einschreibung als Student (12. April 1779) verteidigte Samuel Hahnemann in Erlangen seine medizinische Dissertation mit dem lateinischen Titel ›Conspectus adfectuum spasmodicorum aetiologicus et therapeuticus‹ (Betrachtung zur Ätiologie und Therapie der krampfartigen Erkrankungen). Die Doktorarbeit erschien im Druck und führt als Wahlspruch das geflügelte Wort des römischen Dichters Propertius: »Bei großen Dingen ist es schon genug, gewollt zu haben.«[25] Dieses Motto wurde von Hahnemann wohl mit Bedacht gewählt; denn er hatte die Arbeit ganz offensichtlich unter Zeitdruck geschrieben und hätte sicherlich gerne mehr Mühe darauf verwandt. So gab es als Note für den Musterschüler Hahnemann auch nur ein »rite« (bestanden). Doch dieser kleine Makel störte ihn wenig. Hauptsache, er hatte den Doktortitel und konnte sich endlich auf die Suche nach einer Stelle als Arzt machen, wohl wissend, daß seine medizinischen Kenntnisse noch viel zu wünschen übrigließen, insbesondere was die Praxis anbelangte. Ob Hahnemann nach seiner Promotion noch einige Zeit in Erlangen blieb oder ob er, wie Rudolf Tischner vermutete, für ein halbes bis dreiviertel Jahr nach Leipzig ging, um dort noch seine Kenntnisse auf dem Gebiet der Chemie zu erweitern, ist in den Quellen nicht belegt.

»Als zöge ich in der Welt umher« – Ein Arzt auf der Suche (1780–1805)

Über die erste berufliche Station nach dem erfolgreichen Abschluß seines Medizinstudiums in Erlangen heißt es lapidar in Hahnemanns Selbstbeschreibung aus dem Jahre 1791: »Der Hang eines Schweizers nach seinen schroffen Alpen kann nicht unwiderstehlicher seyn, als der eines Chursachsen nach seinem Vaterlande. Ich gieng hierher zurü[c]k, um im Mansfeldischen in der kleinen Bergstadt Hettstädt meine Laufbahn als praktischer Arzt zu beginnen.«[1] Vor allem dürften praktische Gründe für seine Rückkehr in die Heimat ausschlaggebend gewesen sein. So kannte er die Mentalität der sächsischen Bevölkerung, deren Vertrauen es als junger Arzt zu gewinnen galt, auch verstand er ihre Sprache. Aus einem Brief seiner Schwester, den diese ihm viele Jahre später schrieb, geht hervor, daß es zudem verwandtschaftliche Beziehungen zu **Hettstedt**, 35 Kilometer nordwestlich von Halle an der Saale gelegen, gab.[2] Dieser Bergort zählte damals 2100 Einwohner. Er ging in die Technikgeschichte ein, weil dort 1785 nachweislich die erste Dampfmaschine auf deutschem Boden in Betrieb genommen wurde. Doch zu diesem Zeitpunkt war Hahnemann bereits längst weitergezogen. Nur knapp ein dreiviertel Jahr hielt er es in dem Städtchen aus. Als Grund für seinen Wegzug gibt Hahnemann an: »Hier war es unmöglich, Inneres oder Aeußeres zu erweitern.« Offenbar mangelte es ihm an Patienten und an Menschen, mit denen der vielseitig interessierte und begabte Arzt Gedanken und Ideen austauschen konnte. Dennoch war die kurze Zeit im Mansfeldischen für ihn in wissenschaftlicher Hinsicht durchaus nicht unergiebig, konnte er doch ausreichend Erfahrungen für seine erste wissenschaftliche Veröffentlichung nach seiner Dissertation sammeln, einen Artikel in einer medizinischen Fachzeitschrift (Medicinische Beobachtungen,

hrsg. von Friedrich Christian Krebs, 1782ff.).[3] Dieser handelt von der
»Faulfieber«-Epidemie (vermutlich Typhus) in einem Nachbarort
von Hettstedt. Hahnemann schildert darin, wie ein junges Mädchen
die gefürchtete Seuche aus der Stadt in das kleine Dorf Quenstedt
einschleppte und die ganze Familie infizierte. In diesem Aufsatz
führt Hahnemann noch weitere Fälle von Faulfieber an, die er während seiner Zeit in Hettstedt zu Gesicht bekommen hatte. Unter
den Patienten mit den dazugehörigen Symptomen war eine 55jährige Bergmannsfrau, die er nach eigenen Angaben erfolgreich mit
Vitrioläther versetzt mit 5 Gran (= 0,312g) Moschus, großen Mengen
bitterem Bier, kalt getrunken, und »Stahlgeist« (vermutlich eine
Eisentinktur) behandelte. Bis zu einer systematischen Therapie auf
der Basis des Ähnlichkeitsgesetzes und den damit verbundenen homöopathisch kleinen Dosen war es bei Hahnemann damals noch
ein weiter Weg! Weitere Krankheitsfälle, die der Begründer der
Homöopathie in seiner kurzen Hettstedter Zeit nachweislich behandelte, betrafen einen Fall von Lethargie bei einem 50jährigen
Bergmann sowie zwei Fälle von Veitstanz, darunter einer bei einer
zehnjährigen Soldatentochter aus Quenstedt. Diese Kranken vermochte Hahnemann angeblich mit Diät und Abführmitteln zu
heilen.

Mit dem Wegzug aus Hettstedt im Frühjahr 1781 begann für Hahnemann ein unstetes Wanderleben, das ihn bis zu seiner vergleichsweise längerfristigen Niederlassung in Torgau im Jahre 1805 in 20 (!)
Orte im nord- und mitteldeutschen Raum führte. Die wichtigsten
Stationen dieses wohl beschwerlichsten Abschnitts in Hahnemanns
bewegtem Leben, sollen hier kurz skizziert werden, zumal heute an
diesen Orten die Erinnerung an den bedeutenden Arzt und Begründer der Homöopathie wiedererwacht ist.

Über **Dessau**, die nächste Etappe auf der Suche nach finanziellem Auskommen und befriedigender ärztlicher Tätigkeit, schreibt
Hahnemann: »Hier fand ich einen bessern Umgang und eine erleichterte Kenntnißpflege. Die Chemie beschäftigte meine freien
Stunden, und kleine Reisen für die Berg- und Hüttenkunde füllten
noch ansehnliche Lükken bei mir aus.«[4] Im Vergleich zum 50 Kilometer entfernten Hettstedt herrschte in der anhaltinischen Resi-

denzstadt, die damals etwas über 7700 Einwohner zählte, ein reges geistiges Leben. Hahnemann vervollkommnete dort nicht nur seine medizinischen und naturwissenschaftlichen Kenntnisse, er wandelte auch auf Freiersfüßen; denn in Dessau traf er die 17jährige Johanna Leopoldine Henriette Küchler (1764–1830). Sie war die einzige Tochter eines Apothekers, der bereits 1769 im Alter von 65 Jahren gestorben war. Hahnemann hoffte wohl auf eine gute Partie, wenngleich es durchaus eine Liebesheirat war, wie man seinem Brief, dessen Echtheit allerdings nicht völlig gesichert ist, an die frischangetraute Ehefrau vom 1. Dezember 1782 entnehmen kann. Darin stehen unter anderem die glühenden Worte des verliebten Ehemannes: »Ich rühme Dich nicht, ich kenne Dich blos, bewundre Dich nicht, liebe Dich nur, und, weißt Du? So ruhig, so überzeugend, daß ich gewiß bin, nach vielen Jahren, ists möglich, noch mehr für Dich fühlen zu können, wenn anders das engste aller glücklichen Bänder von der Vorsicht auch dauerhaft gewebt werden kann.«[5] In der Tat hielt die Liebe Hahnemanns zu seiner ersten Frau bis zu deren Tod im Jahre 1830 unvermindert an, nicht zuletzt weil sie mit ihm »durch dick und dünn« ging. Später, in seiner Leipziger Zeit, bezeichnete Hahnemann sie einmal seinem Freund Ernst von Brunnow gegenüber als »edle Gefährtin seines Künstlerlebens«[6] – ein Urteil, das der Übersetzer des ›Organon‹ ins Französische offenbar keinesfalls teilte. Er empfand die damals bereits über 50 Jahre alte Frau des verehrten Meisters vielmehr als »keifende Xanthippe« und verglich ihren schlechten Einfluß auf Hahnemann mit dem von Dürers Gattin Agnes Frei.

Zum Zeitpunkt der Hochzeit weilte Hahnemann bereits nicht mehr in Dessau, wo dennoch die Trauung stattfand, sondern im 15 Kilometer südöstlich von Magdeburg gelegenen Städtchen **Gommern**, das damals etwas über 1200 Einwohner zählte und bis 1782 keinen Arzt hatte. Interessant ist die Begründung, mit der man damals die Regierung aufforderte, eine Amtsarztstelle in Gommern einzurichten. Andernfalls würde ein erheblicher Teil der Bevölkerung an (Infektions-)Krankheiten sterben, lautete die Argumentation.[7] Einer solchen Forderung konnte sich eine um die Gesundheit der Bevölkerung und damit den Wohlstand des Landes besorgte Obrigkeit kaum widersetzen. Hahnemann bekam die Stelle als Physikus, also eines Stadt- und Amtsarztes, angeboten, obgleich es darüber zu einem Streit mit der Medizinischen Fakultät der Landesuniversität Wittenberg kam, die bei der Besetzung der Stelle aufgrund der Medizinalordnung von 1768 ein Wörtchen mitzureden hatte. Sie hielt Hahnemann vor, sich als »ausländischer promotus« nicht der vorgeschriebenen Zulassungsprüfung unterzogen und die entsprechenden Gebühren nicht bezahlt zu haben. Am 5. Dezember 1783 wurde der junge Arzt zwar als Staatsbeamter vereidigt, doch die Universität Wittenberg beharrte weiterhin auf die Einhaltung der formalen Bestimmungen. So sah sich Hahnemann zum Einlenken gezwungen, zumal an der Wittenberger Medizinischen Fakultät inzwischen einer seiner früheren Leipziger Lehrer Johann Gottfried Leonhardi als Professor tätig war, der ihm deshalb auch im anhängigen Zulassungsverfahren ein Zeugnis ausstellen konnte. Dieses fiel aber nicht unbedingt zu seinen Gunsten aus: »Herr D. Hahnemann«, so schreibt er dem Dekan, »kenn ich schon aus Leipzig her. Ungeschickt ist er nicht, aber schrecklich nasewei[s]. Kein einziger Professor in Leipzig hat ihm gelehrt genug und in allem wollte er etwas Besonderes haben, das hat sich den[n] also auch mit seiner Physikatserschleichung zugetragen. Meines Wissens hat er in Erlangen promovirt, nachdem er vorher in Wien studirt und im Österreichischen bei einem vornehmen geistlichen Bibliothecarius gewesen ist.«[8] Hier erfahren wir also erstmals

Henriette Küchler, Hahnemanns erste Frau

auch etwas über einen Charakterzug des Begründers der Homöopathie, der erklärt, warum Hahnemann immer wieder Probleme mit Mitmenschen und vor allem Standeskollegen bekam.

Nachdem ein Schreiben des Herzogs Hahnemann zwar in seinem Amt bestätigt, ihn aber zur Einholung der notwendigen Approbation als Arzt ausdrücklich aufgefordert hatte, entschuldigte sich der neue Amtsphysikus bei der Fakultät mit Brief vom 18. November 1783 für sein Versäumnis und bat um Nachsicht. Der Dekan beriet sich mit seinen Kollegen und forderte Hahnemann schließlich auf, eine »thesis zur Elaboration«[9] einzureichen. Da Hahnemann in Leipzig studiert habe, wolle man ihm statt der üblichen 20 nur zehn Taler Gebühren abverlangen. Professor Leonhardi, den Hahnemann später in seinen Publikationen als seinen »Lehrer« pries, zeigte sich über die Einsicht seines früheren Studenten höchst erfreut und ließ sich zu dem Aktenvermerk hinreißen: »Ich freue mich, daß meine Bußermahnung einen so reuigen und bußfertigen Sünder getroffen hat, der jedoch seine Fehler auch recht frei zu entschuldigen weiß. Auch *meo voto* wird ihm die Wallfahrt zu uns erlassen, und die Ausarbeitung einer thesis nebst die Erlangung von den gewöhnlichen zehn thalern mögen ihn zu Physikatsverwaltung berechtigen.« Am 15. Januar 1784 sandte Hahnemann die angeforderte schriftliche Arbeit, die fast schon den Umfang seiner Erlanger Dissertation hatte, nach Wittenberg. Im Begleitschreiben finden sich interessante Bemerkungen zu seiner damaligen Lebenssituation: »Ich habe die Ehre die Ausarbeitung der mir aufgegebenen Thesen hiermit gehorsamst zu überreichen. Daß sie nicht kürzer werden konnte, forderte die Reichhaltigkeit der Materie und sie nicht größer zu machen befahl die Kostbarkeit Ihrer Zeit. Köm[m]t Ihnen die Sprache nicht fließend vor, so erinnern sie sich, daß der Verfasser über 8 Jahre von den Studien entfernt, alle Volubilität verlor. Ist Ihnen aber, wie ich wünsche, das Durchlesen dieser Bogen nicht unangenehm, so bitte ich des Verfassers eingedenk zu seyn, der hier so wenig Gelegenheit hat, Gutes zu wirken, von Pfuschern umringt und vielleicht weniger Charlatan als er hier seyn sollte, ungeachtet dessen bleibt dessen Unterhalt größtentheils uneinträgliche Schriftstellerarbeit, und der sich ein besseres Amt als das hiesige ist, sehnlichst wünscht. Sie, die Väter der Gesundheit eines so ansehnlichen Theils von Sachsen, werden Gelegenheit finden, diese bitte zu erhören, und mir eine bessere Versorgung vorzuschlagen.«[10] Hahnemanns medizinische Abhandlung, die bislang in der Forschung unbekannt war, behandelt ein geburtshilfliches und gerichtsmedizinisches Thema, nämlich die ›Frage, ob die Abtrennung der Nabelschnur unbedingt notwendig sei (›An funiculi umbili talis deligatio in recens natis absolute sit necessaria et quale sit eius intermissione in foro ferendum iudicium‹). Kurz nach der Einreichung erhielt Hahnemann vom Dekan den ersehnten »admissionsschein«, der ihn berechtigte, als Physikus in Gommern tätig zu sein.

Hahnemanns Hoffnung, das durchaus ansehnliche Grundgehalt, welches ihm zustand, durch die private Praxis aufzubessern, erwies sich als Illusion. Sein Urteil über Gommern fällt denn auch vernichtend aus: »Es hatte an diesem Orte noch nie ein Arzt existirt, man hatte keinen Sinn für ihn.«[11] Trotz der schlechten Erfahrung versuchte Hahnemann auch später noch mehrmals, eine der begehrten Physikus-Stellen zu bekommen, denn ein solches Amt brachte einem aufstrebenden Arzt neben Arbeit nicht nur Ehre und Einfluß ein, sondern garantierte zudem ein Grundeinkommen, das durch eine florierende Privatpraxis noch erheblich aufgebessert werden konnte. Hahnemanns damaliges Gehalt betrug 35 Reichstaler pro Jahr (15 Taler weniger, als man ursprünglich angesetzt hatte!). Hinzu kam noch eine durchaus beachtliche Menge an Naturalien: 24 Scheffel (ca. 1319 l) Korn, 24 Scheffel (ca. 1319 l) Hafer, 8 Klafter (ca. 26,4 cbm) Scheitholz sowie 8 Schock (240 Stück) Reisig (»Bundholz«).

Wie sehr sich Hahnemann bereits in jungen Jahren ebenfalls um die dauerhafte finanzielle Absicherung seiner Frau im Todesfall kümmerte, gleichzeitig aber auch aus ihrer nicht unerheblichen Aussteuer Nutzen zog, belegt ein entsprechender Vertrag vom 21. Mai 1784.[12]

Offensichtlich hatte Hahnemann in Gommern trotz seiner Amtspflichten genügend Zeit und Muße, um neben einer größeren wissenschaftlichen Arbeit (›Anleitung alte Schäden und Geschwüre gründlich zu heilen‹, 1784) auch noch zwei pharmazeutisch-chemische Standardwerke aus dem Französischen zu übersetzen. Die

Übersetzertätigkeit dürfte sein wider Erwarten niedriges Einkommen etwas aufgebessert haben. Enttäuscht verließ Hahnemann Ostern 1785 das kleinstädtische Gommern, in dem er es fast drei Jahre ausgehalten hatte und in dem auch seine erste Tochter, Henriette, zur Welt gekommen war. Sein offizieller Abschiedsbrief an den Rat ist auf den 20. Januar 1785 datiert.

Kurz bevor er seine Zelte in Gommern abbrach, erreichte Hahnemann die Nachricht, daß sein Vater in Meißen am 15. November 1784 verstorben war. Er dürfte angesichts dieses Verlustes ähnlich empfunden haben wie sein Bruder, der, ebenfalls fern von seiner Geburtsstadt lebend, ihm am 22. Dezember 1784 aus Königsbach im Badischen schrieb: »Die Nachricht von unsres Vaters Todt wird dir eben so viel Wehmuth als mir gekostet haben. Wir beide sollen das Schicksal haben, seinen Tod in der Ferne zu beweinen.«[13] Hahnemann war also offenkundig nicht zur Beerdigung seines Vaters nach Meißen gereist.

Die nächste Station seiner Wanderschaft war das weithin berühmte **Dresden**, das ihm in beruflicher und wissenschaftlicher Hinsicht mehr Möglichkeiten zu versprechen schien. Über seinen fast vierjährigen Aufenthalt in der Stadt an der Elbe, die damals ungefähr 60000 Einwohner zählte, schreibt Hahnemann in seiner Autobiographie: »Dresden war der nächste Ort meines Aufenthaltes, wo ich keine glänzende Rolle spielte, vermuthlich, weil ich nicht wollte.«[14] Hahnemann bot sich in Dresden nicht nur die Möglichkeit, Erfahrungen auf dem Gebiet der Gerichtsmedizin zu sammeln, die ihm später für seine Abhandlung über die Arsenikvergiftung (1786) nützlich waren. Er machte auch die Bekanntschaft mit einem bedeutenden deutschen Gelehrten des ausgehenden 18. Jahrhunderts, nämlich mit Johann Christoph Adelung, dem Verfasser des ›Grammatisch-Kritischen Wörterbuchs der deutschen Mundart‹. Außerdem lernte Hahnemann in Dresden den berühmten französischen Chemiker Antoine Lavoisier kennen, der 1794 ein Opfer des »Terreur« wurde und auf dem Schafott starb.

Wie schon in Gommern so überwog auch in Dresden – sieht man von seiner kurzen Tätigkeit als Vertreter des Stadtarztes einmal ab, die es ihm ermöglichte, Erfahrungen am Krankenbett zu machen –

die schriftstellerische Arbeit. Hahnemann übersetzte »am laufenden Band« Werke aus dem Französischen und Englischen. In einem Fall hatte sich Hahnemann sogar umsonst die Mühe einer Übersetzung gemacht; denn das von ihm schon zum größten Teil ins Deutsche übertragene Werk des französischen Arztes Nicolas Chambon de Montaux über Frauenkrankheiten hatte bereits einen anderen Übersetzer gefunden und erschien 1787 in einem Erfurter Verlag.

Neben Fachbüchern wie etwa ›Die Kennzeichen der Güte und Verfälschung der Arzneimittel‹ (1787) aus der Feder des belgischen Apothekers Jean Baptiste van den Sande findet man in der Dresdner Zeit auch erstmals einen literarischen Text: Die ›Geschichte Abälards & der Heloise‹ (1789) von dem Engländer Joseph Berrington – immerhin ein Buch von 638 Seiten in der Übersetzung! Dazu kommt noch eine beträchtliche Anzahl (zwölf!) eigener Werke chemischen, naturwissenschaftlichen und medizinischen Inhalts, darunter

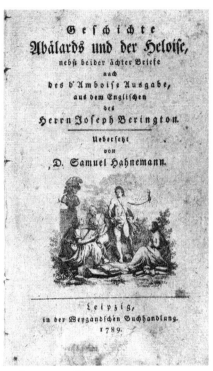

Hahnemanns Übersetzung von Abaelard & der Heloise

die aufklärerisch gefärbte Abhandlung ›Vorurtheile gegen die Steinkohlenfeuerung, die Verbesserungsarten dieses Brennstoffs‹ (1787) und ein Lehrbuch über Geschlechtskrankheiten für Wundärzte (›Unterricht für Wundärzte über die venerischen Krankheiten‹, 1789). Am meisten Aufsehen erregte Hahnemann zu jenem Zeitpunkt aber mit einer Publikation, in der er seine Methode der Weinprobe der Öffentlichkeit vorstellte. Es geht dabei um den Nachweis von mit gefährlichem Bleizucker versüßtem Wein. Durch Zusatz von Schwefelwasserstoff blieb eisenhaltiger Wein nämlich unverändert, während Blei- oder Kupferbestandteile auf chemischem Wege ausgefällt wurden und dunkle Niederschläge erkennbar waren. Im Unterschied zur sogenannten »Württembergischen Weinprobe« erlaubte das Verfahren, das Hahnemann vorschlug, eine relativ sichere Aussage darüber, ob der Wein mit diesem giftigen Zusatz vermischt worden war oder nicht. Das überzeugte auch die preußische Obrigkeit, die 1791 die Hahnemannsche Weinprobe den Weinhändlern der Residenzstadt Berlin amtlich vorschrieb. Noch heute führen die Meißener Winzer beim jährlichen Weinfest dieses Verfahren zum Staunen des breiten Publikums und in Anerkennung der Verdienste des großen Sohns der Stadt um den Weinbau vor.

Von Dresden aus hielt Hahnemann brieflich Kontakt zu seiner Mutter in Meißen sowie seiner dort lebenden jüngsten Schwester Benjamina (geb. 1768). Diese bezahlte ihrer Mutter nach dem Tode des Vaters den Mietzins und auch einen kleinen Geldbetrag (drei Reichstaler) monatlich für den Unterhalt. Hahnemann selbst dagegen hat seine Mutter, soweit wir wissen, nicht finanziell unterstützt. Das dürfte auch für seinen zwei Jahre jüngeren Bruder Samuel August (geb. 1757) gelten, der 1785 in einem Brief an Hahnemann in Dresden davon berichtete, daß er kaum genügend Geld habe, um »Wäsche und Schuhe«[15] davon zu kaufen. Wie nahe sich die beiden Brüder trotz der räumlichen Entfernung standen, geht aus einigen erhalten gebliebenen Briefen hervor. Darin berichtet der jüngere Bruder, der den Beruf des Apothekers ergriffen hatte, dem älteren nicht nur über seine chemischen Experimente auf der Suche nach »feuerfesten Farben aufs Porcellain«, sondern auch darüber, daß er trotz der noch nicht erfolgten Scheidung von seiner ersten Frau zeitweilig mit einer Witwe zusammenlebte. Als 1786 Hahnemann mit seiner Mutter und seiner Schwester Benjamina in einen heftigen Streit geriet, flehte sein jüngerer Bruder ihn in einem Brief an: »Aber Bruder denk einmahl, wenn du nun plötzlich die Todespost von der alten Mutter bekämst. Die wahrscheinlich nicht mehr lange lebt – die mit ihrem wankenden Fuße schon halb im Grab steht! Gewiß ich kenne dein Hertz! Du würdest traurige Empfindungen haben! Wirst doch wünschen, sie noch einmahl versöhnt gesehen zu haben!«[16] Was die Ursache des Konflikts war, läßt sich nicht mehr feststellen: Vielleicht gab es Probleme mit dem Dienstmädchen aus Meißen, das Hahnemanns Mutter ihm im Juli 1786 besorgt und mit Reisegeld ausgestattet hatte, nicht ohne ihren Sohn brieflich zu ermahnen, kleinere Verfehlungen nachsichtig zu behandeln. Samuel Hahnemann scheint sich jedoch schon bald wieder mit seiner Mutter ausgesöhnt zu haben, ansonsten hätte ihn diese wohl kaum ein Jahr später in Dresden besucht und den Jahreswechsel mit ihm verbracht. Gleichwohl scheint Hahnemanns Mutter weiterhin das Gefühl gehabt zu haben, daß ihr ältester Sohn ihr nicht genügend Anhänglichkeit bezeugte, worüber sie sich in Briefen an Samuel August, das eigentliche Sorgenkind der Familie, beklagt. In ihren letzten Lebensjahren herrschte dagegen offenbar ein herzliches Verhältnis vor. Jedenfalls wissen wir aus der Korrespondenz, daß Hahnemann mit ihr in Verbindung stand und ihr sogar brieflich Anweisungen gab, wie sie ihr langwieriges Hustenleiden behandeln sollte. »Gantz nach deiner mir gegebnen Vorschrift lebe ich«[17], ließ die Mutter ihn am 29. Dezember 1789 wissen. Ein halbes Jahr später kam aus Eisleben, wo die älteste Schwester Hahnemanns mit ihrem zweiten Mann, dem Kirchenrat und Generalsuperintendenten Johann Andreas Müller, wohnte, die Todesnachricht. Dieser bewegende Brief zeugt von der großen Liebe, die die betagte Mutter ihrem Lieblingssohn entgegenbrachte: »Sie liebte Dich mein Bruder«, schrieb Charlotte Gerharduna an Samuel Hahnemann, »sie gab Dir noch unverkennbare Merckmale daran, noch in dem le[t]zten Jahr ihres Lebens.«[18] Der Brief mit der Todesnachricht schloß mit den beschwörenden Worten, daß trotz des herben Verlusts die Bande der drei Geschwister weiterhin eng bleiben mögen, nicht ohne jedoch den älteren Bruder gleichzeitig daran zu erinnern, daß er mit seiner Unterschrift auf das Erbe verzichtet habe.

Zu der engeren Verwandtschaft, mit der Hahnemann in seiner Dresdner Zeit brieflich in Kontakt stand, gehört sein Vetter Christian August Hahnemann. Als dieser an äußerst schmerzhaften Hämorrhoiden litt, sandte Hahnemann nicht nur Genesungswünsche, sondern gab ihm auch medizinische Ratschläge.

1788, kurz nach seiner vergeblichen Bewerbung um die Stelle eines Stadtphysikus in Dresden, zog Samuel Hahnemann – wohl wegen der geringeren Lebenshaltungskosten – nach **Lockwitz**, ein Dorf neun Kilometer südöstlich von Dresden gelegen. Dort kam sein viertes Kind, Amalie, am 28. März zur Welt.[19]

»Um der Quelle der Wissenschaft näher zu seyn«, wie Hahnemann in seinem Selbstzeugnis schreibt, aber auch wegen der rasch wachsenden Familie, übersiedelte er im September 1789 nach **Leipzig**. Dort entstand auch seine bereits mehrfach zitierte kurze Lebensbeschreibung, die das Datum 30. August 1791 trägt, aber vermutlich in dem heute zu Leipzig gehörigen Vorort Stötteritz verfaßt wurde. Zu diesem Zeitpunkt hatte Hahnemann nach eigenen Angaben bereits vier Töchter und einen Sohn. Damit wären wir bei einem der schwierigsten Kapitel einer jeden Hahnemann-Biographie, nämlich den Lebensdaten seiner Kinder. Wie sich erst jüngst herausgestellt hat, sind die Angaben, die der an sich sehr zuverlässige Hahnemann-Biograph Richard Haehl Anfang der 1920er Jahre zusammengestellt hat, aber auch die polizeilichen Melderegister der Stadt Leipzig aus jener Zeit teilweise fehlerhaft. Aus ergänzenden Quellen (vor allem Taufbüchern) ergibt sich folgende Reihenfolge der Geburten bis zum Ende des ersten Aufenthaltes in Leipzig (1792): Henriette, geboren 1784 in Gommern; Friedrich[20] am 30. November 1785 in Dresden zur Welt gekommen; Wilhelmine, geboren am 16. Mai 1787 in Dresden; Amalie, geboren am 28. März 1789 in Dresden-Lockwitz; Karoline, getauft am 4. April 1790 in Leipzig.

Die Tatsache, daß Hahnemanns Frau fünf Kinder in sieben Jahren bekam, ist ein eindeutiger Beleg, daß eine Familienplanung – aus welchen Gründen auch immer – nicht stattgefunden hat; es sollten sogar noch weitere sechs Geburten bis zum Jahre 1802 folgen. Für den aus biologischen Gründen unmöglichen Abstand zwischen der Geburt seines Sohnes Friedrich und der seiner zweiten Tochter Wilhelmine fehlt bislang eine plausible Erklärung.

Daß Hahnemann als Arzt durchaus über das nötige Wissen verfügte, es aber offenbar in seiner Familie nicht beherzigt wurde, geht aus einer Bemerkung über die Frauen, die ihr Kind länger stillen, um »eine neue Schwangerschaft ab[zu]weisen«[21], hervor. Diese findet sich bezeichnenderweise in einer kleinen Schrift mit dem Titel

›Ueber die üblen Zufälle vom Kinderentwöhnen‹ aus dem Jahre 1787. Daß selbst Hahnemanns Mutter über das rasche Anwachsen der jungen Familie besorgt war, zeigt die briefliche Ermahnung an ihren ältesten Sohn: »Aber nun rede ich als besorgte Mutter, wo kann sich die gute Frau an Kräften erholen, wenn sie alle Jahre ein Kind hat. Und wie können die schwächlichen Kinder so viel Kräfte und Stärcke erhalten, […] da man ihr künftiges Schicksal nicht weis, daß sie brauchbare Glieder menschlicher Gesellschaft werden können? Zu mal da es am Vermögen fehlt?«[22]

Hahnemann war, wie wir aus zeitgenössischen Schilderungen wissen, ein strenger, aber durchaus liebevoller Vater, der auch zu Scherzen aufgelegt war. Wie sein eigener Vater, so versuchte auch Samuel Hahnemann, seine Kinder »durch Beispiele zur Pflicht, Tugend und Beharrlichkeit zu ermuntern«.[23] Trotz des enormen Arbeitspensums, das Hahnemanns Alltag ein Leben lang kennzeichnete, überließ er die Erziehung nicht völlig seiner Frau. Er las seinen Kindern bei jeder passenden Gelegenheit aus Werken vor, die er für wichtig hielt. Dabei kam ihm seine umfangreiche Privatbibliothek zugute. Die recht prekären finanziellen Verhältnisse in den ersten beiden Jahrzehnten seiner beruflichen Praxis machten es ihm allerdings sehr schwer, eine rasch wachsende Kinderschar zu ernähren und dem einzigen Sohn sowie insbesondere den vielen Töchtern zudem noch eine gute Ausbildung zu verschaffen. Dennoch verwandte Hahnemann, wie sich ein Freund der Familie einmal ausdrückte, »so viel wie sich bei der höchsten Sparsamkeit erübrigen ließ, auf die Erziehung und Bildung seiner Kinder«.[24] Seine Kinder haben ihm diese Fürsorge zeitlebens gedankt. Selbst als ihr Vater 1835 im hohen Alter mit seiner zweiten Frau nach Paris zog, riß der Kontakt trotz des Unverständnisses über die erneute Eheschließung nicht ab, und zeugen die Briefe, die zwischen Köthen und Paris hin- und herwechselten, vom engen und herzlichen Verhältnis zwischen dem Vater und den daheimgebliebenen, zum Teil schon verheirateten Töchtern. Doch greifen wir hier der Geschichte schon ein wenig voraus.

Wie sehr gerade Anfang der 1790er Jahre Hahnemann die Sorge um seine vielköpfige Familie umtrieb, zeigt ein Brief, den er aus

Stötteritz an einen Bergrat in Leipzig (vermutlich Wilhelm Heinrich Sebastian Buchholz) schrieb. »Wäre ich ledig, oder hätte ich nur nicht fünf Kinder«, so klagte der besorgte Familienvater, »so wäre ich etwas anders. Aber an jedem anderen Ort müßte ich mehr Ausgaben machen.«[25] Das war also der eigentliche Grund, warum Hahnemann nach einem offenbar recht kurzen Zwischenaufenthalt im teureren Leipzig, der nur wenige Monate gedauert haben dürfte, schon rasch in die unmittelbare Umgebung der Universitätsstadt umgezogen war. Vermutlich hatte diese Ortsveränderung kurz nach der Taufe seiner Tochter Karoline im April 1790 in der Nikolaikirche stattgefunden. Als ein weiterer Grund kam die »ungesunde Luft« in der Stadt hinzu, die er seinen »kränkelnden Kindern« nicht zumuten wollte, wie er ein Jahr später in einem weiteren Brief an denselben Empfänger ausführt. Auch über den für ihn sehr bedrückenden Alltag auf dem Land erfahren wir aus dieser Korrespondenz wichtige Details. Während Hahnemann in Stötteritz zunächst noch im geringen Umfange ärztlich tätig war, gab er die bescheidene Landpraxis alsbald auf und verdiente sein »Brod als Schriftsteller«. Als Grund führt er an: »Meine Praxis habe ich […] ganz aufgegeben, weil sie mir mehr Aufwand gekostet, als Einnahme gebracht, und gewöhnlich mich mit Undank belohnt hat.«[26] Hahnemann lebte also Anfang der 1790er Jahre ganz von seiner Tätigkeit als Übersetzer und Verfasser medizinischer Werke. Zwar fehlte es ihm nicht an Muße zum Schreiben, aber dafür an allem, was das Schreiben begünstigte, zum Beispiel Zugang zu Bibliotheken. So mußte er sich z.B. die Fachliteratur, die er für seine Arbeiten benötigte, durch einen Boten aus der Stadt schicken lassen. Alles mußte er sich, wie er beklagte, aus Leipzig besorgen, »das trockene Brod ausgenommen«. Kein Wunder, daß es Hahnemann angesichts dieser schwierigen Bedingungen aus Stötteritz wegzog. Er hoffte dabei auf Hilfe des ihm offenbar sehr gewogenen Leipziger Bergrates. Sein einziger Wunsch lautete: »Ich wünsche einen Ort, wo ich in der Stille privatisieren und doch als Gelehrter meine Kenntnisse erweitern, mit guten Menschen umgehen und meine Kinder gerade und vernünftig erziehen könnte.«[27]

Trotz der schwierigen äußeren Umstände war der fast dreijährige

Aufenthalt in Stötteritz für Hahnemann eine sehr fruchtbare Schaffensperiode. Allein acht Übersetzungen (mit einem Gesamtseitenumfang von 4552 Seiten!) aus dem Englischen, Französischen und Italienischen entstanden in dieser relativ kurzen Zeit. Eine dieser Übersetzungen sollte seinen weiteren Lebensweg entscheidend verändern: die Übertragung der zweibändigen Arzneimittellehre des schottischen Pharmakologen William Cullen. Diese enthält wie so viele Übersetzungen Hahnemanns zahlreiche Anmerkungen aus eigener Feder, in denen er ergänzende Hinweise gab oder auch inhaltliche Richtigstellungen vornahm. So bemerkte er an einer Stelle: »Cullen irrt; Weißkraut verliert fast nichts von seiner blähenden Kraft durch langes Kochen.«[28]

Wegweisend für den künftigen homöopathischen Arzt wurde der berühmte Chinarinden-Versuch, der Hahnemann auf die Spur des sogenannten »Ähnlichkeitsgesetzes« (*similia similibus curentur*, »Ähnliches soll mit Ähnlichem behandelt werden«) brachte. Dieser Versuch wird als die Geburtsstunde der Homöopathie angesehen und ist bis heute vielfach wiederholt worden, um Hahnemanns Lehre entweder zu bestätigen oder auch zu widerlegen. Die Originalfußnote, die einen Platz in Anthony Graftons kurzweiliger Geschichte der Fußnote (1995) verdient hätte, lautet: »Man kann durch Vereinigung der stärksten bittern und der stärksten adstringirenden Substanzen eine Zusammensetzung bekommen, welche in kleinerer Gabe weit mehr von beiden Eigenschaften besitzt [sic!], als die [China-]Rinde hat, und doch wird in Ewigkeit kein Fieberspecificum aus einer solchen Zusammensetzung. Dies hätte der Verf. [Cullen, R. J.] beantworten sollen. Dies uns zur Erklärung ihrer Wirkung noch fehlende Principium der Rinde wird wohl so leicht nicht ausfindig gemacht werden. Man bedenke jedoch folgendes: Substanzen, welche eine Art Fieber erregen (sehr starker Kaffee, Pfeffer, Wolferlei, Ignazbohne, Arsenik) löschen die Typen des Wechselfiebers aus. – Ich nahm des Versuches halber etliche Tage zweimahl täglich jedesmahl vier Quentchen gute China ein; die Füs[s]e, die Fingerspitzen u. s. w. wurden mir erst kalt, ich ward matt und schläfrig, dann fing mir das Herz an zu klopfen, mein Puls ward hart und geschwind; eine unleidliche Aengstlichkeit, ein Zittern (aber ohne Schauder), eine Abgeschlagenheit durch alle Glieder; dann Klopfen im Kopfe, Röthe der Wangen, Durst, kurz alle mir sonst beim Wechselfieber gewöhnlichen Symptomen erschienen nacheinander, doch ohne eigentlichen Fieberschauder. Mit kurzem: auch die mir bei Wechselfieber gewöhnlichen besonders charakteristischen Symptomen, die Stumpfheit der Sinne, die Art von Steifigkeit in allen Gelenken, besonders aber die taube widrige Empfindung, welche in dem Periostium über allen Knochen des ganzen Körpers ihren Sitz zu haben scheint – alle erschienen. Dieser Paroxysm dauerte zwei bis drei Stunden jedesmahl, und erneuerte sich, wenn ich diese Gabe wiederholte, sonst nicht. Ich hörte auf, und ich war gesund.«[29] Cullen hatte die Wirkung der Chinarinde auf ihre magenstärkenden Eigenschaften zurückgeführt. Doch Hahnemann war mit der Erklärung des angesehenen schottischen Pharmakologen für die vielfach empirisch bewiesene Wirkung der Chinarinde gegen Wechselfieber, wie man damals die Malaria nannte, nicht zufrieden. Er prüfte also selbst nach und kam dabei zu einer Hypothese, die er im Laufe der folgenden Jahre zu einem »Prinzip« oder »Gesetz« ausbauen sollte.

Die Prüfung von Arzneimitteln im Selbstversuch war damals in der Medizin noch ungewöhnlich. Von klinischen Studien im heutigen Sinne kann schon gar keine Rede sein, wenn man von dem singulären Versuch des britischen Marinearztes James Lind im Jahre 1747, das beste Mittel gegen den gefürchteten Skorbut in einer Art Kohortenstudie herauszufinden, einmal absieht.[30] Dagegen erprobten bereits zu Hahnemanns Zeit einige mutige und von Pioniergeist beseelte Ärzte Arzneimittel an sich aus, um neue therapeutische Möglichkeiten zu erkunden. Zu ihnen gehört der Arzt Anton Störck, der Leibarzt Maria Theresias und zeitweilige Rektor der Wiener Universität. Hahnemann dürfte von diesen Selbstversuchen während seines kurzen Studienaufenthaltes in Wien Kenntnis bekommen haben. Auch der berühmte Arzt und Naturforscher Albrecht von Haller hatte bereits 1771 gefordert, die Wirkung einer Droge, bevor sie Kranken verabreicht wird, am gesunden Menschen auszuprobieren.

Hahnemann nahm ungefähr die damals übliche therapeutische Tagesdosis des Fiebermittels ein, zweimal täglich vier Quentchen (also insgesamt 29,2 g). Dabei spürte er neben anderen, zum Teil recht unangenehmen Nebenwirkungen eine »Art von Fieber«, das bei ihm Erinnerungen an einen früheren Malaria-Anfall wachrief. Nun haben spätere Prüfungen mit demselben Arzneimittel (bzw. mit dem synthetisch hergestellten Wirkstoff Chinin) allerdings ergeben, daß die von Hahnemann eingenommene Dosis keine Temperaturerhöhung bei gesunden Menschen auslöst. Dabei gilt es allerdings zu beachten, daß man im 18. Jahrhundert Fieber noch in einem sehr viel weiteren Sinne als heute verstand. Als wichtigstes Symptom eines Fieberanfalls galt keineswegs die damals noch nicht mit einem Thermometer gemessene erhöhte Körpertemperatur, sondern das Gefühl von Frost und Hitze in Verbindung mit einer Beschleunigung des Pulsschlags. Neuere Forschungen haben dagegen nachgewiesen, daß es tatsächlich so etwas wie Chininfieber gibt, bei dem auch die Körpertemperatur erhöht ist. In solchen Fällen handelt es sich meist um eine Überempfindlichkeitsreaktion. Offenbar reagierte Hahnemann auf die Gabe von Chinarinde allergisch. So ergibt sich das folgende Paradox, wie es Georg Bayr, dem wir die ausführlichste historisch-kritische Darstellung dieses bis heute heftig umstrittenen Selbstversuchs verdanken, treffend formuliert hat: »Der unglaublichste Zufall liegt aber in der Tatsache, daß sich der Satz ›Similia similibus curentur‹, zu dem Hahnemanns Chinaversuch den ersten Denkanstoß gab, in der therapeutischen Praxis bis heute weitreichend bewährt, obwohl Hahnemann gerade im Falle der Chinawirkung bei Malaria aus heutiger Sicht allem Anschein nach in einem zeitbedingten Irrtum befangen war, den er selbst zeitlebens nicht erkennen konnte.«[31]

In seiner Stötteritzer Zeit fertigte Hahnemann nicht nur eine Vielzahl umfangreicher Übersetzungen an, er verfaßte auch eigene Arbeiten, darunter einige wegweisende Beiträge zur Chemie, wie z.B. die vollständige Beschreibung des nach ihm benannten »auflöslichen Quecksilbers« (*Mercurius solubilis Hahnemanni*). Dieses milder wirkende Quecksilberpräparat wurde von Hahnemann in seiner vorhomöopathischen Zeit vor allem zur Behandlung von Geschlechtskrankheiten empfohlen. Selbst seine späteren Gegner waren des Lobes voll über dieses Mittel. In homöopathischer Dosis findet dieses Medikament noch heute Anwendung, z.B. gegen Hautkrankheiten. Von den medizinischen Arbeiten, die Hahnemann damals unter schwierigsten materiellen Bedingungen verfaßte, ist vor allem der ›Freund der Gesundheit‹ (1792) zu erwähnen – ein populärer Gesundheitsratgeber, wie er im Zeitalter der medizinischen Aufklärung durchaus keine Seltenheit war. Das Spektrum der Themen, das von Hahnemann in einer dem Laien verständlichen Sprache abgehandelt wird, reicht von der Tollwut über die Ansteckungsgefahr durch wohlmeinende Krankenbesucher bis hin zu den Ursachen schlechter Luft. Aus einem anderen Buchprojekt, der Abfassung »eines vollständigen medizinischen Wörterbuchs«[32] in mehreren Bänden, das ihm ein Leipziger Buchhändler angetragen hatte, wurde dagegen nichts, vermutlich weil Hahnemann nicht genügend Mitarbeiter für dieses publizistische Großvorhaben finden konnte.

Wie bekannt Hahnemann dank seiner zahlreichen Publikationen und Übersetzungen in Gelehrtenkreisen schon zu Beginn der 1790er Jahre war, davon zeugt nicht nur die auf Anforderung des Herausgebers eines biographischen Nachschlagewerks verfaßte Lebensbeschreibung, sondern auch die Ehrung, die ihm im selben Jahr (1791) zuteil wurde. Man ernannte ihn damals zum Mitglied der Mainzer Akademie der nützlichen Wissenschaften, worüber sich der in Stötteritz gesellschaftlich und wissenschaftlich sehr isolierte Hahnemann hocherfreut zeigte.

Nicht nach Leipzig, wie häufig erwogen, sondern in eine andere, sehr viel weiter entfernte Stadt führte Hahnemanns Weg, nachdem er es im ländlichen Stötteritz offenbar nicht mehr länger aushalten konnte. Im Januar 1792 finden wir ihn bereits in **Gotha**, der Hauptstadt des gleichnamigen Herzogtums, die damals etwas über 11000 Einwohner zählte. Die berühmte Sternwarte, die Herzog Ernst II. 1788 auf dem nahe gelegenen Seeberg hatte errichten lassen, machte Gotha zum Anziehungspunkt für Gelehrte aus nah und fern. Und nicht zuletzt lebte und arbeitete in der beschaulichen Residenzstadt der Verleger Rudolf Zacharias Becker, ein Freund Hahnemanns. Becker, der an die Bildungsfähigkeit des Menschen glaubte, war der Verfasser eines der großen Bestseller des 18. Jahrhunderts, des

›Noth- und Hülfs-Büchlein für Bauersleute‹ (1788), der in weniger als zwei Jahrzehnten nach Erscheinen über eine Million Male verkauft wurde. Außerdem gründete der erfolgreiche Volksaufklärer neben der ›Deutschen Zeitung‹ 1791 den ›Anzeiger‹, der schon ein Jahr später durch kaiserliches Privileg zum ›Allgemeinen Reichsanzeiger‹ erhoben und 1806 in den ›Allgemeinen Anzeiger der Deutschen‹ umgewandelt wurde.

Am 6. Februar 1792 erschien ein von Becker gezeichneter Artikel, in dem die Leserschaft auf die geplante Gründung einer »Genesungs-Anstalt für etwa 4 irrsinnige Personen aus vermögenden Häusern« unter der Leitung eines »menschenfreundlichen Arztes«[33] aufmerksam gemacht wurde. Interessierte sollten ihre Anfragen an die »Expedition der deutschen Zeitung« in Gotha richten. Der besagte Arzt war niemand anderes als Samuel Hahnemann, der offensichtlich auf der Suche nach einem neuen medizinischen Betätigungsfeld war. Im Januar 1792 hatte er noch seinem Gönner, dem Bergrat Buchholz, geklagt: »Meine von Schreiberei verschluckte Zeit läßt mir fast keine Existenz mehr auf dem Schauplatz der Scheidekünstler.«[34] Hahnemann hatte also offenbar eingesehen, daß mit seinen chemischen Versuchen kein Geld zu verdienen war und daß seine Zukunft in der Medizin lag, ob nun als Übersetzer oder als Praktiker.

Wie es um die Behandlung der Geisteskranken zu jener Zeit bestellt war, darüber gibt die genannte Werbeschrift, die vermutlich zum größten Teil aus der Feder Hahnemanns stammt, Auskunft: »Die gewöhnlich mit Zuchthaus und Armenversorgung verbundenen Irrenhäuser sind im Allgemeinen so eingerichtet, daß diese Elenden nur ernährt und überdieß nur in einer solchen schauderhaften Verwahrung erhalten werden, daß sie sich und Andern kein Leid thun – und weiter nichts. Gemeiniglich werden sie durch Nebenumstände, durch rohe und verkehrte Behandlung von den Wärtern, nur noch wahnsinniger und unheilbarer.«[35] Hahnemann hatte mit seiner Kritik an den Institutionen, in denen damals Geisteskranke mehr verwahrt als behandelt wurden, zweifellos recht. Es mangelte an geeigneten Einrichtungen. Spezielle Irrenanstalten gab es damals in Deutschland noch nicht. Ein Großteil der Geisteskranken wurde von der Familie oder von Verwandten gepflegt, zumal die damalige Medizin gegen psychische Störungen kaum spezifisch wirksame Medikamente zu bieten hatte. Lediglich Kranke, die entweder als gemeingefährlich eingestuft wurden oder Versorgungsfälle waren, sperrte man im 18. Jahrhundert in sogenannte »Zucht- und Tollhäuser«. Die bekannteste Einrichtung dieser Art war die 1716 als Zucht- und Arbeitshaus mit angegliedertem Waisen- sowie Irrenhaus eröffnete Anstalt im sächsischen Waldheim, die Hahnemann vielleicht vor Augen hatte, als er seine Kritik verfaßte. Schon kurze Zeit nach ihrer Gründung zählte sie zu den größten Irrenanstalten im deutschsprachigen Raum. 1772 waren dort 338 »Blödsinnige, Melancholische und Rasende« untergebracht, 20 Jahre später umfaßte dieselbe Personengruppe bereits 412 Insassen, darunter auch einige Personen höheren Standes. Über diese besser versorgten privilegierten Kranken lesen wir in einer Reisebeschreibung aus dem Jahre 1793: »Mehrere Wahnsinnige, zum Theil von sehr angesehenem Stande, die wir einzeln auf ihren Stuben sahen, schienen bis auf einen gewissen Punct ganz vernünftig zu seyn. Verschiedene waren außerordentlich gesprächig; einige redeten nichts, gesticulirten aber ohne Unterlaß; noch andere sahen still und starr auf einen Fleck. Rasende fanden wir nur wenige, unter welchen die mehresten vom weiblichen Geschlecht waren.«[36] Während die bessergestellten Geisteskranken in Einzelzimmern oder höchsten zu dritt auf einer Krankenstube untergebracht waren, waren die anderen in Sälen mit zehn bis 20 Betten kaserniert.

Eine andere Form der Unterbringung von Geisteskranken, die nicht in der Familie gepflegt werden konnten, war im Zeitalter der Aufklärung die Kombination von Irren- und Krankenhäusern. Ein Musterbeispiel ist Wien, wo in dem 1784 gegründeten Allgemeinen Krankenhaus der heute noch vorhandene, aber mittlerweile als pathologisches Museum genutzte »Narrenturm« zu einer damals als fortschrittlich empfundenen Verwahrung der Geisteskranken diente. Von einer Therapie im modernen Sinne konnte aber auch in diesem, wegen seiner runden Form als »Kaiser Josephs Gugelhupf« bezeichneten fünfgeschossigen Gebäude keine Rede sein. Wenn man überhaupt behandelte, dann zielte die Therapie (Bäder, Aderlaß) noch ganz im Sinne der antiken Vier-Säfte-Lehre auf den Sitz der Krankheit im Körper. Welche unhaltbaren Zustände noch zu Beginn des 19. Jahrhunderts in einigen deutschen Krankenhäusern mit Abteilungen für Geisteskranke herrschten, belegt ein 1824 veröffentlichter Bericht aus dem Juliusspital in Würzburg: »Am größten war der Skandal im obern Saale, wo die Thiermenschen übernachteten, die auf Strohsäcken lagen, wollene Decken zu Zudecken hatten, wo das durch den Urin sobald durchbeitzte und verfaulte Stroh nur nach einer bestimmten Zeit gewechselt wurde. Man denke sich den Gestank in diesem Saale.«[37]

Während in Wien oder Würzburg die Geisteskranken Ende des 18. Jahrhunderts also noch auf traditionelle Weise mehr verwahrt als behandelt wurden, gab es in England durch William Battie und vor allem in Paris zur Zeit der Französischen Revolution durch Philippe Pinel bereits erste Ansätze zu einer Behandlungspflege. Vor allem der letztgenannte Irrenarzt wird in der Medizingeschichte als derjenige gefeiert, der die Geisteskranken im Pariser Spital Bicêtre 1794 von ihren Ketten befreit hat. Von ihm sind die berühmten Worte überliefert: »Die Irren sind keine Schuldigen, die man bestrafen muß, sondern Kranke, die alle Rücksicht verdienen, die wir einer leidenden Menschheit schuldig sind.«[38] Pinel gehörte zu den ersten, die Versuche unternahmen, die als unheilbar angesehenen Geisteskranken psychisch zu behandeln, er bezeichnete seine Methode als »traitement moral et physique«[39], wobei moralisch im Sinne von psychisch zu verstehen ist.

Daß Hahnemann fast zur selben Zeit wie Pinel oder wenig später die englischen Reformer eine menschlichere Behandlung der Geisteskranken, die vor allem auf die Psyche abzielte, nicht nur propagierte, sondern auch in die Tat umsetzte, ist von der allgemeinen Medizingeschichte kaum wahrgenommen worden. Während beispielsweise in England erst zu Beginn des 19. Jahrhunderts für bürgerliche Patienten kleine, private Irrenanstalten eröffnet wurden, in denen eine Form der Psychotherapie, *moral management* genannt, praktiziert wurde, finden wir einen ähnlichen Ansatz bereits einige Jahre früher auf deutschem Boden, und zwar in Georgenthal bei Gotha. Dort eröffnete eine exklusive Irrenanstalt im Frühjahr oder spätestens im Sommer 1792 ihre Pforten. So entnehmen wir es jedenfalls einer Notiz im bereits erwähnten »Anzeiger«, wo es über die Eröffnung heißt: »Hier sind alle Vorbereitungen gemacht, daß diese unglücklichsten unter allen Kranken Sicherheit und menschliche Behandlung finden; nebst allem, was die Heilkunst zu ihrer Wiederherstellung zu leisten vermag.«[40]

Bei dem Schloß, das Hahnemann als private Irrenanstalt vom Landesherrn zur Verfügung gestellt wurde, handelte es sich um den Flügel eines ehemaligen Klostergebäudes, das nach der Reformation zur Sommerresidenz der Herzöge von Gotha umgestaltet wurde und im 18. Jahrhundert als Jagdschloß diente. Heute ist in den Gemäuern ein Pflegeheim untergebracht. Obwohl die damaligen Räumlichkeiten durchaus für die Aufnahme einer größeren Zahl von Kranken geeignet gewesen wären, hatte Hahnemann von Anfang an vor, aus therapeutischen Gründen nicht mehr als »vier Wahnsinnige und melancholische Personen«[41] aufzunehmen, dafür aber nur solche Kranke, die wohlhabend genug waren, um das von ihm verlangte Honorar zu bezahlen. Und das war nicht gerade gering, wie ihm später seine Gegner vorwarfen. So überrascht es nicht, daß unter diesen Bedingungen nur ein einziger Geisteskranker, der über genügend finanzielle Mittel verfügte, den Weg nach Georgenthal fand. Es handelt sich um den Schriftsteller und Geheimen Kanzleisekretär Friedrich Arnold Klockenbring aus Hannover, für dessen Behandlung die Familie bereit war, die von Hahnemann geforderten 1000 Reichstaler im Jahr zu bezahlen.

Klockenbring traf, von drei starken Männern begleitet, Ende Juni 1792 in Georgenthal ein. Der angesehene Staatsbeamte und Autor befand sich damals in einem besorgniserregenden Stadium geistiger Umnachtung. Als Ursache für diesen Zustand vermuteten die Zeitgenossen den ungeheuren Ärger über ein 1790 unter Pseudonym erschienenes Pamphlet des Dichters August Kotzebue, in dem Klockenbring Zielscheibe des Spotts war. Auch Hahnemann teilte diese Diagnose, wie wir aus seiner 1796 in der ›Deutschen Monatsschrift‹ veröffentlichten ausführlichen Krankengeschichte wissen: »Sein für Ehre und guten Ruf fast allzu empfindlicher Geist, sank unter diesem Hagelwetter schimpflicher, größtentheils ungegründeter Vorwürfe tief in den Staub, und überließ es seinem zerrütteten Nervensystem, jene traurige Katastrophe zu vollenden.«[42]

Klockenbring, der offenbar an Tobsuchtsanfällen litt, befand sich zunächst in Behandlung des Hannoveraner Leibarztes Johann Ernst Wichmann, eines der angesehensten Mediziner seiner Zeit. Als dessen Therapieversuche über einen Zeitraum von mehr als sechs Monaten nicht anschlugen und der Zustand des Patienten immer besorgniserregender wurde, wandte sich die Familie an Samuel Hahnemann, der damals gerade im »Reichsanzeiger« für seine neueröffnete private Irrenanstalt geworben hatte. Nachdem man Erkundigungen über den damals vor allem als Autor medizinischer Werke bekannten Arzt eingeholt hatte und Frau Klockenbring sich einen Eindruck vor Ort verschafft hatte, einigte man sich darauf, es mit der Behandlung zu versuchen.

Als Klockenbring im Sommer 1792 in Georgenthal eintraf, bemerkte Hahnemann im Gesicht des Patienten den »höchsten Ausdrucke von Geistesverwirrung«. Zunächst beschränkte der Arzt sich darauf, den Kranken lediglich zu beobachten. Das Krankheitsbild, das sich dem behandelnden Arzt zeigte, war erschreckend. Klockenbring hatte ständig Anfälle von Raserei, in denen er sich als Richter aufspielte und Strafen verhängte, Helden der griechischen Literatur wie Agamemnon oder Hektor rezitierte oder seinem Krankenwärter Jakob die biblische Geschichte vom Verkauf des Erstgeburtsrechts für ein Linsengericht auf hebräisch erzählte. Zwischendurch brach er in tobendes Gelächter oder gräßliches Gebrüll aus. Auch nachts kam er nicht zur Ruhe, lief ständig auf und ab und brüllte. Wenn er allein war, redete er oft leise vor sich hin. Zudem zerriß er immer wieder seine Kleider und sein Bettzeug, bemalte sein Gesicht, gab diesem ein »wunderlich majestätisches, oder doch halb heroisches, halb hanswurstartiges Ansehn«.[43] Außerdem zeigte er, wie Hahnemann bemerkte, einen ungeheuren Appetit. Angeblich aß der Kranke neben den anderen Speisen, die man ihm vorsetzte, zehn Pfund Brot täglich! Später habe sich aber, als sich der Zustand des Patienten gebessert habe, dieser Heißhunger gelegt.

Wie Hahnemann seinen einzigen Patienten in der privaten Irrenanstalt im einzelnen behandelte, wissen wir nicht. Wir erfahren lediglich, daß keines der üblichen drastischen Mittel zur Ruhigstellung von Geisteskranken zur Anwendung kamen. Hahnemann erwähnt in seiner Krankengeschichte, daß er keine Schläge oder andere schmerzhafte körperliche Züchtigungen angewandt habe. Das scheint den Kranken für den behandelnden Arzt eingenommen zu haben, denn er zeigte diesem »oft mit Thränen die Reste der Schwielen von Stricken, deren sich seine vorherigen Wächter bedient hatten«.[44] Zur menschlichen Therapie, die Hahnemann anwandte, gehörten auch Mittel, die wir heute als Arbeits- und Gesprächstherapie bezeichnen würden. Er sprach immer wieder auf den Patienten ein, wenn es dessen Gemütszustand erlaubte, forderte ihn auf, kleine Gedichte für ihn zu verfassen. Auch das Klavierspiel erlaubte er ihm, nicht jedoch das Flöten- und Orgelspiel, weil diese Art der Musik den Kranken offensichtlich zu sehr erregte. Durch Geduld und menschliche Zuwendung erwarb sich Hahnemann nicht nur das Vertrauen, sondern auch die Zuneigung seines geisteskranken Patienten, dessen Geisteszustand sich nach einigen Monaten Behandlung in Georgenthal bereits so weit gebessert hatte, daß seine Frau ihn besuchen wollte. Hahnemann lehnte dieses Ansinnen allerdings ab, weil er einen Rückschlag seiner Therapie befürchtete. Erst als ihm der Patient wieder völlig genesen schien – und das war im Frühjahr 1793 der Fall –, erhielt Klockenbrings Gattin die frohe Nachricht, ihren Mann aus Georgenthal abholen zu können. Über das weitere Schicksal informiert uns eine andere Quelle. Danach war der ehemalige Kanzleisekretär gesundheitlich so weit wiederhergestellt, daß er seine Amtsgeschäfte aufnehmen wollte, was ihm allerdings verweigert wurde.

Hahnemann konnte also in der Behandlung eines schweren Falls von Geisteskrankheit einen großen Erfolg verbuchen. Immerhin hatte sich einer der bekanntesten zeitgenössischen Ärzte zuvor vergeblich bemüht, den Kranken wieder zur Vernunft zu bringen. Doch weitere zahlungskräftige Privatpatienten stellten sich nicht ein, wenngleich es immer wieder Anfragen gab, wie Hahnemann in einem Brief an einen Freund, vermutlich Rat Becker, schreibt. Ein Problem war, daß niemand bereit war, das vergleichsweise hohe Arzthonorar für diese »menschliche« Behandlung zu zahlen, nicht einmal Fürstenhäuser. Hinzu kam, daß Hahnemann offenbar bei Herzog Ernst, der ihm einen Teil seines Jagdschlosses großzügigerweise zur Verfügung gestellt hatte, in Ungnade gefallen war. Ein enger Berater und Vertrauter des Schloßherrn spricht in seinen Lebenserinnerungen von »excentrischen Geniestreiche[n] des Direktors der Anstalt« und erwähnt die folgende Anekdote: »Als ich einst den witzigen Amtmann zu Georgenthal fragte: ›Wieviel Narren Hahnemann jetzt in seiner Anstalt habe?‹ lautete die trockene Antwort: ›Einen, und das ist er selbst‹.«[45] Was sich im einzelnen hinter diesen Sticheleien und Vorwürfen verbirgt, ist heute nicht mehr in Erfahrung zu bringen. Wenn man aber Hahnemanns späteres Auftreten als streitbarer Homöopath kennt, dann kann man sich vorstellen, daß seine Umwelt auf den gelegentlich durchaus von sich selbst eingenommenen, arbeitswütigen und vielseitig talentierten gelehrten Arzt nicht gut zu sprechen war.

So kam es, daß Hahnemann mangels Nachfrage seine erst gut ein Jahr bestehende private Irrenanstalt schließen mußte. Immerhin erlaubte ihm der Herzog im April 1793, bis zum 1. Juli weiter im Schloß zu wohnen, da Hahnemann so schnell keine andere Wohnung für sich und seine rasch wachsende Familie finden konnte. Denn knapp ein dreiviertel Jahr zuvor, am 29. Juli 1792, waren Zwillinge zur Welt gekommen, von denen einer aber bei der Geburt verstarb. Das überlebende Mädchen erhielt in der Taufe den Namen Friederike.[46] Pate war wiederum der Vater, was zeigt, daß Hahnemann in Georgenthal gesellschaftlich recht isoliert war.

Hahnemann mußte also erneut umziehen. Seine nächste Station war **Molschleben**, ein Dorf, das zwei Stunden Fußmarsch nordöstlich von Gotha liegt und heute etwas über 1000 Einwohner hat. Hahnemann wohnte dort in einem großen, städtisch wirkenden Haus, das nach der Erbauerin, einer Frau Karstädt, benannt war. Von einer medizinischen Praxis Hahnemanns in diesem Ort ist nichts bekannt. Vermutlich lebte dieser wieder einmal von seiner Tätigkeit als Übersetzer und Autor. In Molschleben, wo Hahnemann etwas über zehn Monate blieb, kam am 27. Februar 1794 sein sechstes Kind, Ernst, zur Welt. Es war der zweite Sohn, der allerdings schon wenig später bei einem Unglücksfall verstarb.[47] Nicht in Molschleben, wie noch der Hahnemann-Biograph Richard Haehl vermutete, sondern bereits in Dresden-Lockwitz hatte Hahnemann aller Wahrscheinlichkeit nach ein Mittel gegen Milchschorf bei Kindern *(Hepar sulfuris)* entdeckt; denn in der betreffenden Publikation ist eindeutig von vier Kindern die Rede, die mit ihm damals auf dem Land lebten. Es kann sich also nur um den uns bereits bekannten ländlichen Vorort von Dresden handeln, wo Hahnemanns viertes Kind, seine Tochter Amalie, im März 1789 zur Welt gekommen war.

Im Mai 1794 scheint Hahnemann Molschleben Richtung Norden verlassen zu haben. Den Grund können wir nur vermuten. Offensichtlich hatte sich der keinem Konflikt aus dem Weg gehende Arzt mit einer einflußreichen Familie in Molschleben angelegt, die er in einem Brief aus jener Zeit als »verruchte Adjunktsfamilie«[48] bezeichnet. Sein Freund Becker in Gotha, mit dem er sich kurz zuvor nach einem Zerwürfnis offenbar wieder versöhnt hatte, half ihm beim Umzug, besorgte ihm dazu einen breiten Wagen, der von vier Pferden gezogen wurde. Was an Hausrat (darunter auch Bücher) zunächst noch am alten Wohnort verblieb, sollte später nachgesandt werden. Die Reise mit dem Fuhrwerk wurde für die Familie zu einem Alptraum. Das Pferdegespann verunglückte bei Mühlhausen im Thüringischen, weil der Kutscher unachtsam war, wie Hahnemann aus Göttingen, einer weiteren Station, an seinen Helfer in Gotha schrieb: »Der Fuhrknecht, der uns umwarf, ist einer der unbehutsamsten und lebensgefährlichsten unter allen, die ich je gekannt habe. Ich wünschte nicht, daß jemand wieder durch ihn unglücklich wurde.«[49] Die Familie trug von diesem Unfall nicht nur Verletzungen davon, die einen achttägigen Zwangsaufenthalt in Mühlhausen notwendig machten, sondern auch seelische Narben. Die Kinder bestiegen bei der Weiterfahrt die Kutsche aus nachvollziehbaren Gründen nur noch mit großer Angst. Es sollte noch schlimmer kommen. Hahnemanns jüngster Sohn, damals noch ein Säugling, wurde bei dem Unfall offenbar so schwer verletzt, daß er wenig später in Göttingen verstarb.

Ende Mai war Hahnemann bereits in **Göttingen**, ungefähr 50 Kilometer nordwestlich von Mühlhausen. Die Universitätsstadt, die damals knapp 8900 Einwohner zählte, war vermutlich von Anfang an sein Ziel gewesen; denn sonst hätte sich Hahnemann wohl kaum am 23. Mai 1794 an der Georg-August-Wilhelm-Universität immatrikuliert. Da sein Doktorgrad im Matrikelverzeichnis erwähnt wird, könnte Hahnemann sich mit der Absicht getragen haben, sich an einer der damals angesehensten medizinischen Fakultäten zu habilitieren.[50] Jedenfalls scheint er in Göttingen seine praktischen Kenntnisse in der Medizin erweitert zu haben. In seinen Lebenserinnerungen schildert der Professor für Chemie und Medizin an der Universität Kiel, Christoph Heinrich Pfaff, sein Zusammentreffen mit Hahnemann in Göttingen. Er begegnete ihm zuerst in der Gebärklinik, dem damals weltberühmten akademischen Accouchierhaus, das 1794 unter der Leitung des renommierten Geburtshelfers Friedrich Benjamin Osiander stand. Dort fanden nicht nur Leichenöffnungen von verstorbenen Schwangeren und Neugeborenen statt, sondern auch praktische Übungen an gynäkologischen Modellen sowie an »lebenden Phantomen«, wie Osiander seine Patientinnen, die meist aus der Unterschicht stammten, zu bezeichnen pflegte. Hier traf also der fast 18 Jahre jüngere Pfaff den bereits wissenschaftlich ausgewiesenen und recht erfahrenen Arzt und Chemiker Hahnemann, den dieser damals noch als einen Vertreter der »Schulmedizin« erlebte. Er machte auf ihn den »Eindruck eines Herrnhuters und Mystikers«[51], nicht zuletzt weil Hahnemann offenbar die Fensterläden zur Vorderseite seiner Wohnung immer geschlossen hielt. Das brachte Pfaff aber nicht davon ab, Hahnemann häufiger zu besuchen und sich mit ihm angeregt über Chemie und Medizin zu unterhalten.

Doch Hahnemann lockte in Göttingen nicht nur der gute Ruf der medizinischen Klinik. Wie wir aus späteren Briefen wissen, suchte und fand er auch Kontakt zu den dortigen geisteswissenschaftlichen Koryphäen, darunter Christian Gottlob Heyne. Dieser zählt zweifellos zu den bedeutendsten Philologen und Gelehrten des ausgehenden 18. Jahrhunderts. Wegen Heyne wollte sogar der junge Goethe in Göttingen studieren, wie wir aus ›Dichtung und Wahrheit‹ erfahren – ein Wunsch, den ihm aber sein Vater ausredete. Wann und wie Hahnemann die Bekanntschaft mit dem großen Göttinger Gelehrten machte, ist nicht bekannt. Bis zu Heynes Tod im Jahre 1812 blieb der Begründer der Homöopathie, der ja von Jugend auf ein begeisterter Altphilologe war, mit ihm im lockeren Kontakt.

Was Hahnemann schließlich bewogen hat, Göttingen nach nur wenigen Monaten zu verlassen, bleibt im dunkeln. Waren es Schwierigkeiten an der medizinischen Fakultät, oder konnte er als Arzt in der Stadt nicht Fuß fassen? War es die Hoffnung, woanders ein sicheres Einkommen zu finden? Wir wissen es nicht. Anlaß dürfte vermutlich ein Rechtsstreit wegen einer Mietangelegenheit gewesen sein.[52]

Im Herbst 1794 finden wir Hahnemann deshalb nicht mehr in Göttingen, sondern in **Pyrmont**. Einige Jahre später sollte ein noch prominenterer Zeitgenosse die Reise von Göttingen nach der 60 Kilometer entfernten Sommerresidenz der Fürsten von Waldeck-Pyrmont unternehmen: Johann Wolfgang von Goethe. Im Unterschied zu Hahnemann wollte sich der Weimarer Staatsrat und Dichter nicht in diesem Kurort niederlassen, sondern etwas gegen sein Leiden tun, das ihn zu Beginn des Jahres 1801 befallen hatte.

Wohl kurz nach seiner Ankunft bringt Hahnemann in einem Brief vom 19. Oktober an einen Patienten in Gotha zum Ausdruck, daß er gedenke, in Pyrmont, das damals nicht mehr als 800 Einwohner hatte, zu praktizieren. Doch die Hoffnung, in dem mondänen Kurort, wo sich die Reichen, die Mächtigen und die Geistesgrößen Europas im ausgehenden 18. Jahrhundert ein Stelldichein gaben, eine Klientel für seine ärztliche Praxis zu finden, erwies sich als trügerisch. Denn es herrschte dort kein Ärztemangel, wie wir einer zeitgenössischen Quelle entnehmen können: »Vom Morgen bis Abend sieht man die Ärzte umher und aus und ein laufen, beschäftigt, sich nach dem Wohlbefinden ihrer Kunden zu erkundigen. Einige zanken sich in den Hauptmomenten ihrer Kuren, welche in manchen Fällen falsch und schädlich sind, über gleichgültige Kleinigkeiten und verläumden einander in allen Gebüschen und hinter jedem Schirmbrett [...].«[53] Kein Wunder also, daß Hahnemann angesichts dieses Konkurrenzkampfes der Ärzte untereinander schon nach einigen Monaten Pyrmont verließ. Da in einem Brief an seinen Freund Becker in Gotha vom 10. Januar 1795 keine Rede von einem unmittelbar bevorstehenden Ortswechsel ist und Hahnemanns Tochter Eleonora bereits am 3. April 1795 in Wolfenbüttel geboren wurde, dürfte der Umzug vermutlich kurz vor dem Geburtstermin stattgefunden haben. Eindeutig auf seinen Aufenthalt in Pyrmont ist eine kurze Abhandlung zu datieren, die von der Schädlichkeit der Bleiglasur in Kochgeschirr handelt und 1795 in einem Hannoveraner Magazin erschien.

Wolfenbüttel mit seinen 6397 Einwohnern war wiederum nur eine kurze Zwischenstation auf der Suche nach einem Ort, der eine auskömmliche medizinische Praxis bot. Nicht die berühmte herzogliche Bibliothek, an der Lessing als Bibliothekar tätig war, sondern verwandtschaftliche Beziehungen dürften Hahnemann in die welfische Residenzstadt geführt haben. Dort wohnte nämlich die verwitwete Schwägerin seiner Schwester Gerharduna, die mit einem Kaufmann namens Müller verheiratet gewesen war. Am 6. April stellte Hahnemann den Antrag beim Obersanitätskollegium in Braunschweig, ihn zur »arzneilichen Praxis«[54] in Wolfenbüttel zuzulassen. Er erhielt darauf den Bescheid, daß er zunächst eine Prüfung ablegen und auch die dafür vorgesehene Gebühr bezahlen müsse, bevor man ihm als auswärtigem Arzt eine für das Herzogtum Braunschweig gültige Approbation erteilen könne. Immerhin wurde ihm in dem Schreiben der Behörde bedeutet, daß er sich direkt an den Herzog wenden könne, um von dieser strikten Regelung des Niederlassungsrechts für Ärzte befreit zu werden. Bereits am 14. Juli erhielt Hahnemann vom Herzog die Ausnahmegenehmigung. In der Begründung heißt es, daß man ihm das Examen und die Zulassungsgebühr erlasse, weil er ein bekannter medizinischer Schriftsteller und »sonst schon als geschickter Chemicus und Arzt bekannt«[55] sei. Doch Hahnemann ließ sich nicht in Wolfenbüttel nieder, sondern im benachbarten Braunschweig.

Spätestens am 14. August 1795 befand sich Hahnemann bereits in **Braunschweig**, einer Stadt mit damals etwas über 27 000 Einwohnern, wo er einige Monate später ein Haus mit Garten erwarb. Die Kaufsumme betrug 2065 Reichstaler, die durch einen Kredit aufgebracht werden mußten, für den Hahnemanns Ehefrau mit ihrer Mitgift bürgte. In Seesen, unweit von Braunschweig, praktizierte damals sein Studienfreund Karl Heinrich Spohr, der Vater des Komponisten Louis Spohr, als Stadtphysikus. 1778 hatte Hahnemann dessen Namen als Pseudonym benutzt, um nicht selbst als Übersetzer eines Werkes aus dem Englischen (John Ball, ›Neuere Heilkunst‹) in Erscheinung zu treten.

In Braunschweig (»auf meinem Garten«[56]) verfaßte Hahnemann nachweislich seine Aufzeichnungen über die Behandlung des Dichters Klockenbrings. In diese Zeit dürfte auch die Abfassung des für die Homöopathie bahnbrechenden Aufsatzes fallen, der 1796 in ›Hufelands Journal der practischen Arzneykunde‹ unter dem Titel ›Versuch über ein neues Prinzip zur Auffindung der Heilkräfte der Arzneisubstanzen, nebst einigen Blicken auf die bisherigen‹ erschien. Darin stellt Hahnemann ausführlich das von ihm entdeckte »Prinzip« einer neuen Heilkunde vor, die bis heute kontrovers gesehen wird: »*Jedes wirksame Arzneimittel erregt im menschlichen Körper eine Art von eigner Krankheit, eine desto eigenthümlichere, ausgezeichnetere und heftigere Krankheit, je wirksamer die Arznei ist. Man ahme der Natur nach*, welche zuweilen eine chronische Krankheit durch eine andre hinzukommende heilt, und wende in der zu heilenden (vorzüglich chronischen) *Krankheit dasjenige Arzneimittel an, welches eine andre, möglichst ähnliche, künstliche Krankheit zu erregen im Stande ist*, und jene wird geheilet werden; Similia similibus.«[57] Im zweiten Teil seines Artikels, der in der nächsten Ausgabe erschien, versucht Hahnemann das Ähnlichkeitsprinzip durch zahlreiche Beispiele zu belegen. So schildert er die Wirkungen damals verwendeter Arzneien auf Gesunde (z.B. bei Vergiftungen) und deren mögliche Verwendung nach dem von ihm benannten Kriterium der Ähnlichkeit. Er bezieht sich auf zahlreiche Fälle aus der zeitgenössischen medizinischen Literatur und beruft sich auch auf eigene Erfahrungen sowie auf Versuche, in denen er Arzneien an sich selbst und anderen geprüft hatte, darunter der bereits erwähnte Versuch mit Chinarinde. Weiterhin weist Hahnemann auf Mißstände in der damaligen Medizin hin, wie beispielsweise auf die durchaus häufige Überdosierung des giftigen Fingerhuts (*digitalis*) oder auf die Verwechslung von Quecksilbervergiftungen mit der gefürchteten Syphilis. Nicht zuletzt schildert Hahnemann einige Heilungen unter dem

Gesichtspunkt der Ähnlichkeit, darunter die eines Gastwirts mit der weißen Nieswurz (*veratrum album*).

Doch trotz des Hauskaufs ging die Braunschweiger Zeit für Hahnemann nach nicht einmal einem Jahr Aufenthalt zu Ende. Bereits im Juni 1796 verkaufte er sein Haus und zog in das etwas weiter östlich gelegene, damals etwas über 1600 Einwohner zählende **Königslutter**. Dort sollte er bis 1799 seßhaft werden, wenngleich es am Anfang gar nicht danach aussah. Der Königslutterer Arzt Dr. Vibrans, der zudem Mitglied des braunschweigischen Obersanitätskollegiums war, sowie der ortsansässige Apotheker Dr. Krukenberg sahen in Hahnemann einen gefährlichen Konkurrenten. Ihr Vorwurf lautete, daß dieser Arzneien selbst herstelle und sie an Patienten abgebe, was einen Verstoß gegen die Medizinalordnung darstelle, wonach ein Arzt nicht dispensieren, sondern nur ein Rezept ausstellen dürfe. Daß es sich dabei um den frühesten Beleg der Abgabe homöopathischer Mittel an Kranke und damit um den Anfang des einige Jahre später noch sehr viel heftiger tobenden Dispensierstreits mit eingesessenen Apothekern gehandelt hat, belegt das Rechtfertigungsschreiben Hahnemanns vom 17. Oktober 1796: »[…] ich werde nie ohne Noth nie aus den Schranken der Gesetze […] weichen, so oft ich eine officinelle Arznei zu verordnen habe, stets meine langwierigen Kranken mit dem Rezepte in eine Apotheke schicken (aber in die besten hiesiger Lande, denn die Sudeleien schlechter Apotheker verabscheue ich wie Giftmischereien)«[58], versicherte der Begründer einer neuen Heilkunde und fügte emphatisch hinzu, daß es aber »für den etwas mehr als gewöhnlichen Arzt«, der neue, der leidenden Menschheit zugute kommende Mittel entdeckt habe, keinerlei Beschränkungen geben dürfe, diese auch nach seinem Gutdünken zu verwenden. Damit konnte nur die Anwendung des Ähnlichkeitsprinzips in der medizinischen Praxis gemeint sein, für die Hahnemann erst sehr viel später (1810) die Bezeichnung »Homöopathie« einführte.

Offenbar konnte Hahnemann sich in diesem Streit durchsetzen, denn bereits am 15. November schrieb ihm seine Schwester aus Eisleben: »Du wirst nach diesem Gewinn ruhiger und glücklicher leben, und manchen Thaler in der Tasche behalten.«[59] Das war vermutlich auch der Grund, warum sich Hahnemann entschloß, in Königslutter zu bleiben und dort sogar im November 1796 ein Haus zu kaufen, allerdings bezeichnenderweise auf Raten. Der Kaufpreis (2200 Taler) für Haus und Garten lag nämlich erheblich über dem Verkaufserlös für sein Braunschweiger Domizil (1700 Taler). Es war ein durchaus stattliches Anwesen, in das Hahnemann damals einzog und in dem ihm bereits wenige Monate später ein weiteres Kind geboren wurde: Charlotte (geboren am 15. Januar 1797). Das erste Mal seit langem war der Vater nicht gleichzeitig auch Taufpate. Im Kirchenbuch sind als »Gevattern« seine Schwester Gerharduna, die »Frau Räthin Johann Wilhelmine Schwabe« aus Dessau und der Leipziger Buchhändler Gerhard Fleischer verzeichnet. Die wachsende Kinderschar scheint Hahnemann auch seine Verantwortung als Familienvater vor Augen geführt zu haben. So machte der 43jährige Arzt in Königslutter am 7. März sein erstes Testament und erkundigte sich gleichzeitig nach der Möglichkeit, Mitglied einer Witwenkasse zu werden. Wie seine Schwester Gerharduna herausfand, wurde in der Hamburger Witwenkasse niemand mehr aufgenommen, während es dagegen im Falle der Berliner Einrichtung dieser Art sogar für Nicht-Preußen möglich sei beizutreten.

Es kann kein Zweifel daran bestehen, daß die Anfänge von Hahnemanns homöopathischer Praxis in die Zeit in Königslutter fallen. Dafür sprechen nicht zuletzt einige Behandlungsfälle, die er in seinen Veröffentlichungen aus dieser Zeit erwähnt und in denen die Anwendung des Ähnlichkeitsprinzips durchscheint. Allerdings finden sich noch nicht die hohen Verdünnungen, die Hahnemann erst später einsetzte, sondern meist granweise verordnete Arzneigaben, beispielsweise von Mohnsaft (*Papaver somniferum*) gegen eine »Art Fieber«, das sich im Frühjahr (vermutlich 1797) bei ihm und seiner Familie unter anderem durch »Spannen und Drücken in der Stirne« bemerkbar machte. Er selbst nahm ein halbes Gran von dieser Arznei, die Kinder erhielten je nach Lebensalter zwischen einem fünftel und 27stel Gran. Wie Hahnemann in seinem Aufsatz für ›Hufelands Journal‹ (Bd. 5, 1797, 1. Stück) über ›Einige Arten anhaltender und nachlassender Fieber‹ außerdem berichtet, war es das charakteristische Krankheitsbild, das ihn zu einem Heilmittel greifen ließ, das bei Gesunden ähnliche Symptome hervorrief: »Die Erweiterungsunfähigkeit der Pupille, der spannend drückende Schmerz in der Stirne, in den Präkordien [Herzgegend, R. J.] und um den Nabel, so wie die allgemeine, spannende, jede Faser fesselnde Empfindung im ganzen Körper, der Sopor [Tiefschlaf, R. J.], das unverhältnismäßig geringe Sinken der Kräfte, und die sichtbare Erleichterung von zufälligen Schweißen, sowie das Wohlbehagen vom Genuße des erschlaffenden und die Kontraktilität der Faser erhöhenden Schweinefleisches, in Verbindung mit der Verschlimmerung vom anhaltenden Ostwind – all dieß leitete mich auf die natürliche Indikation des Gebrauchs des Mohnsaftes.«[60]

Wie man sieht, spielen – wie auch heute noch in der homöopathischen Arzneimittelfindung – nicht nur körperliche Symptome, sondern auch Modalitäten (zum Beispiel Witterungseinflüsse) und Vorlieben (Schweinefleisch) eine entscheidende Rolle. So überrascht es nicht, daß wir einige Jahre später in Hahnemanns erster Arzneimittellehre, den 1805 in Leipzig erschienenen ›Fragmenta de viribus medicamentorum‹, einige dieser Krankheitszeichen als Prüfungssymptome von Schlafmohn wiederfinden, etwa »kalten Stirnschweiß« oder »Empfindlichkeit vermindert«.[61] Nicht zuletzt fällt die Entdeckung von homöopathisch relevanten Arzneimittelbeziehungen, die sogenannte Antidotierung, in die Königslutterer Zeit, wie man Hahnemanns Aufsatz aus dem Jahr 1797 über ›Gegenmittel einiger heroischer Gewächssubstanzen‹ entnehmen kann, wo als Gegenmittel (Antidot) gegen eine Vergiftung durch die Weiße Nieswurz (*Veratrum album*) Kaffee (*Coffea*) aufgrund eigener Erfahrung empfohlen wird. Wiederum bringt Hahnemann Beispiele aus seiner Praxis. Auch machte er sich damals bereits Gedanken, wie man »kleinste Gaben« von unlöslichen, festen Arzneirohstoffen (z.B. Samen von *Nux vomica* oder *Ignatia*) durch bessere Pulverisierungsverfahren herstellen konnte. Wir haben es hier mit der Vorstufe eines Verfahrens zu tun, das Hahnemann später als »Verreibung« (Trituration) in die Homöopathie einführte.

Neben einigen weiteren Aufsätzen in medizinisch-pharmazeutischen Zeitschriften, die in Königslutter entstanden sein müssen, arbeitete Hahnemann weiter an den letzten beiden Teilen seines Apotheker-Lexikons, die als zweiter Band schließlich 1798 in Leipzig erschienen und von der Fachwelt mit großem Lob aufgenommen wurden. Einer der bedeutendsten Pharmazeuten des 18. Jahrhunderts, Johann Bartholomäus Trommsdorff, schrieb über Hahnemanns Lexikon: »Ein vortreffliches Werk, das sich jeder anschaffen sollte.«[62] Auch übersetzte Hahnemann in Königslutter mehrere medizinische Werke ins Deutsche, darunter das über 1200 Seiten umfassende ›Neue Edinburgher Dispensatorium‹ (Leipzig 1797/98), ein damals vielbeachtetes amtliches Arzneibuch.

Im August 1798 machte nicht nur in Königslutter das Gerücht die Runde, daß Hahnemann sein Haus zum Verkauf angeboten habe und wegziehen wolle. Hahnemann sah sich daher gezwungen, über seinen Dauerpatienten in Gotha folgende Notiz in der ›Gothaischen Gelehrten Zeitung‹ setzen zu lassen: »Das verbreitete Gerücht, als ob der Herr Dr. Hahnemann in Königslutter einem Rufe nach Mietau folgen würde, ist unbegründet.«[63] Auch Hahnemanns Schwester, die einen weiteren Umzug befürchtete, atmete zunächst auf: »Ich lobe Deine Frau und küsse sie dafür, daß sie Dir gerathen hat, in Deinem hübschen Hauße zu bleiben«[64], schrieb sie am 17. Dezember 1798 an ihren Bruder. Doch das Gerede im Ort reichte offensichtlich aus, seinen Intimfeind, Dr. Vibrans, zur Aufgabe seines Planes, eine Stelle als Physikus im benachbarten Hasselfelde anzunehmen, zu veranlassen. Kurz zuvor hatte sich Hahnemann auf die scheinbar freiwerdende Stelle beworben, aber eine abschlägige Antwort erhalten. Als Vibrans nun doch wider Erwarten blieb, gab Hahnemann unterdessen nicht auf und schickte im Februar 1799 mit Hinweis auf den schlechten Gesundheitszustand des Amtsinhabers eine zweite Bewerbung an das Obersanitätskollegium. Gleichfalls ohne Erfolg. Damit war der nächste Umzug unausweichlich. Überlegungen, wohin es gehen könnte, hatte Hahnemann bereits zu Anfang seines Aufenthaltes in Königslutter angestellt und sich darüber mit seiner Schwester beraten. Berlin, Hamburg und Altona waren schon früh im Gespräch, wie man dem Briefwechsel entnehmen kann. An allen drei Orten hatte Hahnemanns Schwester Kontakte, die sie für ihren Bruder zu nutzen versprach. Außerdem war erneut Gotha eine Option. Doch aus der Bewerbung um die dort freigewordene Hofarztstelle, die Hahnemann im März 1799 über einen seiner Patienten lancierte, wurde nichts. Auch die Bemühungen seines Freundes Becker, Hahnemann als Arzt nach Sondershausen zu holen, kamen zu spät.

Im September 1799 wohnte Familie Hahnemann bereits in **Altona** bei einem Weinhändler auf der Kleinen Freiheit Haus Nr. 65 zur Miete. Altona, eine Stadt mit damals ca. 23 000 Einwohnern, war ein teures Pflaster, wie Hahnemann recht bald einsehen mußte. Man lebe dort »wenigstens dreimahl theurer als in Gotha«[65], beklagte er sich in einem Brief an Rat Becker. Auch war es schwer, dort als praktischer Arzt rasch einen ausreichenden Unterhalt für seine inzwischen zehnköpfige Familie zu verdienen. Hahnemann hatte sich offenbar zu sehr auf den Rat zweier ihm bekannter Ärzte verlassen, Johann Ernst Wichmann und Philipp Gabriel Hensler, die ihm »stattliche Gründe«[66] genannt hatten, nach Altona oder Hamburg zu gehen. Auch stellte sich rasch heraus, daß er in Altona nicht selbst Arzneien dispensieren durfte, wie er zunächst geglaubt hatte. So kam Hahnemann auf die Idee, wieder einen solventen Geisteskranken in sein Haus aufzunehmen. Dieser war dank der Hilfe seines Freundes Becker rasch gefunden: der Dichter Johann Karl Wezel aus Sondershausen, der bereits 1786 wahnsinnig geworden war und sich in Pflege befand, um die sich seine Anhänger und Freunde gekümmert hatten. Für seine Behandlung, die zunächst Christoph Wilhelm Hufeland übernehmen sollte, hatte eine »Gesellschaft edler Menschenfreunde aus Regensburg«[67] den stattlichen Betrag von 15 Louis d'or gesammelt. Hahnemann, der auf Empfehlung Hufelands schließlich gefragt wurde, bot eine Fernbehandlung an, hielt es aber für besser, daß der Patient zu ihm nach Hamburg gebracht werde. Als Honorar für eine stationäre Behandlung verlangte Hahnemann 120 Mark, knapp ein Sechstel seiner Monatsmiete in Altona. Gleichzeitig bemühte sich Hahnemann auch auf andere Weise, seine damals offenkundig noch recht spärlichen Einnahmen zu verbessern. Im ›Reichsanzeiger‹ vom 22. November 1799 ließ er bekanntmachen, daß er fortan briefliche Anfragen um medizinischen Rat nur noch dann beantworten werde, wenn sie ausreichend frankiert seien und »wenigstens einen Friedrichs d'or [altdeutsche Goldmünze, R. J.] in Anweisung oder barem Gelde enthalten«.[68]

Aber auch auf diese Weise war kurzfristig keine Verbesserung seiner finanziellen Lage zu erzielen, so daß Hahnemann auf die Idee verfiel, für die Subskription seiner Schrift über das Scharlachfieber ebenfalls einen Friedrichs d'or zu verlangen. Dafür sollte der Subskribent nicht nur die betreffende Schrift portofrei zugeschickt bekommen. Zusätzlich erhielt der Besteller gratis ein »solches Pülverchen [...], hinreichend mehrere tausend Personen gegen Scharlachfieber unansteckbar zu machen«.[69] Selbst auf solche vollmundigen Versprechungen, die nicht von ungefähr an den damals blühenden Handel mit Geheimmitteln erinnern, meldeten sich offenbar nur wenige Interessenten, so daß sich Hahnemann im Januar 1801 entschloß, seinen Freund und Verleger Becker zu bitten, die Schrift auch im ›Reichsanzeiger‹ abzudrucken, damit »sie nur zur recht ausgebreiteten Kenntniß des Publikums gelangt«.[70] Allerdings konnte auch dieser Schritt nicht verhindern, daß Hahnemanns guter Ruf weiter Schaden litt. Gegen den Vorwurf der Geschäftemacherei verteidigte er sich in einem Brief an Rudolf Zacharias Becker: »Es ist gar nichts Böses, sich durch Pränumeration für seine Erfindung im voraus belohnen zu lassen, wenn man nach empfangenem Lohne sein Aequivalent entrichtet. Dieß Verfahren hat die besten Beispiele vor sich.«[71] Er legte dem Brief sogar eine Goldmünze (Louis d'or) bei, die der Verleger an einen seiner Kritiker aus den Reihen der Subskribenten zurückschicken sollte. Selbst diese Geste konnte nicht verhindern, daß später immer wieder der Vorwurf der Gewinnsucht aus den Reihen seiner Gegner laut wurde.

Angesichts der prekären finanziellen Situation, in der sich Hahnemann in Altona befand, schien eine weitere Ortsveränderung unausweichlich zu sein, obwohl seine Schwester ihn im Januar 1800 brieflich ermahnte: »Habe noch ein wenig Geduld, ich hoffe, es soll besser werden.«[72] Nachdem jedoch das Haus, in dem er zur Miete wohnte, verkauft werden sollte, war ein Umzug unumgänglich geworden. Zunächst wollte Hahnemann auf keinen Fall in Altona oder Hamburg bleiben, nicht nur wegen der teuren Wohnungen, sondern auch wegen der schlechten Zahlungsmoral seiner Patienten. Angeblich waren es Hahnemanns Hamburger Bekannte, die ihn dazu bewogen, sich in der freien Hansestadt niederzulassen. Er fand eine Bleibe in einem »hübschen Hause in St. Jürgen bei **Hamburg**«[73], das die Adresse Alstertwiete Nr. 126 hatte, wie er seinem Freund mitteilte. Der Umzug erfolgte im Mai 1800. Doch die Hoffnung, dort eine einträgliche Praxis zu bekommen, erwies sich rasch als Illusion. In einem Brief an Hufeland schildert Hahnemann seine Desillusion: »Der Mangel bedeutender Ärzte in Hamburg deutete, wie ich nachgehends sah, darauf, daß man dort auf wahre innere Größe des Arztes nicht sehen will, sondern nur wer den angesehensten Pallast bewohnt, die feinsten Equipagen hält, am höchsten spielt, [...] Weltmanieren hat, theure Gastmahle gibt, und die vornehmste Miene aufsetzt.«[74] So dachte der von finanziellen Sorgen geplagte Familienvater bereits nach kurzer Zeit daran, in seine Heimat Kursachsen zurückzukehren. Da traf der bereits lange angekündigte geistesgestörte Patient Wezel wider Erwarten bei ihm ein. Für dessen Behandlung bedingte er sich nunmehr einen Friedrichsdor mehr als ursprünglich gefordert aus, weil die Miete in Hamburg 15 Prozent über der in Altona liege.

Anders als im Falle Klockenbring hatte Hahnemann es diesmal mit einem gemeingefährlichen Kranken zu tun. Bereits am 24. Juli bat Hahnemann seinen Freund Becker inständig, alles in Bewegung zu setzen, um den sich als Berserker erweisenden Patienten nach Sondershausen zurückzubringen. Die humane Therapie, mit der Hahnemann es erneut versuchen wollte, erwies sich als gänzlich ungeeignet: »Als ich nun aber anfing, etwas zu seiner Gesundheit zu tun, ihn zu einem Spaziergange zu bewegen u.s.w., da zeigte sich's, daß alle jene Versicherungen [der Friedfertigkeit des Patienten, R.J.] grundlos gewesen waren. Er wollte mich zur Thüre heraus werfen und mich schlagen, und als ich noch Leute dazu brachte, die ihn mit Güte oder Gewalt zu einem Spaziergange, oder wenigstens im Hofe zu gehen, vermögen sollten, da widersetzte er sich dreien, und biß und kratzte, und man war nicht im Stande ihn von der Stelle zu bringen.«[75] Hahnemann sah sich mit der sicheren Verwahrung und Pflege des aggressiven Patienten überfordert, zumal er weder williges Personal für diese schwierige Aufgabe in Hamburg finden, geschweige denn dieses bezahlen konnte. Am ersten September war es dann soweit: Wezel wurde nach knapp zwei Monaten erfolgloser Behandlung »durch einen sondershausischen Wagen«[76] abgeholt, gerade noch »vor Thorschluß«, wie Hahnemann mit einem Seufzer der Erleichterung in einem Brief an Becker vermerkte.

Nicht nur Wezel verließ damals die Hansestadt, kurze Zeit später folgte Hahnemann auf der Suche nach einer billigeren Bleibe. Angesichts dieses Fiaskos ist erstaunlich, daß Hahnemann zehn Jahre später in der Rückschau bemerkte, daß ihm in Hamburg und Altona viel Gutes widerfahren sei.

Mölln, unweit von Hamburg im Lauenburgischen gelegen, war die nächste Station. Der heutige Kneippkurort hatte damals um die 1600 Einwohner und war vor allem eine Handwerkerstadt, in der es sich recht günstig wohnen ließ. »Hier will ich wieder an das Ruder meines kleinen Schiffleins der Schriftstellerei treten und nur [neben]bei zu kurieren, was der Himmel bescheert. Beinahe hätten mich die unerbittlichen, nur mächtige Fahrzeuge hebenden, niedrige Boote aber stürzenden Wogen des großen Hamburgs verschlungen. Gott sei Dank, der mich noch so eben ans Land warf«[77], schrieb Hahnemann am 20. September 1800 aus Mölln an seinen treuen Freund in Gotha. Und wieder einmal war Hahnemanns Frau schwanger. Louise, Hahnemanns jüngste Tochter, wurde – anders als bisher bekannt – kurz nach dem Umzug in Mölln geboren, und zwar am 1. Oktober 1800, und vier Tage später getauft.[78] Damit war, wie Hahnemann in einem Brief vom 3. Dezember 1800 erwähnt, die Zahl der Kinder auf »neun«[79] angewachsen.

Von Mölln aus meldete Hahnemann dem Herausgeber des ›Reichsanzeigers‹ die Entdeckung eines »neuen Laugensalzes« (*Alkali pneum*). Wer in den Besitz dieser neuartigen chemischen Substanz kommen wollte, der sollte für eine Unze den Betrag von einem Friedrichs d'or spesenfrei an Hahnemanns Buchhändler in Leipzig schicken. Doch zum ersten Mal war dem versierten Chemiker und Pharmazeuten Hahnemann ein schwerwiegender Irrtum unterlaufen. Man konnte ihm nachweisen, daß die neu entdeckte Substanz nichts anderes als das bekannte Borax war. Hahnemann mußte öffentlich eingestehen, daß er sich getäuscht hatte, und versprach seinen Kritikern, das ihm von Interessenten übersandte Geld gegen Quittung »dem Armenfonds zu übergeben«.[80] Noch 1806 sah sich der Begründer der Homöopathie genötigt, seinen dadurch beschädigten wissenschaftlichen Ruf mit der Bemerkung wiederherzustellen: »Beging ich einstmals einen chemischen Irrthum (denn Irren ist menschlich), so war ich der Erste, der ihn widerrufte [sic!], sobald man mich eines andern belehrt hatte.«[81] Hahnemann zeigte sich also durchaus offen für berechtigte Kritik, wie man es auch heute noch von einem naturwissenschaftlichen Forscher erwartet. Er war zu jener Zeit keinesfalls der selbstgewisse und verbohrte Arzt, zu dem ihn die unerbittlichen und nachtragenden Kritiker seiner homöopathischen Heilweise später machten.

Daß Hahnemann in Mölln weiterhin an der Erprobung des Ähnlichkeitsprinzips, das er einige Jahre zuvor entdeckt hatte, arbeitete, zeigt die Fernbehandlung seines Freundes Becker, der ihn im Dezember 1800 wegen einer Migräne brieflich konsultierte. Hahnemann erbat von dem Kranken eine genaue Symptombeschreibung, fragte nicht nur nach der Art des Schmerzes, sondern auch nach Gemütsbewegungen, nach seinem Schlafverhalten sowie nach Vorlieben beim Essen und Trinken. Die Fragen an den Patienten orientierten sich im wesentlichen schon an dem Anamnese-Schema, das Hahnemann später in der ersten Auflage des ›Organon‹ (1810), seinem Hauptwerk, in mehreren Paragraphen (§ 62ff.) vorstellt.

Auch in Mölln, wo sich alles zunächst gut angelassen hatte, hielt es Hahnemann nur kurze Zeit. Bereits am 8. Juni 1801 finden wir ihn in dem über 400 Kilometer entfernten **Machern**, unweit von Leipzig, und schon im August desselben Jahres im benachbarten Städtchen **Eilenburg**, das damals knapp 1800 Einwohner zählte. Als Grund für den erneuten Umzug führt er an, daß es ihm in Machern zwar durchaus nicht an Patienten gemangelt, er aber jedwede »Bequemlichkeiten des Lebens« dort vermißt habe.

Die immer rascher aufeinanderfolgenden Ortswechsel wurden allmählich sogar seinem treuesten Freund und Helfer in der Not, Rat Becker in Gotha, unheimlich. Er machte deshalb Hahnemann Vorwürfe, zumal ihm zu Ohren gekommen war, daß in der Öffentlichkeit über Hahnemanns unstetes Wesen Gerüchte kursierten, die nicht zuletzt im Zusammenhang mit dem erwähnten Skandal um das Mittel gegen Scharlachfieber und dem Reinfall mit dem vermeintlichen Laugensalz zu sehen sind. Der Gescholtene blieb die Antwort nicht schuldig. Sie ist Ausdruck von Hahnemanns Charakter und seines damaligen Seelenzustandes: »Die öftern Veränderungen meines Wohnorts kann man mir mit gleichem Rechte zum Vorwurfe machen, als irgendeinem andern Reisenden: ›warum bleibt er nicht auf derselben Stelle, wie der Korallenpolyp?‹ Über die äußern Verhältnisse eines Gelehrten können sich nur Schwachsinnige aufhalten, ob der Mann eine runde Perücke oder einen Zopf, und nicht wie sonst einen Schwedenkopf – ob er Stiefeln oder Schuhe trägt? Wen geht dieß an?«[82] Und Hahnemann fügt noch an seine Kritiker gerichtet, die ihm seine Lebensweise übelnahmen, ironisch hinzu: »Wo blieb ich etwas schuldig, wenn ich von dann weiter gieng? Er trete auf, den ich je um einen Heller betrog! Wer giebt mir das Geld zur Reise (die lezte kostet mich 700 r[eichstaler]C[urrant]), daß [er] mich fragen dürfte, warum thust du das?« Auch hier zeigt sich der Begründer der Homöopathie wieder einmal als selbstbewußter Gelehrter, der auf Äußeres wenig Wert legte und sich von niemandem vorschreiben lassen wollte, wie er zu leben habe.

In **Eilenburg** schienen die Bedingungen besser zu sein. Jedenfalls zeigt sich Hahnemann in einem Brief an seinen Freund vom 18. September 1801 wieder einmal als Optimist: »Fast hätte ich heute nicht schreiben können, weil ich in den wenigen Wochen, die ich in Eilenburg wohne, schon so mit Kunden gesegnet bin, daß ich oft nicht essen kann. Ich finde hier sehr viel Zuneigung zu mir. [...] fehlte mir's auch da [gemeint ist sein vorheriger Wohnsitz in Machern; R. J.] an naher und entfernter Landpraxis nicht. Aber hier ist's doch weit ärger damit.«[83] Erstmals haben wir die Möglichkeit, Hahnemanns Zuversicht ausstrahlende Behauptung zu überprüfen, denn aus dieser Zeit ist das erste erhaltene Krankenjournal überliefert. Es umfaßt die Jahre 1801 bis 1803. In diesem Zeitraum behandelte Hahnemann insgesamt 997 Patienten. Die Zahl der Konsultationen belief sich auf 2930. Im Durchschnitt kommen damit auf einen Patienten drei Konsultationen. Bemerkenswert ist, daß die Zahl der Patienten im untersuchten Zeitraum von Jahr zu Jahr niedriger wird, aber die Zahl der Konsultationen genau den umgekehrten Trend aufweist. Diese stieg von 1,8 Konsultationen pro Patient auf einen Durchschnittswert von 3,0. Die Bandbreite ist jedoch beträchtlich und wird von dem Mittelwert verdeckt. Während einige Patienten Hahnemann nur ein einziges Mal aufsuchten, kam es in einem Fall sogar zu 55 Konsultationen. Rechnet man die Gesamtzahl der Patienten bzw. Konsultationen auf einen Tagesdurchschnitt um, so ergibt sich eine doch eher bescheiden zu nennende Arbeitsbelastung von ein bis zwei Patienten pro Tag oder drei bis vier Konsultationen täglich. Das war im Vergleich mit späteren Jahren, als Hahnemann sich bereits als Entdecker einer neuen Heilweise einen Namen gemacht hatte, relativ wenig, aber für den Anfang durchaus vielversprechend, zumal Hahnemann in diesen Jahren weiterhin schriftstellerisch tätig war.

In seiner Eilenburger Zeit arbeitete Hahnemann neben seiner Praxis vor allem an der Ausformulierung seiner neuen Heilkunst. 1801 erschien in Hufelands ›Journal der practischen Arzneykunst‹ sein Aufsatz ›Ueber die Kraft kleiner Gaben der Arzneien überhaupt und der Belladonna insbesondre‹. Darin äußert sich Hahnemann erstmals grundsätzlich zu dem, was man bis heute fälschlicherweise für ein Grundprinzip der homöopathischen Heilweise hält, was aber in Wirklichkeit das Resultat des empirischen Vorgehens am Krankenbett war: den hohen Verdünnungen: »Es ist ein unerhörte Sache für den gewöhnlichen Arzt, wenn man ihm bedeuten will, daß eine genannte Person von derjenigen Arznei, die sie in gesunden Tagen ohne sonderliche Beschwerde verschluckte, nur ein Million[s]tel brauche, um stark affizirt zu werden, und doch ist es unläugbar.«[84] Die hier erwähnte millionenfache Verdünnung entspricht einer heute gebräuchlichen C3-Potenz. Damit war Hahnemann aber noch längst nicht am unteren Ende der Verdünnungsskala angelangt, wie später noch zu zeigen sein wird. Ausweislich der Krankenjournale aus der Eilenburger Zeit wandte Hahnemann neben der millionenfachen vereinzelt auch billionen- (C6) und trillionenfache (C9) Verdünnungen an, z.B. bei Verordnungen von *Cocculus* oder *Arsenicum album*.[85] Auch fällt auf, daß Hahnemann in seinen frühen Praxisaufzeichnungen von Jahr zu Jahr immer häufiger den

Verdünnungsgrad genau notierte. In seiner ebenfalls aus dem Jahre 1801 stammenden Schrift ›Über die Heilung und Verhütung des Scharlach-Fiebers‹, deren Vertrieb Hahnemann so viel Ärger einbrachte, findet sich die schrittweise Verdünnung mittels Weingeist bis hin zu einer C3-Potenz, die dort noch als »schwache Auflösung« bezeichnet wird, genau beschrieben. Schaut man sich die späteren Krankenjournale an, so zeigt sich eine mehr oder weniger konstante Entwicklung in der Verdünnungspraxis mit einer Tendenz zu immer höheren Verdünnungen und der Abschaffung komplizierter Herstellungsmethoden zugunsten von Hunderter- oder Tausenderschritten. In den 1820er Jahren sollte dann mit der Standardverdünnung C30 die Stufe erreicht werden, in der nach der damals noch nicht bekannten Loschmidtschen Zahl (sie wurde erst 1867 bestimmt) kein Molekül der Ausgangssubstanz in der Verdünnung mehr vorhanden sein kann. Doch das focht den angesehenen Chemiker und Pharmazeuten Hahnemann in einer Zeit, in der die Atomtheorie noch in ihren Anfängen steckte, kaum an. Daß auch eine so unvorstellbare Verdünnung wie die decillionenfache wirksam war, daran ließ der Begründer der Homöopathie zeitlebens keinen Zweifel. – Oder wie er es 1835 seinen Kritikern, auch im homöopathischen Lager, in bezug auf die Wirksamkeit einer C30-Potenz ins Stammbuch schrieb: »Dieser wahre Satz gehört nicht unter die zu begreifen sein sollenden, noch zu denen, für welche ich blinden Glauben fordere. Ich fordere gar keinen Glauben dafür und verlange nicht, daß dies jemandem begreiflich sei. Auch ich begreife es nicht; genug aber, die Tatsache ist so und nicht anders. Bloß die Erfahrung sagt's, welcher ich mehr glaube als meiner Einsicht.«[86] Auch heute begreifen weder Homöopathen noch ihre Gegner, wie solch extreme Verdünnungen wirksam sein können, wenngleich an Erklärungshypothesen (Quantenmechanik, Chaos-Theorie etc.) inzwischen kein Mangel herrscht.

In die Eilenburger Zeit fällt zudem die Entdeckung des Kaffees als homöopathische Arznei, deren kurative Wirkung bei bestimmten chronischen Krankheiten nicht mit der in der damaligen Schulmedizin üblichen »palliativen« (lindernden) Anwendung zu verwechseln sei. Die Konsequenz dieser Erkenntnis war, daß Hahnemann seinen Patienten den Genuß von Kaffee während einer homöopathischen Behandlung streng untersagte.

Eilenburg hatte nur einen Nachteil: Es gab keine Bibliothek. So mußte sich Hahnemann immer wieder Bücher aus Leipzig ausleihen. Dabei war ihm häufig sein Verleger Johann Ambrosius Barth behilflich, bei dem 1805 Hahnemanns erste homöopathische Arzneimittellehre, die ›Fragmenta‹, erschienen. Offenbar erfolgte die Arbeit an diesem grundlegenden Werk während der Eilenburger Zeit unter schwierigsten Bedingungen. Und das betraf nicht nur die Literaturbeschaffung.

Das erste Jahr in Eilenburg muß für den durch zahlreiche Umzüge bereits Ärger gewohnten Hahnemann ein Alptraum gewesen sein. Es gab ständig Querelen mit den Mitbewohnern des Hauses, in dem er zur Miete wohnte. Bereits im November 1801 sandte Hahnemann einen Hilferuf an einen mit ihm bekannten Kommerzienrat: »Es ist mit den Leuten durchaus nicht mehr auszuhalten. Sie lassen meine Kinder gar nicht mehr die Treppe hinunter, sondern versammeln sich um sie herum und nehmen sie in Empfang [...] und lachen ihnen ins Gesicht, klatschen in die Hände, fuchteln ihnen vor die Nase, schlagen von der Küche aus an die Treppenwand mit Stöcken, wenn meine Kinder heraufgehen und spielen es so, als wollten sie mich reitzen, mit ihnen Handgemenge zu werden. Ich bitte um Gotteswillen erlösen Sie mich.«[87] Der Nachbarschaftsstreit, bei dem es tatsächlich zu Handgreiflichkeiten kam und der schließlich vor Gericht endete, hatte einen banalen, aber weder damals noch heute ungewöhnlichen Auslöser: Lärmbelästigung. Die Familie, der das Haus gehörte und die die untere Etage bewohnte, fühlte sich offenkundig von dem Lärm, den die vielköpfige Familie Hahnemann im oberen Stockwerk machte, belästigt. Der Hausfriede war damit gestört. Der Streit eskalierte schließlich einen Monat nach Einzug der neuen Mieter. Es kam zu wüsten Beschimpfungen und sogar zur Körperverletzung (Hahnemann erhielt nach eigener Aussage einen Faustschlag auf den linken Arm, als er beschwichtigend einzugreifen versuchte). Die erhaltenen Prozeßakten zeichnen ein detailliertes Bild von den damaligen beengten Lebensumständen der Familie Hahnemann. Als Rechtfertigung auf den Vorwurf, daß seine Kinder durch ihr ungestümes Verhalten eine der Hauptquellen des Lärms seien, gab Hahnemann zu Protokoll: »Aber, wie selten dieß Tanzen, Springen und Singen in einem größeren als dem bei Kinder immer vorauszusetzenden, gewöhnlichen Lärme geschehen konnte, wird jeder Unpartheiische, der die innere Einrichtung meines Logis kannte, wohl ohne meine Versicherung glauben; da die Kinder mit in unsre Wohnstube eingeschlossen waren, und von den nothwendigen Meubeln der Raum so beschränkt war, daß man sich kaum darinnen, ohne hie oder da anzustoßen, umdrehen konnte.«[88] Außerdem erfahren wir aus Hahnemanns Eingabe an das Gericht, daß viele Patienten ihn in seiner Wohnung konsultierten, er also nur selten Hausbesuche machte – eine Gewohnheit, die er später zum Prinzip erhob. Auch über die üble Nachrede, mit der man Hahnemann Patienten abspenstig machen wollte, erfahren wir aus den Gerichtsakten. So wurde ihm von den Mitbewohnern nachgesagt, er arbeite die Nächte durch, kuriere mit »Sympathie« (Besprechen, Gesundbeten) und sei mit dem Teufel im Bund.

Wie der Prozeß ausgegangen ist, wissen wir nicht. Hahnemann tat bereits vor dem Urteil das einzig Richtige, um aus der untragbaren Situation herauszukommen. Er verließ die Wohnung, die er übergangsweise gemietet hatte, früher als geplant und zog im kältesten Winter in den noch unfertigen Neubau, den er gleich nach seiner Ankunft in Eilenburg in Auftrag gegeben hatte. In einem Brief an einen Leipziger Buchhändler schrieb er im November 1801: »In diesen Wochen gedenke ich, mein neues Haus hier beziehen zu können. Es hat mir unsägliche Sorgen gemacht, ehe ich es ohne Schulden, bis dahin aufführen konnte.«[89]

Doch auch in seinem neuen Haus in Eilenburg scheint es Hahnemann nicht allzu lange gehalten zu haben. Laut dem Hahnemann-Biographen Richard Haehl soll er sich 1804 kurz in Wittenberg aufgehalten und dann knapp ein Jahr in Dessau, wo seine Frau herstammte, gewohnt haben. Aus dem erhaltenen Krankenjournal (D5), das den Zeitraum 1803 bis 1806 umfaßt, geht dieser Ortswechsel allerdings nicht hervor. Hahnemann ist vielmehr, so legt es auch das relativ häufige Auftreten einer bestimmten Herkunftsbezeichnung hinter Patientennamen nahe, von Eilenburg direkt in das kleine, zwischen Torgau und Wurzen gelegene Städtchen **Schildau**, das damals 780 Einwohner hatte, gezogen. Den eindeutigen Beleg liefern im Sächsischen Staatsarchiv erhaltene Dokumente.

Ausweislich dieser bislang von der Forschung so gut wie nicht beachteten Quellen hatte Hahnemann dort am 18. April 1804 ein »Anspännergut«, das heißt ein mit gewissen, ursprünglich feudalen Dienstleistungen verbundenes Grundstück erworben.[90] Bis zur vereinbarten Übergabe des Gutes am Johannistag 1804 (24. Juni) blieb Hahnemann in Eilenburg wohnen. Doch kam es alsbald zu Streitigkeiten mit dem Verkäufer, die vor Gericht endeten und beiden Prozeßparteien nicht nur Ärger, sondern auch beträchtliche Kosten verursachten. Wiederum war es also eine gerichtliche Auseinandersetzung, die den Anstoß zum Umzug gegeben haben dürfte. Ein weiterer Grund könnte die ungünstige Lage der Stadt an der ehemaligen preußischen Grenze, weitab von den damaligen großen Verkehrsadern gelegen, gewesen sein.

Die nächste Station auf Hahnemanns fast planlos erscheinender Wanderschaft war **Torgau** bei Leipzig, wo er sich nachweislich seit Anfang Januar 1805 aufhielt, nachdem er seinen Gutshof in Schildau kurz vorher an den Advokaten Christian Salomon Zieger verkauft hatte.[91] In Torgau kam Hahnemann schließlich für einige Jahre zur Ruhe und machte als Arzt sowohl durch seine an Umfang zunehmende Praxis als auch durch die Veröffentlichung grundlegender Werke zur Homöopathie von sich reden.

Von der ›Heilkunde der Erfahrung‹ (1805) zum ›Organon‹ (1810)

In Torgau an der Elbe, einer Kleinstadt mit ca. 4300 Einwohnern, wo Hahnemann sich Anfang des Jahres 1805 ein Haus mit Garten in der Pfarrgasse gekauft hatte, blieb er sieben Jahre. So lange war er – sieht man von seiner Kindheit in Meißen ab – noch an keinem Ort geblieben. Daß Hahnemann sich von vornherein vorgenommen hatte, seine schriftstellerische Tätigkeit fortan hintanzusetzen und sich auf die medizinische Praxis zu verlegen, macht einer der ersten erhaltenen Briefe aus der Torgauer Zeit deutlich. Darin bestellte er bei seinem Leipziger Verleger, der seine Übersetzung von Albrecht von Hallers Arzneimittellehre (1806) aus dem Lateinischen veröffentlichte, »eine Starkische Geburtszange, eine Enthirnungsscheere [für die Zerstücklung und damit leichtere Entfernung einer Totgeburt, R.J.] und einen Haken«.[1] Die Unkosten sollten mit seinem Vorschuß auf das Honorar verrechnet werden. Es handelt sich dabei um geburtshilfliche Instrumente, die bei schwierigen Geburten damals zur Anwendung kamen, darunter eine Geburtszange, wie sie seit dem 18. Jahrhundert auch in Deutschland bekannt war. Für Hahnemanns Kenntnis auf dem Gebiet der Obstetrik spricht, daß er ganz gezielt eine technische Weiterentwicklung dieses Instruments verlangte, die mit dem Namen des Jenaer Gynäkologen und Hausarztes von Goethe, Johann Christian Stark, verbunden ist. Hahnemann wollte offenbar mit der Anschaffung einer Geburtszange sein »Geschäftsfeld« erweitern.

Wie rasch Hahnemanns Praxis in Torgau Zulauf fand, geht nicht nur aus seinen Selbstzeugnissen hervor. In nicht einmal anderthalb Jahren (23. April 1806 bis 9. September 1807) behandelte er ausweislich des betreffenden Krankenjournals (D6) fast genau soviele Kranke, nämlich 507, wie im doppelt so langen Zeitraum, den das

Krankenjournal D5 umfaßt, in dem sich 628 Einzelpatienten nachweisen lassen. Ein Blick in diese einzigartige Quelle verdeutlicht, daß Hahnemann auch an Sonn- und Feiertagen, ja sogar an Weihnachten ärztlich tätig war.

Hahnemanns Patienten kamen, soweit präzise Ortsangaben vorhanden sind, überwiegend aus Torgau und Umgebung, doch behandelte er auch eine beträchtliche Anzahl auswärtiger Patienten, die zum Teil in einer Entfernung von 40 Kilometern und mehr wohnten, so z. B. in Chemnitz, Bitterfeld oder seinen früheren Wirkungsstätten Königslutter und Gotha. Aus Mockeritz kam beispielsweise am 20. August ein Patient namens Theilemann (36 Jahre alt) zu Hahnemann. Der kurze Eintrag im Krankenjournal lautet: »Theilemann v[on] Mockeritz (36) // schon $^1/_2$ Jahr krank gelegen // seit 14 Tagen lienterie [wäßriger Durchfall, R. J.], geht alles von ihm // $^1/_4$ Jahr Husten und Auswurf, bringt aber nichts mehr herauf, so schwach // kann nichts essen // viel Hitze innerlich, muß immer trinken // (sonst so eifrig, und Brantweintrinker) // besorgt noch alles // 6 § No 1 Chin [uncia] $^1/_4$.«[2] Der Kranke erhielt also zunächst 6 Gaben reines Milchpulver (Hahnemanns Form des homöopathischen Placebos), dann eine abgefüllte und mit der Nummer eins versehene Arznei, von der nur der Behandler selbst wußte, daß es sich um eine viertel Unze (7,5 g) der Chinarinde handelte. Das war zweifellos keine homöopathische Dosis; denn es finden sich an anderer Stelle in diesem frühen Krankenjournal Hinweise darauf, daß Hahnemann – wie schon in Eilenburg – höhere Verdünnungsstufen ausprobierte. Auch erfolgt im Krankenjournal D6 unter dem Datum vom 28. Januar 1807 die erste Erwähnung der homöopathischen Streukügelchen (Globuli), die auch heute noch neben den Tropfen zu den gebräuchlichsten Darreichungsformen in der Homöopathie gehören.

Obwohl Hahnemann in Torgau an einigen Tagen bis zu zehn Patienten und mehr behandelte (teilweise auf dem Wege der Korrespondenz), fand er offenbar genügend Muße, die theoretischen Grundlagen seiner neuen Lehre weiter auszuarbeiten sowie mit seinen Arzneimittelstudien fortzufahren. Spätestens seit dieser Zeit fühlt sich der Begründer der Homöopathie zu Höherem berufen:

zu einer radikalen Reform des therapeutischen Systems, und zwar im Alleingang. Auf erste Andeutungen in diese Richtung stößt man in dem bereits erwähnten Brief an seinen Leipziger Verleger vom 11. August 1805. Darin fordert er diesen auf, sein gerade erschienenes Werk mit dem Titel ›Äskulap auf der Wagschale‹ nach Kräften zu verbreiten, um damit, wie sich Hahnemann ausdrückte, eine »Reform der ganzen Arzneikunde«[3] zu befördern. Die Kritik an der Unzulänglichkeit der Medizin seiner Zeit wird in dieser auf ein breites Publikum abzielenden Schrift an vielen Stellen sichtbar. Hahnemann bekennt, daß ihn die von ihm immer wieder beobachtete Unfähigkeit der ärztlichen Kunst, den Menschen in den meisten Krankheiten zu helfen, über viele Jahre in die Resignation getrieben habe. Keines der gängigen Therapiesysteme (namentlich erwähnt er unter anderem den Brownianismus) habe durchschlagende Erfolge aufzuweisen: »So könnte ich die Reihe der akuten Krankheiten durchgehen, und finden,« schreibt Hahnemann, »daß die Heilung derer, die nach so entgegengesetzten Methoden behandelt worden, keine Heilungen, sondern Selbstgenesungen sind.«[4] Hahnemann war zu Beginn des 19. Jahrhunderts mit dieser resignierenden Haltung nicht allein. In Wien entstand damals eine Richtung in der Medizin, die als »therapeutischer Nihilismus« bekanntgeworden ist. Statt auf Aderlaß und andere Verfahren der »heroischen« Medizin (Hahnemann sprach von »abschreckende[n] Revolutionskuren«) setzte man die Hoffnung vielmehr auf das Abwarten, also auf die Selbstheilungskräfte des Körpers. Der oft verblüffende Erfolg des Nicht-Eingreifens gab diesen Ärzten recht. Doch Hahnemann kam zu dem gegenteiligen Schluß: Er war sich seit der Entdeckung des Ähnlichkeitsprinzips sicher, daß er damit den Schlüssel für die Entwicklung einer neuen Heilkunst, die ihren Namen verdient, in der Hand hielt.

Wie er sich diese grundlegende Erneuerung der Medizin vorstellte, das erläuterte Hahnemann erstmals in einem Büchlein, das er ›Heilkunde der Erfahrung‹ betitelte. Es erschien 1805 in Berlin und wurde noch im selben Jahr in Hufelands ›Journal der practischen Wundarzney‹ nachgedruckt. Darin stellte er den Grundsatz auf: »Die Heilkunde ist eine Wissenschaft der Erfahrung; sie beschäftigt sich mit Tilgung der Krankheiten durch Hülfsmittel.«[5] Das klingt in unseren Ohren nicht besonders revolutionär. Doch in der damaligen Zeit, als spekulative Konzepte die Medizin bestimmten und ein rein empirisches Vorgehen oft mit Quacksalberei auf eine Stufe gestellt wurde, war ein solcher Satz ein Fanal für die gelehrte Ärzteschaft. Laut Hahnemann haben die Mediziner über 2000 Jahre den Fehler begangen, die unsichtbaren Veränderungen im kranken Körper aufspüren zu wollen und dafür Erklärungen zu finden. Der Begründer der Homöopathie lehnt ein solches Vorgehen ab. Der Arzt könne die inneren Ursachen nicht erkennen, er könne lediglich aufgrund der äußeren Zeichen einer Krankheit die vermutlich passende Therapie finden. Die beständigsten, am stärksten ins Auge fallenden und für den Kranken beschwerlichsten Symptome sind seiner Meinung nach die »Hauptzeichen«, doch, so fährt er weiter fort, die »singulärsten, ungewöhnlichsten Zeichen geben das Charakteristische, das Unterscheidende, das Individuelle an«.[6] Damit ist bereits das Grundprinzip der Arzneimittelfindung in der Homöopathie vorformuliert: Nicht auf die vordergründigen, sondern auf die charakteristischen Symptome eines Krankheitsbildes kommt es an, um auf diese Weise eine individuelle Behandlung mit dem passenden (homöopathischen) Arzneimittel in Angriff nehmen zu können.

Anschließend kommt Hahnemann auf das von ihm »entdeckte« Ähnlichkeitsgesetz zu sprechen: »Um also heilen zu können, werden wir blos nöthig haben, dem vorhandenen widernatürlichen Reize der Krankheit eine passende Arznei, das ist, eine andere krankhafte Potenz von sehr ähnlicher Wirkung, als die Krankheit äußert, entgegen zu setzen.«[7] Als Arzneimittel, die diese bewirken, kämen Mittel aus dem Tier- und Pflanzenreich in Frage, deren Wirkung man zuvor am gesunden Menschen erprobt habe. Zum Verfahren der in der Homöopathie bis heute üblichen und immer wieder auf neue Substanzen angewandten Arzneimittelprüfung am Gesunden (der dritte Grundpfeiler der Homöopathie neben dem Ähnlichkeitsgesetz und der individuellen Arzneiwahl) äußert sich Hahnemann in dieser bahnbrechenden Veröffentlichung ebenfalls: »Um nun diesen Fingerzeig der Natur weiter zu verfolgen und tiefer in diese Kenntniß zu dringen, wendet man diese starken, so wie die minder starken Arzneimittel versuchsweise, jedes einzeln und unvermischt, in gesunden Körpern bedächtlich an, und zeichnet, unter sorgfältiger Entfernung aller influirenden Nebenumstände, die davon sich ereignenden Zufälle, in der Ordnung wie sie vorkommen, genau auf, und erhält so das reine Resultat der Krankheitsform, die jede dieser Arzneisubstanzen absolut und für sich im menschlichen Körper zu erregen im Stande ist.«[8] Kein Wunder also, daß Hahnemann fortan so vehement gegen Arzneigemische jeder Art zu Felde zog. Nur die reinen Substanzen konnten dem Arzt seiner Meinung nach den richtigen »Fingerzeig« geben.

In diesem Zusammenhang verwies Hahnemann die Leser seiner Schrift ausdrücklich auf seine im selben Jahr (1805) veröffentlichte Arzneimittellehre, die bereits erwähnten ›Fragmenta‹. Darin finden sich beispielsweise die Symptome aufgelistet, die bei Gesunden nach der Einnahme von Paprika (*capsicum*) auftreten können, unter anderem Schwindel, Trockenheit im Mund und Engbrüstigkeit. Daß diese Beobachtungen größtenteils auf eigene Arzneimittelversuche Hahnemanns zurückgehen, belegt eine Anmerkung zum Symptom »Mißmut und Verengung der Pupillen bei zunehmender Kälte des Körpers«. Darin heißt es: »Ich habe die Kälte von der vierten bis zur fünfzehnten Stunde zunehmen sehen, und dann brauchte es wiederum 24 Stunden bis zum Abnehmen.«[9] Daß Hahnemann später durchaus auch Arzneimittelsymptome von Kranken in seine Arzneimittellehre übernahm, stellt nicht unbedingt einen Widerspruch zu den von ihm so geheiligten homöopathischen Grundsätzen dar, sondern war ein Verfahren, das nicht aus der Not, sondern aus der therapeutischen Erfahrung geboren wurde. Neben Beobachtungen am eigenen Körper finden sich in den auf Latein verfaßten ›Fragmenta‹, die Vorläufer eines späteren Grundlagenwerkes (›Reine Arzneimittellehre‹, 1. Aufl. 1811–1821) sind, zahlreiche Fundstellen aus der neueren und älteren medizinischen Fachliteratur.

In der Besprechung eines Buches über Kinderkrankheiten, die 1806 in der ›Allgemeinen Literatur Zeitung‹ in Jena erschien, lobt Hahnemann ausdrücklich das »Bestreben der neuesten Zeit, die Heilkunde von spitzfindigen Grübeleyen, von den Vermuthungen und dem Wuste ungekannter Arzneyen zu reinigen.«[10] Kein Zweifel, der Begründer der Homöopathie sah sich als Speerspitze dieser Reformbewegung und ließ sich auch von der zum Teil harschen Kritik, die ihm damals schon von allen Seiten entgegenschlug, nicht beirren. Er scheute den Konflikt nicht, gebrauchte oft eine spitze Zunge, wenn es darauf ankam, Mißstände in der Medizin anzuprangern. Und immer ging es Hahnemann um die Wahrheit, die er für sich in Anspruch nahm. »Mein Erfindung bleibt fest gegründet und unerschüttert, und wird sich, so lange die Welt steht, als zuverlässig bewähren, sobald man ein reines, wahres Scharlachfieber zu behandeln haben wird«[11], schrieb Hahnemann 1806 in seiner Antwort aus Torgau an diejenigen Ärzte, die ihm vorwarfen, die wissenschaftliche Öffentlichkeit getäuscht zu haben.

Um diesen Kampf auf Dauer durchzuhalten, bedurfte es einer Leitfigur, eines historischen Vorbildes, mit dem Hahnemann sich identifizieren konnte, wenn ihm wieder einmal heftiger Gegenwind aus der Ärzteschaft ins Gesicht blies. Welche Gestalt wäre für den Sachsen und protestantisch getauften Hahnemann besser geeignet gewesen als Luther, der seinen Feinden so erfolgreich trotzte und zum Begründer einer neuen Glaubensrichtung wurde. So überrascht es nicht, daß Hahnemann sich kurz nach seiner Ankunft in Torgau für den Bau eines Lutherdenkmals einsetzte und sich an der Debatte um das Für und Wider, die damals in der Öffentlichkeit geführt wurde, mit einem eigenen literarischen Beitrag beteiligte. Wie stark diese Identifizierung mit »Luthers Geist« war, zeigte sich schon wenige Jahre später, als sich Hahnemann mit dem Kirchenreformator verglich: »Wenn aber dieser von mir, unter Niederdrückung aller gangbaren Vorurtheile, in stiller Betrachtung der Natur gefundene, einzig mit Sicherheit und Gewißheit zu Heil und Gesundheit führende Weg allen Dogmen unsrer Arzneyschulen gerade ins Angesicht widerspricht, wie einst Luther's an der Schloßkirche zu Wittenberg muthig angeschlagene Sätze der den Geist verkrüppelnden Hierarchie widersprachen – so können doch weder meine, noch Luther's Wahrheiten etwas dafür.«[12] Und in einem Artikel für den ›Allgemeinen Anzeiger der Deutschen‹, in dem es über den damals herrschenden Mangel an außereuropäischen Arzneien infolge der englischen Seeblockade ging, kommt Hahnemann noch einmal auf diesen historischen Vergleich zurück: »Es muß doch einmahl laut und unverhohlen gesagt werden: [...] unsre Arzneykunst braucht vom Haupte bis zum Fuße eine völlige Reformation. [...] Das Uebel ist so schlimm geworden, daß nicht die gut gemeinte Gelindigkeit eines Johannes Huß [sic] mehr hilft, sondern daß der Feuereifer eines felsenfesten Martin Luther den ungeheuren Sauerteig ausfegen muß.«[13] Selbst in der Sprache macht Hahnemann Anleihen bei dem von ihm bewunderten Reformator. So erinnert beispielsweise die Formulierung »vom Haupte bis Fuße« an die Forderung Luthers nach einer Reform der Kirche an »Haupt und Gliedern«. In der Tat hat die Auseinandersetzung um Hahnemanns neue Heilweise, die erst im zweiten Jahrzehnt des 19. Jahrhunderts voll entbrannte, durchaus Züge eines Glaubenskampfes, wenngleich keine Bannbullen mehr verbrannt und auch keine Ketzer mehr auf dem Scheiterhaufen endeten.

Die Schriften aus der Torgauer Zeit belegen, daß Hahnemann an der Weiterentwicklung seiner neuen Heilweise arbeitete und auch hinsichtlich der Verdünnungsstufen immer mutiger wurde. 1806 spricht er bereits von der Möglichkeit, Arzneien bis hin zu einem »Quintilliontelgrane« zu verdünnen, was einer heutigen C15-Potenz entsprechen würde. Doch noch wichtiger war es, einen Namen für das von ihm entdeckte Heilverfahren zu finden.

Bereits 1807 benutzte Hahnemann nachweislich den Begriff »homöopathisch«, »d. i. durch ähnlich krankmachende Tendenz Krankheiten heilen zu können«.[14] Das Substantiv »Homöopathie«, das als Kampfbegriff für die weitere Geschichte der alternativen Medizin in Deutschland, aber auch in anderen Ländern so bedeutsam wurde, verwendete Hahnemann zum ersten Mal 1810.[15] Da einige seiner Gegner später fälschlicherweise von »Homopathie« statt richtig von »Homöopathie« sprachen, sah sich der Begründer dieser bis heute umstrittenen Heilweise gezwungen, in einer Veröffentlichung darauf aufmerksam zu machen, daß die zur Anwendung kommenden Mittel ähnliche Krankheitserscheinungen erzeugen sollten und nicht gleiche (griech. *homos*).[16]

Der Begriff »rationelle« Heilkunde, den Hahnemann im Titel der ersten Auflage des ›Organon‹ (1810) verwendete, erwies sich als zu vieldeutig und zu wenig abgrenzend. Hahnemann war sich durchaus bewußt, daß sich viele der oft in kurzen Zeitabständen aufeinanderfolgenden medizinischen Systeme ebenfalls als »rationelle Heilkunde« bezeichneten, da jeder ihrer Erfinder »die hochmüthige Meinung von sich [hatte], er sei fähig, das innere Wesen des Lebens, wie des gesunden, so auch des kranken Menschen zu durchschauen und klar zu erkennen« (›Organon‹, §54). Als Begründer einer neuen »Curart« entwickelte er deshalb eine Art semantischer Doppelstrategie. Für seine eigene therapeutische Vorgehensweise prägte er also den Begriff »Homöopathie«, den er in allen seinen späteren Veröffentlichungen beibehielt. Mit zunehmender Kritik an seiner Lehre und den zum Teil polemischen Angriffen seiner zahlreichen Gegner in der Ärzteschaft reichte es dagegen bald nicht mehr aus, lediglich von der »bisherigen Arzneyschule«, der »alten Medizin« oder der »gemeinen Heilkunde« und dergleichen zu sprechen. Es mußte ein neuer Begriff her, nämlich Allopathie, der als Sammelbezeichnung für die anderen, von der Homöopathie gänzlich verschiedenen therapeutischen Verfahren dienen konnte. Die Bezeichnung »Allopathie« (aus griech. *allos* »anders« und *páthos* »Krankheit« zusammengesetzt) taucht zum ersten Mal 1816 in der Vorrede der ersten Auflage des zweiten Bandes der ›Reinen Arzneimittellehre‹ auf. Dort ist von Arzneien die Rede, die im »gesunden Körper andersartiges (allopathisches) Uebelbefinden erzeugen, als die zu heilende Krankheit«[17] hervorrufe. Daneben existiere, so Hahnemann, noch ein weiteres therapeutisches Verfahren, das sich ebenfalls von der Homöopathie unterscheide, da es dabei darum gehe, einen »dem zu heilenden Krankheitsfalle entgegengesetzten (enantiopathischen) Zustand des Befindens im gesunden Menschen« zu erregen. Während letztere Bezeichnung bald in Vergessenheit geriet, wurde der Begriff Allopathie (später auch »Allöopathie«) zur Sammelbezeichnung für *alle* Gegner der Hahnemannschen Lehre.

Es überrascht nicht, daß die mit dem Etikett »Allopathie« belegten Vertreter der »gemeinen Arzneikunst« sich mit diesem neuen Begriff verständlicherweise kaum anfreunden wollten. Sie empfanden diese Bezeichnung nicht nur als falsch, sondern auch im höchsten Maße als rufschädigend, wie kein Geringerer als Christoph Wilhelm Hufeland, der Arzt Goethes, in seiner berühmten Stellungnahme zur Homöopathie aus dem Jahre 1831 betonte: »Deswegen bleibt die bisherige Medizin die rationelle, im Gegensatz zu der Homöopathie, und ich bitte hier abermals, sich künftig, statt des viel zu engen, ja ganz falschen, Worts Allopathie, immer des Worts: rationelle Medizin, zu bedienen, um den Gegensatz der bisherigen wissenschaftlichen Medizin gegen die homöopathische auszudrücken; denn der wesentliche Unterschied ist eben das Begründetseyn auf Vernunft und Vernunftschluß.«[18] Doch erntete sein nicht besonders origineller Vorschlag damals offenkundig nur wenig Zustimmung unter seinen Kollegen. In den Streitschriften der folgenden Jahrzehnte[19] findet sich jedenfalls weiterhin das bekannte Gegensatzpaar Allopathie/Homöopathie.

Der Begriff »Quacksalberei«, der auch heute noch manchem Standesvertreter leicht über die Zunge geht, wenn es um die Verteidigung der wissenschaftlichen Medizin geht, wurde von Hahnemann benutzt, um sich vom damaligen Geheimmittelunwesen, an dem sowohl Ärzte als auch Apotheker nicht unschuldig waren, zu distanzieren. Nach seiner Auffassung ist Quacksalberei ein »nach einem und demselben Leisten verfertigtes für jedermann käufliches Arzneymittel, was durchaus als hülfreich angepriesßen wird gegen mehrere genannte Krankheiten, oder gegen eine Krankheit, deren Namen mehrere voneinander abweichende Krankheitszustände in sich faßt, von denen jeder im Grunde ein ganz verschiedenes, eigenthümliches Mittel zur Heilung bedürfte.«[20] Und das genaue Gegenteil ist bekanntlich in der »klassischen« Homöopathie der Fall, wo nur Einzelmittel gegen ein individuelles Krankheitsbild zur Anwendung kommen.

Die »wissenschaftliche Medizin«, von der bereits Hufeland selbstgefällig gesprochen hatte, war zu Lebzeiten Hahnemanns stark zersplittert. Erst in der zweiten Hälfte des 19. Jahrhunderts konnte die naturwissenschaftliche Richtung, die sich vor allem an Pariser Vorbildern orientierte, an Boden gewinnen. Bis dahin war ein Großteil der studierten Ärzte nicht bereit, den »Ikarusflug der metaphysischen Spekulation«[21], wie der bekannte deutsche Physiologe Hermann von Helmholtz 1877 die einseitige Ausrichtung auf das verstandesgemäße Durchdringen der Medizin nannte, abzubrechen und sich auf den Boden der durch physikalische und chemische Methoden gewonnenen Erkenntnisse zu begeben. Wenige Jahrzehnte später hatte sich das Bild vollständig gewandelt. Der Sieg der naturwissenschaftlichen Richtung in der Medizin schien perfekt zu sein. Doch bereits seit der Mitte des 19. Jahrhunderts spürten Homöopathen und andere Ärzte, die der neuen Richtung kritisch gegenüberstanden, daß der Wind ihnen ins Gesicht blies und daß sie durch ihr Festhalten an der traditionellen Betrachtungsweise sich der Gefahr aussetzten, sich auf die »Stufe der Quacksalberei degradieren«[22] zu lassen. Ein Begriff, den Hahnemann zur Abgrenzung von Heilern mit einem Patentrezept für allerlei Krankheiten verwendete, fiel nun auf einmal auf die Anhänger seiner Lehre zurück, die sich dem neuen, naturwissenschaftlichen Geist in der Medizin verschlossen.

1810 erschien in Dresden in der Verlagsbuchhandlung von Johann Christoph Arnold Hahnemanns berühmte, bereits mehrfach erwähnte Schrift, das ›Organon der rationellen Heilkunde‹. Das Buch, das häufig als die »Bibel der Homöopathie« bezeichnet wird, erlebte zu Hahnemanns Lebzeiten fünf von Mal zu Mal verbesserte und vermehrte Auflagen. Die sechste, die ebenfalls noch von Hahnemann vorbereitet wurde, kam erst 1921 heraus, da Hahnemanns Witwe sich zeit ihres Lebens geweigert hatte, einer Drucklegung zuzustimmen.

In der Vorrede (»Vorerinnerung«) zur ersten Auflage dieses Werkes macht Hahnemann noch einmal seinen hohen Anspruch deutlich. Er versteht sich ausdrücklich als ein Erneuerer der Medizin: »Bei diesen Untersuchungen fand ich den Weg zur Wahrheit, den ich allein gehen mußte, sehr weit von der allgemeinen Heerstraße der ärztlichen Observanz abgelegen.«[23] Dem Titelblatt der zweiten Auflage fügte Hahnemann selbst- und sendungsbewußt ein lateinisches Zitat von Horaz hinzu, das durch Immanuel Kant zum Programm der deutschen Aufklärung wurde: »Aude Sapere« (»Wage zu wissen« oder anders ausgedrückt: den eigenen Verstand zu gebrauchen). Wie wir einem Brief aus der Torgauer Zeit entnehmen, schätzte Hahnemann den Königsberger Philosophen (»Ich verehre

Kant sehr, vorzüglich deshalb, daß er die Gränzen der Philosophie und alles menschliches Wissen da verzeichnete, wo die Erfahrung aufhört.«). Allerdings ist das ›Organon‹ nur indirekt von der Kantschen Philosophie beeinflußt worden, und zwar vor allem in Hinblick auf den Erfahrungsbegriff, der bei Hahnemann bereits in seiner frühen homöopathischen Schrift (»Heilkunde der Erfahrung«) auftaucht. Nach Kant (›Kritik der reinen Vernunft‹, 2. Aufl. 1787) darf sich der Mensch »mit der spekulativen Vernunft niemals über die Erfahrungsgrenze« (B XXXIVf.) hinauswagen. Die spekulative Erkenntnis der Vernunft, so der Königsberger Philosoph weiter, dürfe sich nur auf die Gegenstände der Erfahrung richten. Homöopathie beruht, so betont Hahnemann in seinem Hauptwerk immer wieder, auf Erfahrung. So heißt es etwa in der ersten Auflage des ›Organon‹: »Der vorurtheillose Beobachter –, er kennt den Unwerth übersinnlicher Spekulationen, die sich in der Erfahrung nicht nachweisen lassen – nimmt auch wenn er der scharfsinnigste ist, an jeder einzelnen Krankheit nichts, als äußerlich durch die Sinne erkennbare Veränderungen des Befindens [des] Leibes und der Seele, Krankheitszufälle, Symptomen [sic!] wahr […].« (§ 8) Das heißt, über die eigentlichen Ursachen der Krankheiten zu spekulieren, ist müßig. Es ist lediglich »dieses nach außen reflektirte Bild des innern Wesens der Krankheit« (§ 9), das ein empirisches Vorgehen bei der Suche nach dem passenden Arzneimittel erlaubt. Die logische Folgerung daraus kann also nur lauten: »Da sich's nun aber ohne Widerrede, und ohne den mindesten Zweifel übrig zu lassen, in Rücksicht jeder Arznei und jeder Krankheit in der Erfahrung findet, daß alle Arzneien die ihnen an Symptomen konformen Krankheiten ohne Ausnahme schnell, gründlich und dauerhaft heilen, so hindert uns nichts, festzusetzen: ›das Heilvermögen der Arzneien beruht auf ihren, mit den der Krankheit überein kommenden Symptomen‹, oder mit anderen Worten: ›jede Arznei, welche unter ihren, im gesunden Körper von ihr erzeugten Krankheitszufällen die meisten der in einer gegebnen Krankheit bemerkbaren Symptome aufweisen kann, vermag diese Krankheit am schnellsten, gründlichsten und dauerhaftesten zu heilen.« (§ 19) Damit ist eines der Grundprinzipien seiner Heilkunst bereits vorformuliert. Hahnemann faßt es in § 31 wie folgt zusammen: »Auf diesem uns von der Erfahrung aufgestellten Gesetze der Menschennatur, daß Krankheiten blos von gleichartigen Krankheiten vernichtet und geheilet werden, beruht das große homöopathische Heilgesetz: daß eine Krankheit blos von einer Arznei vernichtet und geheilet werden kann, welche eine gleichartige und ähnliche Krankheit zu erzeugen geneigt ist – denn die Effekte der Arzneien vor [= für] sich sind nichts anders als künstliche Krankheiten.« Als Beispiele führt er die uns bereits bekannte Wirkung der Chinarinde an.

Nachdem Hahnemann die theoretischen Grundlagen seiner »rationellen Heilkunde« näher ausgeführt und mit zahlreichen Belegen aus der medizinischen Literatur (von Hippokrates bis Haller) belegt hat, beantwortet er in den weiteren Paragraphen des ›Organon‹ drei Fragen, die sich aus der Grundannahme ergeben: »1) Wie erforscht der Arzt, was er von der Krankheit zu Heilabsichten zu wissen nöthig hat? 2) Wie erforscht er die als Gegenkrankheit, zur Heilung der natürlichen Krankheiten bestimmte, krankmachende Potenz der Arzneien? 3) Wie wendet er diese künstlichen Krankheitspotenzen (Arzneien) zur Heilung der natürlichen Krankheiten am zweckmäßigsten an?« (§ 38)

Auf die erste Frage antwortete Hahnemann, daß es keinen Sinn mache, die Krankheiten nach irgendwelchen Schemata zu klassifizieren. So sei es beispielsweise falsch, wie damals in der vorherrschenden Krankheitslehre üblich, nach lokalen und allgemeinen Krankheiten zu unterscheiden. Auch eine Zweiteilung in Krankheiten mit und ohne Fieber sei für den »Arzt als Heilkünstler« (§ 45) wenig brauchbar. Dieser müsse vielmehr das individuelle Erscheinungsbild einer Krankheit kennen und nicht einen Krankheitsnamen. Seine Aufgabe ist also »die sorgfältige Aufsuchung der individuellen Zeichen der jedesmahligen Krankheit und die der individuellen Wirkungsart jeder einzelnen Arznei.« (§ 47) Deshalb interessierte es Hahnemann auch nicht, wenn ihm seine Patienten eine der damals üblichen Krankheitsdiagnosen (Wassersucht, kaltes Fieber usw.) nannten. Er notierte zwar gelegentlich diese Begriffe in seinem Krankenjournal, doch waren die Bezeichnungen kein Leitfaden für seine Therapie.

Die Antwort auf die zweite Frage nach der Methode, die nötig ist, um auf homöopathischem Wege die passende Arznei zu finden, gibt gleichzeitig auch den Leitfaden zur Erstellung der individuellen Krankengeschichte (Anamnese), wie sie bis heute von Homöopathen in aller Welt im großen und ganzen weiterhin befolgt wird, ab. Zunächst hört der behandelnde Arzt zu, was der Kranke oder dessen Angehörige über die Beschwerden berichten. (§ 63) Wichtig ist dabei, so Hahnemann, den Patienten nicht zu unterbrechen, ihn ausreden zu lassen. Die von Sigmund Freud später für die psychoanalytische Diagnose geforderte »freischwebende Aufmerksamkeit« hat Hahnemann also bereits 100 Jahre früher für die Ausübung der Homöopathie gefordert und auch praktiziert.

Die auf diese Weise im Gespräch mit dem Patienten erfaßten Symptome werden gewissenhaft notiert und untereinandergeschrieben. Anschließend fragt der Arzt nach, erkundigt sich nach dem Zeitpunkt des Erscheinens der Beschwerden, nach der Art und der Lokalität des Schmerzes (§ 65). Dabei müssen Suggestivfragen vermieden werden (§ 66). Fällt dem Arzt auf, daß einzelne körperliche Funktionen (z.B. Stuhlgang) nicht erwähnt worden sind, dann soll er nachfragen. Auch die Frage nach dem Gemütszustand soll nicht vergessen werden. Hahnemann unterscheidet bereits zwischen Geist- und Gemütssymptomen (Psyche), Allgemeinsymptomen (Eßverhalten, Wetter, Modalitäten etc.) und körperlichen Symptomen. Zu einem vollständigen Symptom gehören die Angaben der *Lokalisation* (Ort), der *Sensation* (Empfindung) und der *Modalität* (Verschlimmerung, Besserung durch...). Um das Bild zu vervollständigen, muß deshalb der Arzt seine eigenen Beobachtungen im Patientengespräch (z.B. den Gesichtsausdruck) notieren. Auch Fragen, die die Intimsphäre des Patienten berühren, wie z.B. nach dem Sexualleben oder nach Ausschweifungen jeglicher Art, dürfen dabei nicht ausgeklammert werden (§ 72).

»Ist nun der Inbegriff der Symptomen, das Bild der Krankheit irgendeiner Art einmahl genau aufgezeichnet, so ist auch die schwerste Arbeit geschehen«, schreibt Hahnemann im § 82 des ›Organon‹. Was dann noch bleibt, ist »die Wahl des homöopathischen Heilmittels, jener künstlichen Arzneipotenz, durch deren Einnahme dem Kranken ein ähnliches Leiden [...], eine künstliche Gegenkrankheit, gleichsam eingeimpft wird, welche die Krankheit, woran er leidet, durch Symptomenähnlichkeit zu überstimmen und auszulöschen (gründlich zu heilen) fähig ist«. Alles andere wäre nach Hahnemann lediglich ein mehr oder weniger empirisch fundiertes Herumdoktern an Symptomen. Es folgt also die Antwort auf die dritte Frage, die nach der zweckmäßigsten Anwendung der Arzneimittel, die »Gegenkrankheiten« auszulösen vermögen. Dazu müssen die »einzelnen Arzneien versuchsweise gesunden Menschen mäßiger Menge« eingegeben werden, um so zu erkennen, »welche Veränderungen, Symptomen und Zeichen ihrer Einwirkung jede besonders in der Gesundheit des Leibes und der Seele rein hervorbringe«. (§ 86) Hier findet sich also ein weiterer Grundsatz der Homöopathie formuliert, die Arzneimittelprüfung am Gesunden.

Welchem der am Gesunden beobachteten Symptome (oft waren es hunderte) soll nun aber der homöopathische Arzt Beachtung schenken und welches soll ihn in seiner Therapie leiten? Darauf lautet die bündige Antwort im ›Organon‹: »Die sonderlichsten und die am öftersten von ihnen erzeugten Symptomen sind die vorzüglichsten.« (§ 95) Die eher allgemeineren Krankheitszeichen, wie z.B. gestörter Schlaf oder Mattigkeit, sind dagegen nach Hahnemann wenig aussagekräftig (§ 130). Weiterhin wird das sogenannte Phänomen der Erstverschlimmerung beschrieben (§ 132). Nach der Einnahme eines homöopathischen Mittels kann es laut Hahnemann – insbesondere bei der Behandlung chronischer Leiden – zu einer vorübergehenden Verstärkung der körperlichen Beschwerden kommen. Oder es treten alte Symptome wieder auf. Diese sogenannte Erstreaktion oder Erstverschlimmerung wird von ihm positiv bewertet. Er sieht darin ein Zeichen dafür, daß das Mittel die Lebenskraft stimuliert oder – wie wir es heute formulieren würden – den Organismus zur Selbstheilung angeregt hat. Falls das Mittel nicht die gewünschte Wirkung zeigt, muß der »Symptomenkomplex aufs neue ausgemittelt« (§ 143) und so eine neue, passendere homöopathische Arznei gefunden werden. Auch warnt Hahnemann davor, wegen gelegentlicher Erfolge bestimmte Arzneien zu »Lieblingsmitteln« (§ 221) zu machen – daß Hahnemann in der Praxis später von diesem Prinzip gelegentlich abwich und – wenngleich durchaus mit Bedacht – vorzugsweise Sulphur verabreichte, steht auf einem anderen Blatt.

Auch über die Verabreichung der homöopathischen Arznei finden sich im ›Organon‹ detaillierte Vorschriften. In der ersten Auflage bevorzugt Hahnemann noch die Pulverform, später sind es vor allem Streukügelchen, die Globuli. Wichtig ist ihm aber in erster Linie ein Grundsatz: »In keinem Falle von Heilung ist es nöthig, mehr als eine einzige, einfache Arzneisubstanz auf einmahl anzuwenden.« (§ 234) Viele Jahre schwankte Hahnemann, ob auch sogenannte Doppelmittel, also die gleichzeitige Gabe zweier homöopathischer Mittel, die beide ein dem Krankheitsbild ähnliches Arzneimittelbild haben, im Einzelfall statthaft sein könnten, verwarf aber schließlich den bereits für die fünfte Auflage des ›Organon‹ (1833) vorgesehenen entsprechenden Zusatz.[24]

Weiterhin legt Hahnemann im ›Organon‹ die Richtschnur fest, daß nur möglichst kleine Gaben der homöopathischen Arznei zu verabreichen seien (§ 242). Wegen der unterschiedlichen Wirkung einzelner Mittel weigert er sich jedoch, genaue Angaben über die Verdünnung zu machen. Hahnemann bewegte sich zur Zeit des Erscheinens der ersten Auflage seines Hauptwerkes beim Potenzieren der Arzneien noch in Bahnen, die weit unterhalb der »magischen« Schwelle von 10^{-23} (also des bis zu dieser Stufe noch möglichen physikalischen Nachweises, der allerdings mit naturwissenschaftlichen Methoden erst sehr viel später möglich wurde) liegen. Das geht aus seinen Krankenjournalen eindeutig hervor. Meist wurde nicht einmal die C 12-Potenz, also die quatrillionfache Verdünnung, erreicht.

Das ›Organon‹ endet mit der Zusicherung an den Leser, daß sich lediglich mit dem homöopathischen Heilverfahren »eine vollständige Heilung ohne Nebenbeschwerden oder Nachwehen« (§ 271) erreichen lasse. Andere Verfahren, wie z.B. die Gabe von Ausleerungsmitteln, will Hahnemann nur im Ausnahmefall zulassen, z.B. in Vergiftungsfällen, wo es auf eine rasche Entleerung des Magens ankommt. Ansonsten lehnt der Begründer der Homöopathie die damals üblichen Heilverfahren samt und sonders ab. Insbesondere sind ihm der Aderlaß und die »Vielgemische von Arzneyen« ein Dorn im Auge.

Die Kritik aus der Ärzteschaft ließ nicht lange auf sich warten, wenngleich diese anfangs noch sehr moderat ausfiel und sogar einiges in Hahnemanns Werk ausdrücklich gelobt wurde. Als erster meldete sich der Berliner Medizinprofessor August Friedrich Hecker, der Verfasser mehrerer medizinischer Handbücher, zu Wort. Ihn hatte Hahnemann namentlich in der Einleitung zum ›Organon‹ kritisiert. Die Retourkutsche fiel heftig aus. Er bezeichnete Hahnemann an einer Stelle sogar als »Lügner« und machte sich ein Vergnügen daraus, Widersprüche und Ungereimtheiten in der ersten Auflage aufzudecken und mit bissigen Bemerkungen zu versehen. Der Hieb saß. Hahnemann mußte auf diesen Gegenangriff reagieren. Das tat er auch, allerdings nicht persönlich. Er schickte seinen Sohn vor, der damals sein Medizinstudium noch nicht beendet hatte. Doch jeder ahnte, wer dem jungen Mann die Feder geführt hatte, als 1811 in dem Verlag, in dem ein Jahr zuvor das ›Organon‹ erschienen war, eine 72seitige Schrift mit dem umständlichen Titel erschien: ›Friedrich Hahnemanns, des Sohnes Widerlegung der Anfälle Hecker's auf das »Organon« der rationellen Heilkunde: ein erläuternder Kommentar zur homöopathischen Heillehre‹. Darin versuchte der Sohn (sprich: der Vater) jeden einzelnen Vorwurf und Einwand Heckers zu entkräften und wirkte dabei in der Fülle als rechthaberisch. Dazu trug nicht zuletzt der beleidigende Ton (»die unverschämten Beschuldigungen«, »das ekelhafte Gewäsch«) dieser Streitschrift bei, mit der Hahnemann seiner berechtigten Sache, sich selbst, aber auch seinem Sohn, der damals kurz vor dem Examen stand, zweifellos keinen Gefallen getan hat. In einer kurzen »Anti-Critik« im ›Allgemeinen Anzeiger der Deutschen‹, für die Hahnemann selbst zeichnete und damit die Verantwortung übernahm, wehrt er sich vehement dagegen, in »mehrern Recensionen bloß durch leere Worte und Aussprüche der bisherigen Schule abgefertigt«[25] zu werden. Er stilisierte sich sogar zu einem neuen Kopernikus, was von seinen Gegnern sicherlich als Unsinn, wenn nicht gar als Größenwahn angesehen wurde.

Die durch Hahnemanns abwertende Bemerkungen im ›Organon‹ provozierte Polemik, insbesondere von seiten Heckers, aber auch anderer führender Vertreter der damals vorherrschenden Richtung in der Medizin, sollte der Auftakt zu einer oft mit scharfen Worten geführten Auseinandersetzung um die Richtigkeit der homöopathischen Lehre sein, die bis heute andauert.

Doch gab es kurz nach Erscheinen der ersten Auflage des ›Organon‹ auch einige wenige positive Stimmen, so z.B. in der ›Medicinisch-Chirurgischen Zeitung‹ von 1811, wo der Rezensent die Meinung vertritt, daß insbesondere die Arzneimittelprüfung am Gesunden ein innovatives Unterfangen sei. Und in einer nur wenig später erschienenen Nummer derselben Fachzeitschrift findet sich das folgende, durchaus abwägende Urteil: »Recensent muß gestehen, daß der Herr Verfasser in diesen 222 Seiten manchmal recht schöne Ansichten hat und auch vieles ganz ihm von jeher Eigenes, Originelles liefert, aber nur schade, daß die Anwendung hievon immer zu generell ist und seine homöopathische Heilart als allgemein anwendbar beweisen soll und muß.«[26]

In den folgenden Auflagen seines Werkes ging Hahnemann seinen Weg unbeirrt weiter, versteckte seinen Zorn über die ungünstige Aufnahme seines Werkes in der Welt der gelehrten Mediziner in gelegentlichen bissigen Anmerkungen. Ansonsten beschränkte er sich darauf, sein Hauptwerk den Erkenntnissen anzupassen, die er am Krankenbett und aus dem umfangreichen Studium der Fachliteratur gewonnen hatte. Aus den ursprünglich 271 wurden so 292 Paragraphen. Auch der Umfang wuchs, selbst wenn man das geänderte Druckformat berücksichtigt, erheblich an. Die sechste Auflage, die Hahnemann kurz vor seinem Tod noch im Manuskript weitgehend hatte fertigstellen können, zählt in der Ausgabe von Richard Haehl aus dem Jahre 1921 insgesamt 347 Seiten einschließlich Register. Der jahrzehntelange Streit gerade um die Ausgabe letzter Hand, der erst heute durch die Publikation einer textkritischen Ausgabe durch Josef M. Schmidt (1992) beseitigt ist, kann durchaus als Lehrstück der Geschichte der Homöopathie gelten, doch würde die Darstellung den Rahmen einer Biographie ihres Begründers sprengen. Erwähnt sei hier, wenngleich nur ganz kurz, die ungeheure Erfolgsgeschichte der »Bibel der Homöopathie«. Sie wurde schon zu Hahnemanns Lebzeiten in zahlreiche europäische Sprachen übersetzt. Heute gibt es Übertragungen in fast alle Sprachen der Welt, darunter auch zahlreiche Sprachen, die auf dem indischen Subkontinent gesprochen werden. »Ein Buch geht um die Welt«, so lautet mit Fug und Recht der Titel einer Schrift, die der 2003 verstorbene französische Homöopath und Sammler historischer ›Organon‹-Ausgaben, Jacques Baur, verfaßt hat und die die Wirkungsgeschichte des ›Organon‹ anhand seiner Übersetzungen beschreibt.

In der Torgauer Zeit entstand der erste Teil eines weiteren homöopathischen Grundlagenwerkes: die ›Reine Arzneimittellehre‹. Auch sie erschien bei Hahnemanns Dresdner Verleger Arnold, nur ein Jahr nach dem ›Organon‹. Ausführlicher als in dem Vorläuferwerk (den ›Fragmenta‹ von 1805) listete Hahnemann darin Arzneimittel für Arzneimittel die Symptome auf, die er am gesunden Körper festgestellt oder in der Literatur beschrieben gefunden hat. Zu seinen eigenen Versuchen merkt er in der Vorrede an: »Bei meinen eignen Versuchen ward alles beobachtet, was nur irgend zu ihrer Reinheit beitragen konnte, damit sich die wahre Wirkungskraft des jedesmaligen Arzneistoffs durch die wahrzunehmenden Erfolge klar aussprechen konnte. Sie wurden an möglichst gesunden Personen und bei möglichst gleichen und gemäßigten äußern Verhältnissen angestellt.«[27] Die einzelnen Symptome sind numeriert. Die Auflistung erfolgt nach einem bestimmten Schema, das in zwei Reihen vom Kopf bis zu den Fußspitzen und von physischen zu psychischen Symptomen reicht. Diese Arzneimittellehre mußte jeder Homöopath in Verbindung mit den betreffenden Paragraphen des ›Organon‹ beherrschen, wollte er vom individuellen Symptomenkomplex beim Kranken auf die passende Arznei schließen. Erst später benützte Hahnemann zur Arzneimittelfindung ein von ihm 1817 zusammengestelltes Findbuch oder Nachschlagewerk, den Vorläufer der gedruckten Repertorien, die es heute auch als Computerprogramme gibt.

Mit dem Erscheinen des ›Organon‹ und des ersten Teils der ›Reinen Arzneimittellehre‹ lagen gegen Ende seines mehrjährigen Aufenthaltes in Torgau zwei Lehrbücher vor, die es interessierten Ärzten ermöglichten, Hahnemanns Heilweise auszuprobieren. Die ersten Schüler im engeren Sinne des Wortes traten aber erst in Erscheinung, als der Begründer der Homöopathie sich wieder einmal zu einer Ortsveränderung entschlossen hatte. Zwar hatte es ihm in Torgau nach eigenem Bekunden nicht an Patienten gefehlt. Auch die Familie, die neben dem bereits aushäusigen, im benachbarten Leipzig studierenden Sohn »aus einer Frau von seltner Güte und sieben fast erwachsener, gesunder, froher, unterrichteter, folgsamer, unschuldsvoller Töchter«[28] bestand, fühlte sich offenbar in dem kleinen sächsischen Städtchen wohl. Wenn nicht der drohende Krieg gewesen wäre. Der Ausbau Torgaus zur Festung im Vorfeld der Befreiungskriege der Jahre 1813 bis 1815 ließ bei Hahnemann den Entschluß reifen, sein »liebes bequemes Freihaus« dort zu verkaufen und in die nahe gelegene Großstadt Leipzig, in der sich Hahnemann vor Kriegslasten offenbar sicherer fühlte, zu ziehen. Übrigens hatte er sich bereits einige Jahre zuvor in Torgau bedroht gefühlt, als französische Truppen vor der Stadt zusammengezogen worden waren. In einem bislang unbekannten Brief vom 3. November 1806 gab Hahnemann als Grund für sein Nichterscheinen zu einem Gerichtstermin in Schildau den »noch stündlich zu erwartenden Durchmarsch und Einquartierungen von Kayserl. Frantzösischen und anderen Truppen«[29] an und verwies in diesem Zusammenhang auf seine Pflichten als Arzt sowie als Haus- und Familienvater.

Am 18. September 1811 finden wir Hahnemann bereits in der Stadt, an deren Universität er einst sein Studium begonnen, sogar seinen Sohn Friedrich im zarten Alter von vier (!) Jahren als zukünftigen Studenten hatte einschreiben lassen und in der er auch zwischendurch einmal kurz Aufenthalt genommen hatte.

Die Homöopathie kommt an die Universität: Die Leipziger Jahre (1811–1821)

Der Umzug Hahnemanns von Torgau nach Leipzig hat wahrscheinlich zwischen dem 24. und 28. August 1811 stattgefunden, da für diese drei Tage jeglicher Eintrag im betreffenden Krankenjournal fehlt. Diese Vermutung deckt sich mit der Angabe in einem Brief Hahnemanns an Dr. Villers in Göttingen vom 28. September 1811, wonach er sich mit seiner Familie bereits »seit vier Wochen«[1] in Leipzig aufhalte.

Torgau, wo es Hahnemann zu gefährlich geworden war, wurde tatsächlich auf Napoleons Befehl zu einem stark befestigten Stützpunkt ausgebaut. Ein Brief aus Leipzig vom 3. Dezember 1811, der an den mit ihm befreundeten Redakteur Johann Friedrich Hennicke in Gotha gerichtet ist, läßt erkennen, wie Hahnemann auf diese Kriegsvorbereitungen reagierte: »Der Mars constructor [poetisch für »Kriegsvorbereitungen mittels Baumaßnahmen«, R. J.] drohte mich unter den Riesenwällen der Torgauer Festung zu verschütten und ich entrann hieher.«[2] Daß diese Befürchtungen nicht ohne Grund waren, belegt die Torgauer Chronik.[3] Sie verzeichnet, daß insgesamt über 180 Gebäude, die den Festungsbau behinderten, damals einfach abgerissen wurden.

In Leipzig konnte Hahnemann zunächst einmal aufatmen. In der Stadt selbst, die damals ungefähr 35 000 Einwohner überwiegend protestantischen Glaubens zählte, war von dem drohenden militärischen Konflikt weniger zu spüren als in dem weiter östlich, an einem wichtigen Verbindungsweg nach Berlin gelegenen Torgau. Die von Goethe im ›Faust‹ (1. Teil) scherzhaft mit Paris verglichene sächsische Metropole (»Wahrhaftig du hast Recht! Mein Leipzig lob' ich mir! Es ist ein klein Paris, und bildet seine Leute«) war auch zu Beginn des 19. Jahrhunderts eine bedeutende Handelsstadt, deren mit Erkern und Ziergiebeln geschmückte repräsentative Bürgerhäuser ebenso wie die zahlreichen parkähnlichen Anlagen vom anhaltenden Wohlstand der Einwohner Zeugnis ablegten.

Die neue Wohnung befand sich im Stadtzentrum, in der Burgstraße (»Straubens Haus«), wo heute zahlreiche Universitätsinstitute ihren Sitz haben. Damals diente als Hauptgebäude der Universität, das auch von der medizinischen Fakultät genutzt wurde, das in unmittelbarer Nachbarschaft zur Burgstraße gelegene ehemalige Pauliner-Kloster. Diese räumliche Nähe zur Universität hat durchaus symbolischen Charakter, denn ausschlaggebend für den Umzug nach Leipzig war, daß es dort eine medizinische Fakultät gab, die die Möglichkeit zur Lehre eröffnete. Als Alternative hatte Hahnemann kurzzeitig eine andere, ihm bereits bekannte Universitätsstadt, nämlich Göttingen, in Erwägung gezogen. Davon hatte ihm aber ein guter Freund wegen der dort herrschenden politischen Verhältnisse (die Stadt stand damals unter französischem Einfluß) brieflich abgeraten. So lag es nahe, an den Ort zurückzukehren, an dem er sein Medizinstudium 36 Jahre zuvor begonnen hatte. Auch versprach eine Großstadt wie Leipzig eine größere Klientel.

Wie ernst es Hahnemann mit der mündlichen Verbreitung seiner neuen Lehre war, belegt die Passage einer Anzeige, die er bereits Anfang Dezember 1811 in den ›Allgemeinen Anzeiger der Deutschen‹ setzte: »Ich fühl, daß meine, im Organon der rationellen Heilkunde (Dresden, bey Arnold 1810) vorgetragene Lehre zwar die höchsten Erwartungen für das Wohl der kranken Menschheit erregt, aber ihrer Natur nach so neu und auffallend ist und fast allen medicinischen Dogmen und hergebrachten Observanzen theils geradezu widerspricht, theils so himmelweit von ihnen abweicht, daß sie nicht so leicht Eingang bey anders erzogenen Aerzten meines Zeitalters mittelst bloßer Lesung meines Buches finden kann, wenn nicht practische Ueberzeugung zu Hülfe kömmt.«[4] Dieser Mißstand habe ihn bewogen, so wirbt der Begründer der Homöopathie weiter, ein »Institut für promovirte Aerzte« zu eröffnen, »worin ich ihnen die ganze homöopathische Heillehre nach dem Organon in allen Puncten und Hinsichten erläutern, vorzüglich aber sie practisch vor ihren Augen bey Kranken anwenden, und so die Zuhörer in den Stand setzen werde, diese Heilart selbst in allen Fällen selbst ausüben zu können.« Diese praktische Ausbildung sollte nach den Vorstellungen Hahnemanns sechs Monate in Anspruch nehmen und ausschließlich für examinierte Ärzte gedacht sein. Auch später, als seine Lehre bereits etabliert war, hatte Hahnemann eher Bedenken, nicht-studierte Heiler in die Homöopathie einzuführen. Ausnahmen – darunter sein späterer Freund Clemens Maria Franz von Bönninghausen, der Jurist war – bestätigen diese Regel. Ein Grund war vermutlich, daß er seine Heilkunst nicht dem Vorwurf aussetzen wollte, sie könne selbst von Laien und Quacksalbern ausgeübt werden.

Doch die Interessenten blieben aus. Hahnemanns ›Organon‹ hatte offenbar in den ersten Jahren nach seinem Erscheinen noch keine große Resonanz (weder im positiven noch im negativen Sinne) gefunden. Hahnemann mußte sich also überlegen, wie er auf andere Weise einen Schülerkreis aufbauen und in der Praxis der Homöopathie unterweisen konnte. So lag der Gedanke nahe, wie bereits mehr als 15 Jahre zuvor in Göttingen, den Zugang zur Universität zu finden. In Leipzig gab es 1811 bereits sieben medizinische Lehrstühle, und zwar für Anatomie, Chirurgie, Therapie und Materia medica, Physiologie und Pathologie, klinische Medizin, Entbindungskunst sowie für Chemie. Hinzu kamen noch außerordentliche Professuren für gerichtliche Arzneikunde und medizinische Polizei, psychische Therapie sowie Geschichte und Literatur der medizinischen Wissenschaften.

Hahnemann ging taktisch geschickt vor. Spätestens zu Beginn des Jahres 1812 fragte er bei der Medizinischen Fakultät wegen einer Lehrerlaubnis an und erhielt daraufhin am 12. Februar vom damaligen Dekan die Auskunft, daß ein auswärtiger Arzt das Recht, Vorlesungen abzuhalten, »erst durch Vertheidigung einer Dissertation [...] mit einem Respondenten und durch Erlegung von 50 Thalern an die Fakultät erwerben muß, wodurch er aber vollkommen nostrificirt wird und seine Vorlesungen sowohl im Lectionskataloge als durch öffentliche Anschläge ankündigen darf.«[5] Die Erlangung der Lehrbefugnis war damals noch nicht an eine Habilitation geknüpft. Immerhin mußte aber ein weiteres wissenschaftliches Werk in Form einer Dissertation verfaßt und vor einer universitären Öffentlichkeit verteidigt werden. Nicht zu vergessen die Prüfungsgebühren, die in Leipzig, aber auch andernorts nicht gerade gering waren, um die Zahl der Kandidaten möglichst in Grenzen zu halten. Die genannten Bedingungen waren für Hahnemann durchaus günstig; denn ein weiteres medizinisches Werk zu verfassen, war für den geübten Autor keine große Hürde. Selbst die 50 Taler an die Universitätskasse dürften für ihn relativ leicht aufzubringen gewesen sein.

Hahnemann war klug genug, in seiner akademischen Qualifikationsschrift nicht als Reformator der Heilkunde aufzutreten. Die Dissertation, die er bereits nach vier Monaten einreichte, trug den unverfänglichen Titel (in deutscher Übersetzung): ›Historisch-medizinische Abhandlung über die Nieswurz-Therapie in der Antike‹. Sie umfaßt im Druck ganze 86 Seiten. Hahnemann versucht darin den Nachweis zu führen, daß die von griechischen und lateinischen Autoren als *Helleborus niger* bezeichnete Pflanze identisch mit Nieswurz (*Veratrum album*) sei – einem Heilmittel, das es verdiene, wieder stärker in der Therapie Berücksichtigung zu finden. Daß Hahnemann diese Heilpflanze 1796 für die Homöopathie (wieder-)entdeckt hatte, davon ist aber in der Dissertation aus gutem Grund keine Rede. Er hielt es zweifellos für wenig ratsam, sich die Chance, an der Universität zu lehren, mit einem auch noch so beiläufigen Hinweis auf sein neues Heilverfahren im letzten Moment zu verbauen. Statt dessen war die Demonstration von Gelehrsamkeit gefragt, wie ja auch heute noch im Habilitationsverfahren. Und auf diesem Feld konnte Hahnemann in der Tat brillieren. Er zitiert nicht nur ausgiebig griechische und lateinische Autoren. Avicenna, der wohl berühmteste arabische Arzt des Mittelalters, wird von ihm sogar in der Ursprache zitiert. Das machte Eindruck. Mit seiner stark philologisch ausgerichteten medizin-historischen Abhandlung befand sich Hahnemann auf der sicheren Seite, zumal sich der Lehrstuhlinhaber für Chirurgie, Professor Karl Gottlob Kühn, für die Geschichte der Medizin interessierte und antike medizinische Texte (unter anderem die Werke Galens) herausgab.

Die gelehrte Abhandlung Hahnemanns schließt mit der Aufforderung, das alte und bewährte Mittel Nieswurz für die medizinische Praxis wiederzuentdecken: »Helleborus niger, der bei den alten Ärzten viele chronische Krankheiten heilte, haben unsere Ärzte ebenso anzuwenden verlernt (oder sie setzten andere Pflanzen an seine Stelle), obgleich feststeht, daß er ein hervorragendes und hoch geschätztes Medikament ist, wenn nur ausschließlich eine Krankheit ausgewählt wird, für die er geeignet und entsprechend ist.«[6] Diese milde Kritik an der zeitgenössischen Medizin dürfte dem akademischen Publikum kaum sauer aufgestoßen sein. Und auch von dem Respondenten, dem »Gegenspieler« im Promotionsverfahren klassischer Art, dürfte Hahnemann kaum etwas zu fürchten gehabt haben. Es war nämlich kein anderer als sein eigener Sohn Friedrich, der in der gedruckten Fassung der Dissertation als »Magister der freien Künste und Baccalaureus der Medizin« bezeichnet wird. Allein diese ungewöhnliche Vater-Sohn-Konstellation deutet darauf hin, daß das Promotionsverfahren eine reine Formsache und Hahnemann in der medizinischen Fakultät offenbar wegen seiner profunden Kenntnisse der medizinischen Literatur willkommen war.

Wie beeindruckt das akademische Publikum von Hahnemanns »Verteidigung« seiner Dissertation im öffentlichen Vortrag am 28. Juni 1812 war, geht aus einem Brief hervor, den ein gewisser Dr. Huck aus Lützen wenige Tage später an einen Freund schrieb: »Wenn ich mit Niemandem gerne über einen der größten Denker aller Jahrtausende spreche, so unterhalte ich mich doch so gerne mit Ihnen über den Mann, der in sehr kurzer Zeit den unbefangenen Theil der denkenden ärztlichen und nichtärztlichen Gelehrten Leipzigs durch die einleuchtendsten Beweise ganz für sich gewonnen hat. Hahnemann, den kühnsten Forscher der Natur, ein Meisterstück seines Geistes und Fleißes verteidigen zu hören, das war ein wahrhaft himmlischer Genuß für mich! [...] Seine meisten Opponenten waren so artig, daß sie es gestanden, sie wären in ärztlicher Beziehung ganz eines Sinnes mit ihm und sie glaubten nur in philologischer Hinsicht Einiges erörtern zu dürfen, um wenigstens etwas sagen zu können.«[7] Selbst wenn es sich bei dem Briefschreiber ganz offenkundig um einen frühen, recht enthusiastischen Anhänger der Homöopathie handelt, der Hahnemann grenzenlose Bewunderung zollte und seinem Sohn angeblich sogar in der Taufe den Vornamen »Luther Reinhard Hahnemann« gab, so läßt dieser religiös überhöhte Zeitzeugenbericht (»es gibt nur Einen Gott und Einen Hahnemann«) allein einen Schluß zu: Auch das restliche Publikum muß von dem Vortrag sehr beeindruckt gewesen sein.

Ganz geheuer dürfte es jedoch den anwesenden Mitgliedern der Medizinischen Fakultät trotz dieses fulminanten Vortrages nicht gewesen sein, Hahnemann als Universitätslehrer zuzulassen. Denn, wie Franz Hartmann, einer seiner frühen Schüler aus der Leipziger Zeit, berichtet, kamen in die ersten Vorlesungen »größtentheils Abgeordnete hiesiger Professoren und Aerzte und Rapport-Bringer«.[8] So lange Hahnemann über die Geschichte der Medizin las, waren die Vorlesungen offenbar unproblematisch. Ganz anders dagegen sein Einführungskurs in die Homöopathie, den Hahnemann 1814 unter dem lateinischen Titel ›Morbus Hominum sanandi‹[9] ankündigte und über den er in einem Zusatz anmerkte, daß er sich dabei im wesentlichen auf das ›Organon der rationellen Heilkunde‹ stütze. In dieser Lehrveranstaltung waren Unmutsbezeugungen und Störungen anderer Art durch Studenten und Zuhörer, die laut Hartmann vor allem des »unseligen

Hahnemanns Leipziger Vorlesungsankündigung

Raisonnements wegen erschienen, um ihren Lachreize einmal freien Raum zu lassen«[10], an der Tagesordnung. Wer die spitzen Bemerkungen im ›Organon‹ gegen die herrschende medizinische Richtung vor Augen hat, der kann sich gut vorstellen, wie Hahnemann im mündlichen Vortrag seinem Zorn auf die »heroische Medizin« freien Lauf ließ. Auch reizte sein Habitus als Lehrender und sein recht ungewöhnliches äußeres Erscheinungsbild insbesondere die jüngeren Zuhörer zum Lachen: »Ich mag nicht [ver]bergen,« erinnert sich sein ältester Schüler Hartmann, »daß Hahnemann von seinem Eintritte bis zu seinem Weggange aus der Vorlesung eine so eigenthümliche Erscheinung bot, daß wohl nur ihm an Gesinnung und Alter gleiche Männer dazu gehörten, ernsthaft ihm in die Augen zu sehen.«[11] Er erwähnt in diesem Zusammenhang Hahnemanns straffe Haltung und seinen festen Gang, dann aber vor allem die Art und Weise, wie er damals ans Katheder trat: »[…] die wenigen Haare des gedankenvollen Kopfes fein frisirt und gepudert, Ehrfurcht erweckend durch sein hohes Alter, das sich durch einen kahlen Scheitel und, auch ungepudert, weißes Haar dokumentirt; dazu die schöne feine Wäsche um Hals und Brust, die schwarze Weste und die kurzen schwarzen Beinkleider, an deren letztem Knopfe die Strippe der blankgewichsten Stolpenstiefeln befestigt war, über denen die feinsten weißen Strümpfe hervorglänzten.« Diese eigenwillige Kleidung entsprach in der Tat nicht der würdevollen Tracht eines gelehrten Arztes, die Rang und Ansehen dokumentierte.

Das ungewöhnliche äußere Erscheinungsbild wurde noch durch Hahnemanns ungewöhnlichen, zum Lachen reizenden Vorlesungsstil unterstrichen: »[…] man denke sich diese Figur, wie sie nach 3 wohlabgemessenen Schritten ein kaum merkliches Kopfnicken als Zeichen des Grusses macht, dann nach wieder 3 Schritten, an seinem Stuhle, vor dem ein kleiner Tisch steht, angekommen, sich mit Pathos niedersetzt, nachdem sie vorsichtig die Schöße des glänzend gesäuberten Leibrocks auseinandergeschlagen hat, das Buch öffnet, die Uhr herauszieht und vor sich auf den Tisch legt, dann sich räuspert, den betreffenden Paragraph mit gewöhnlicher Stimme vorliest, bei seiner Erklärung aber immer mehr in Extase geräth, bei funkelnden, blitzenden Augen und hoher Röthe der Stirn und des Gesichts […].«[12]

Hahnemanns Auftreten mußte also, wie sogar sein ihm wohlgesonnener Schüler Hartmann zugab, bizarr auf die Zuhörer gewirkt haben. Es sprach sich herum, daß man in Hahnemanns Lehrveranstaltungen seinen Spaß hatte, allerdings auf Kosten des Dozenten. Doch allmählich ließ der Reiz des Neuen und Komödiantischen nach. In Hahnemanns Lehrveranstaltungen kamen fortan nur die wenigen treuen Zuhörer, die von seiner Persönlichkeit, seinem Wissen, aber vor allem von seiner neuen Heilkunst beeindruckt waren. Und das waren keine promovierten Ärzte, sondern meist junge Studenten, darunter auch solche, die zunächst ein anderes Fach als Medizin belegt hatten. In seinem letzten Leipziger Semester (Wintersemester 1820/21) sollen nur noch sieben Zuhörer in seine Vorlesung gekommen sein.

Aus den wenigen studentischen Hörern rekrutierte Hahnemann seine Probanden für die homöopathischen Arzneimittelprüfungen. Zu diesem Kreis gehörte auch sein Sohn Friedrich. Dieser schloß sein Medizinstudium in Leipzig bereits 1813 mit der Doktorprüfung ab. Später war er eine Zeitlang als Arzt in Wolkenstein (Erzgebirge) tätig. 1817 bemühte er sich bei der preußischen Regierung um eine Professur für die Geschichte der Medizin in Bonn oder Halle, wo er damals Arzneikunde lehrte, da er sich »von jeher«[13] mit dem Studium der Geschichte der Medizin abgegeben habe. Wann genau es zum Bruch mit dem Vater kam, von dem später noch die Rede sein wird, ist nicht zu rekonstruieren. Der letzte Brief an die Eltern datiert vom 6. November 1820. Damals hielt sich der offenbar in einer schlechten psychischen Verfassung befindliche Friedrich Hahnemann in England auf.

Wie es bei den Arzneimittelprüfungen, die Hahnemann in Leipzig durchführte, zuging und welche Rolle neben den Familienangehörigen die Schüler dabei spielten, darüber sind wir aus dem Selbstzeugnis eines der Beteiligten gut unterrichtet. Franz Hartmann schildert uns detailliert den Ablauf: »Die Arzneien, die geprüft werden sollten, gab er uns selbst, die vegetabilischen als Essenz oder Tinktur, die andern in erster oder zweiter Verreibung. Nie verheimlichte er uns den Namen der zu prüfenden Arznei und sein Wunsch, alle Arzneien für die Zukunft uns selbst zu fertigen, den wir ersten

Schüler gewissenhaft erfüllten, überzeugte uns hinreichend, daß er uns in dieser Hinsicht, vielleicht eines besonderen Zweckes wegen, nie getäuscht hat. Da er die Arzneien meist schon an sich und den Seinen geprüft hatte, so kannte er ihre Kraft und Stärke schon hinreichend, um für jeden von uns die Zahl der Tropfen und Grane der jedesmaligen Individualität angemessen, bestimmt anzugeben, mit denen er anfangen müsse, um keinen Nachtheil daraus für sich erwachsen zu sehen. Diese Gabe wurde nun mit einer möglichst großen Menge Wasser gemischt, um der Berührungspunkte mehr zu geben, als es mit der unverdünnten Arznei geschehen könnte, und früh nüchtern genommen, unter einer Stunde aber nichts genossen. Zeigten sich nach 3–4 Stunden gar keine Befindensveränderungen, so mußten wir einige Tropfen mehr, auch wohl die doppelte Gabe nehmen und die Zeitrechnung wurde von dieser letzten Gabe angefangen, ebenso wenn das Mittel zum dritten Male wiederholt wurde. Brachte es nach dreimaliger Wiederholung gar keine erheblichen Veränderungen hervor, so nahm Hahnemann an, der Organismus sei für dieses Mittel nicht empfänglich und ließ deshalb [das] Subjekte keine weitern Versuche damit machen, sondern nach mehrern Tagen von derselben Person ein anderes Mittel prüfen.«[14]

Auch über die Akribie, mit der die Symptome schriftlich festgehalten wurden, erfahren wir etwas: »Um genau alle auftretenden Beschwerden sogleich aufzeichnen zu können, rieth er, stets eine Schreibtafel und Bleistift mit sich zu führen, wobei zugleich der Vortheil sich herausstellte, daß man sich der gehabten Empfindung (Schmerz) genau bewußt war und sie bestimmt zu bezeichnen vermochte, was man nicht immer konnte, wenn man erst nach einiger Zeit die Beschwerden niederschrieb. Jedes Symptom, was sich offenbarte, mußte im Zusammenhang verzeichnet werden, selbst wenn sich die heterogensten Empfindungen darin gepaart hatten. Vorschrift war ferner: hinter jedem Symptom, eingeklammert, die Zeit zu bemerken, in welcher es sich kund gab, die von der zuletzt genommenen Arznei bestimmt wurde. [...] Er nahm die Symptome, die wir ihm übergaben, nie auf Treu und Glauben an, sondern ging sie jederzeit noch einmal mit uns durch, um gewiß zu sein, daß wir auch die richtigen Ausdrücke und Bezeichnungen gebraucht, und weder zu viel noch zu wenig gesagt hätten.«[15] Hahnemann war also ein strenger Prüfer, der seine Schüler zur Präzision im Ausdruck und zur genauen Beobachtung anhielt – Eigenschaften, die auch heute noch in homöopathischen Arzneimittelprüfungen eine zentrale Rolle spielen. Allerdings hat sich am Ablauf inzwischen einiges geändert. Außerdem sind Verbesserungen vorgenommen worden, die eine Beeinflussung des Prüfers und extrem subjektive Erfahrungen möglichst auszuschließen versuchen.

Die Symptombeschreibungen der Schüler, aber auch die Hahnemanns und seiner Familie, finden sich zum Teil wortwörtlich im zweiten Band der ›Reinen Arzneimittellehre‹ Hahnemanns (1816 in Dresden erschienen) aufgelistet und mit Nummern versehen. Nach Einnahme von Wiesenküchenschelle (*Pulsatilla*) empfand Hornburg beispielsweise »ein feines Klingen im rechten Ohre« (Nr. 22), Rückert spürte nach zwölf Stunden »ein Gefühl im Ohre, als wenn es verstopft wäre und ein Sausen darin« (Nr. 24). Stapf notierte bei dem gleichen Mittel ein »drückendes Gefühl in der Nasenwurzel« (Nr. 26). Bei der Prüfung von Wurzel- oder Giftsumach (*Rhus toxicodendron*) beobachtete Franz unter anderem ein »dumpfes Drücken in den untern Backenzähnen und an der Schulter links am Schlüsselbein« (Nr. 70), während Hornburg über ein »feines, schmerzhaftes Reißen hinter dem linken Ohr« (Nr. 54) klagte und Rückert von einer »rheumatische[n] Steifigkeit im Nacken« (Nr. 194) befallen worden war.

Hahnemanns systematische Arzneiprüfungen waren für die damalige Zeit fortschrittlich, entsprechen heute aber nicht mehr dem Standard, den Homöopathen inzwischen an die Prüfung neuer Mittel anlegen. So schreibt zum Beispiel die zuständige Arzneimittelkommission am Bundesinstitut für Arzneimittel und Medizinprodukte vor: »Homöopathische Arzneimittelprüfungen erfordern eine Planung, Durchführung, Aus- und Bewertung nach dem Stand der wissenschaftlichen Erkenntnis der beteiligten Disziplinen. Ein Prüfplan muß vorab formuliert sein. Das gewählte Design (Basis eines Vergleichs, zeitlicher Umfang und Untersuchungsumfang beim einzelnen Prüfer, Prüferanzahl) und die geplanten Methoden (Datenerhebung und Auswertung) müssen zur Erhebung des Arzneimittelbildes geeignet sein.«[16] So ist es heute beispielsweise unvorstellbar, daß der Prüfer – wie noch bei Hahnemann – den Namen des betreffenden Mittels vorab erfährt. Eine einfache »Verblindung« ist mittlerweile selbstverständlich. Der heute in klinischen Studien als »Goldstandard« angesehene randomisierte Doppelblind-Versuch ist übrigens keine Erfindung der »Schulmedizin«, sondern wurde schon 1835 von homöopathischen Ärzten in Nürnberg benutzt, um die Wirksamkeit der Homöopathie zu beweisen.

Sieht man von wenigen Ausnahmen ab, so vertraute Hahnemann die oft schwierigen und für seine neue Heilkunst grundlegenden Arzneimittelprüfungen jungen Studenten an, die über keinerlei praktische Erfahrungen verfügten. Den Grund dafür nennt er in einem Brief an Stapf, der bekanntlich bereits als Arzt tätig war, bevor er sich Hahnemanns Arzneiprüfungsgruppe anschloß: »Nein, blos die jungen, noch nicht mit dem Wuste der Alltagsdogmen überschwemmten und angefüllten Köpfe, denen noch nicht Millionen Medicin-Vorurtheile in allen Adern rinnen, blos solche junge, unbefangene Leute, denen Wahrheit und Menschenbeglückung noch etwas gilt, blos diese sind offen für unsere einfache Lehre des Heils [...].«[17] Hahnemann reagierte damit auf einen Vorschlag Stapfs, alle Ärzte durch einen Aufruf zu homöopathischen Arzneimittelprüfungen aufzufordern. Zu seiner Skepsis dürfte vor allem das gescheiterte Vorhaben, in Leipzig Homöopathiekurse für promovierte Mediziner anzubieten, beigetragen haben. Fortan setzte Hahnemann auf Medizinstudenten. Auch heute noch sind es übrigens studentische Arbeitskreise für Homöopathie, die dazu beitragen, daß die umstrittene Heilweise ihren Platz in der Medizinerausbildung hat. Mit ihrem großen Engagement in der Forschung und Lehre stehen sie zweifellos in der Tradition des Arzneimittelprüfervereins, den Hahnemann aus seinem unmittelbaren akademischen Umfeld rekrutiert hatte.

Als Lohn für die Anfeindungen und Mühen, welche Hahnemanns Leipziger Studenten damals auf sich nahmen, winkte ihnen eine Einladung zu einer geselligen Runde im Hause Hahnemann. Wiederum ist es Franz Hartmann, der uns diese zweimal im Jahr stattfindenden Zusammenkünfte in der Burgstraße schildert, zu denen allerdings nur diejenigen eingeladen wurden, die sich besonders fleißig und intelligent gezeigt hatten: »Bei diesen Soupers ging es nicht rein homöopathisch zu, denn, wenn ich auch den aufgetragenen Speisen die größte Einfachheit sichern will, so wurde doch, statt des mäßigen Weißbiers, ein guter Wein kredenzt, der aber doch, aus Achtung für den Meister, sehr mäßig genossen wurde. Bei diesen Gastmahlen schloß Hahnemann auf der einen und seine Gemahlin auf der andern Seite die Gäste von seiner Familie (5 Töchtern; sein Sohn und zwei verheirathete Töchter waren nicht mehr im Hause) ab. Hier herrschte frohe Laune und Witz vor und der Lachreiz nahm kein Ende, denn gewöhnlich waren noch andere höchst geistreiche Männer mit eingeladen. Hier war Hahnemann der heiterste Mensch, sogar in die muthwilligsten Launen der Übrigen mit eingehend, jedoch ohne den Anstand zu verletzen, oder irgend wen zur Zielscheibe seines Witzes zu machen. Nach aufgehobener Tafel wurde gewöhnlich noch ein Pfeifchen geraucht und in der 11. Stunde ging die Gesellschaft auseinander.«[18]

Man kann sich diese heitere Männergesellschaft gut vorstellen, in deren Mittelpunkt ein jovialer und gutgelaunter Hahnemann stand. Obwohl seine heranwachsenden oder bereits heiratsfähigen Töchter in dieser »Herrenrunde« absichtlich isoliert waren, konnte und wollte Hahnemann offenbar nicht ganz verhindern, daß der weibliche Teil der Familie bei anderer Gelegenheit mit seinen Schülern in Kontakt kam. So heiratete beispielsweise das Nesthäkchen der Familie, Louise (1800 in Mölln geboren), in Hahnemanns Köthener Zeit seinen Assistenten Theodor Moßdorf (geb. 1797), der sich ab 1817 als Medizinstudent in Leipzig nachweisen läßt. Die Ehe wurde allerdings nach einigen Jahren wieder geschieden. Nach Hahnemann war Moßdorfs »moralische Aufführung« daran schuld.

Neben solchen »Herrenabenden« lud Hahnemann gelegentlich einzelne seiner Schüler zusammen mit Gästen zu sich nach Hause ein und schloß dabei die Familie nicht aus. In den Erinnerungen Hartmanns stellen sich diese Treffen wie folgt dar: »Wie behaglich fühlte sich da der Meister im Kreise seiner Lieben und Freunde, zu denen er nicht nur seine Schüler, sondern auch Gelehrte anderer Facultäten, die seiner Lehre huldigten, zählte; wie wohltuend war ihm, nach vollbrachter Arbeit, die Erholung, der er sich dann von 8 Uhr Abends an in seinem Sorgenstuhle, angethan mit seinem Sammetkäppchen, Schlafrock und der Stiefeln entledigt, bei einem Glase leichten (Leipziger) Weißbiers und einer Pfeife Tabak überließ.« [19] Entspannt erzählte dann Hahnemann, so erfahren wir von Hartmann weiter, Geschichten aus seinem bewegten Leben, dozierte über naturwissenschaftliche Themen und fremde Länder. Insbesondere China schien es Hahnemann angetan zu haben. So kam er öfters auf die Kindererziehung der Chinesen (besonders den Respekt vor den Eltern) zu sprechen. Auch Konfuzius wurde von ihm offenbar hochgeschätzt, wie wir aus einem späteren Lebenszeugnis wissen.

Wenn jemand ihn in dieser familiären Runde mit Fragen der medizinischen Praxis behelligte, dann reagierte Hahnemann meist recht unwirsch; denn das war seiner Ansicht nach ein zu ernster Gesprächsgegenstand, um ihn in diesem familiären Kreis zu besprechen. In den geselligen Runden fühlte sich Hahnemann als Privatperson, obgleich er selbstverständlich im Mittelpunkt stand. Er zeigte sich gut gelaunt und gesprächig, genoß die Aufmerksamkeit und die Verehrung, die man dem fast 60jährigen entgegenbrachte. Zur Entspannung nach einem langen Arbeitstag gehörten für ihn auch ein Glas Bier und die obligatorische Tabakspfeife, die ihm im Eifer des Gesprächs häufiger ausging und von einer seiner anwesenden Töchter wieder angezündet wurde.

Hahnemanns Tabakspfeife ist heute im Besitz des Hahnemann Trust in London. Den dazugehörigen perlenbestickten Tabaksbeutel, den Hahnemanns Frau angefertigt hat, kann man in der homöopathiegeschichtlichen Sammlung des Instituts für Geschichte der Medizin der Robert Bosch Stiftung in Stuttgart bewundern.

Wer außer den Schülern von Hahnemann nach Hause eingeladen wurde, wissen wir nicht. Zu den gelehrten Gästen dürfte vermutlich der Philosoph Friedrich Wilhelm Lindner gehört haben. Als Patient Hahnemanns läßt er sich seit 1817 nachweisen. Als die Angriffe auf den Begründer der Homöopathie am Ende der Leipziger Zeit zunahmen, gehörte der Professor für Philosophie an der Universität Leipzig zu denjenigen, die sich in aller Öffentlichkeit für Hahnemann einsetzten. Lindner war es auch, der 1820 eine Petition an den sächsischen König initiierte. Im selben Jahre ergriff er mit einer in Leipzig erschienenen Druckschrift, betitelt ›Verteidigung der von dem Herrn D. Hahnemann aufgestellten homöopathischen Heilart durch verbürgte und auffallende Thatsachen: für Aerzt[e] und Nichtärzte / von einem Nichtarzte‹, für den umstrittenen und damals in ein Gerichtsverfahren verwickelten Mediziner Partei.

Weiter dürfte zum damaligen Kreis der Leipziger Förderer und Gönner Hahnemanns Ernst Georg Freiherr von Brunnow gezählt haben. Dieser hatte in der Messestadt Rechtswissenschaft studiert und war 1816 bereits durch einen Studienkollegen auf Samuel Hahnemann aufmerksam geworden. Ihre erste Begegnung schildert Brunnow eindrucksvoll in seinen Erinnerungen. Auf einem Spaziergang sah er einen älteren Herrn mit einem »ausgezeichnet klugen Gesichte, der eine wohlbeleibte Frau achtungsvoll am Arme führte und von zwei Pärchen rothwangiger Mägdlein gefolgt«[20] wurde. Brunnow fragte seinen älteren Kommilitonen, der ihn begleitete, wer diese Person mit der auffallenden Erscheinung sei. Die Antwort lautete: »Ei, das ist ja der Entdecker der homöopathischen Heilmethode, welche die ganze alte Medizin über den Haufen wirft.« Als Patient taucht der älteste Sohn eines aus Kurland stammenden höheren sächsischen Offiziers erstmals im Jahre 1818 in den Krankenjournalen auf. Schon bevor Brunnow sich in Behandlung begab, beschäftigte er sich intensiv mit dem ›Organon‹ und wurde rasch ein glühender Anhänger der Ho-

Manuskript der 2. Auflage des Organon

möopathie. Über seine Beziehung zu Hahnemann in jener Zeit schrieb er: »[Er] nahm mich äußerst gnädig auf und täglich rückten wir einander näher, so daß sich nach einigen Monaten schon ein inniges Freundschaftsverhältnis zwischen dem sechzigjährigen Arzte und dem neunzehnjährigen Studenten gebildet hatte.«[21] Brunnow blieb zeitlebens der Homöopathie treu, wenngleich seine Beziehung zu Hahnemann etliche Jahre getrübt war, nachdem er es gewagt hatte, sich auf die Seite derjenigen Schüler zu schlagen, die die Lehre nicht in ihrer Reinform vertraten. Aus Dankbarkeit gegenüber dem »Reformator«, wie er ihn nannte, übersetzte Brunnow unter anderem das ›Organon‹ ins Französische. Diese Übersetzung machte Hahnemann auch in Frankreich bekannt, was nicht ohne Auswirkungen auf seinen letzten Lebensabschnitt bleiben sollte.

Brunnow verdanken wir zudem eine sehr plastische Beschreibung der Person Hahnemanns im fortgeschrittenen Lebensalter: »Silberfarbige Locken umringten die hohe gedankenvolle Stirn, unter welchen die geistreichen Augen mit durchdringendem Feuer hervorblitzten. Das ganze Gesicht hatte einen ruhigen, forschenden, großartigen Ausdruck; nur selten wechselten darin die Züge des feinen Humors mit denen eines tiefen Ernstes, der auf mannichfach überstandene Leiden und Kämpfe hinwies. Seine Haltung war straff, sein Gang fest, seine Bewegungen geschickt wie die eines Dreißigers.«[22] Auch Hahnemanns auffällige Kleidungs- und Eßgewohnheiten läßt Brunnow nicht unerwähnt: »Ging er aus, so trug er sich ganz einfach im dunkelfarbigen Leibrock, kurzen Beinkleidern und Stiefeln. Im Zimmer aber liebte er den hausväterlichen, buntgeblümten Schlafrock, die gelben Pantoffeln und das schwarze Sammetkäppchen. Die lange Pfeife kam selten aus der Hand, und es war dieser Tabakgenuß die einzige Ausnahme, die er sich von seiner strengen Diät erlaubt. Sein Getränk war Wasser, Milch und Weißbier, seine Kost äußerst frugal. Ebenso einfach, wie Kleidung und Nahrung, war seine ganze häusliche Einrichtung.« Das früheste Porträt, das wir von Hahnemann besitzen, stammt aus dem Jahre 1819, also noch aus der Leipziger Zeit. Dieses Gemälde von Friedrich August Junge ist allerdings nur als Stich überliefert. Man sieht Hahnemann an einem Schreibpult, die Feder in der rechten Hand. Im

Hintergrund ist ein Bücherregal zu erkennen. Hahnemann blickt ernst und konzentriert in Richtung des Betrachters. Er trägt einen schwarzen Leibrock, entsprechend der bürgerlichen Tracht jener Zeit. Den Hals verdeckt ein verknoteter weißer Schal. Das wallende weiße Haar, das die Ohren größtenteils bedeckt, läßt in Verbindung mit der Stirnglatze auf das Alter des Abgebildeten schließen. Die Botschaft, die dieses Bild vermitteln soll, ist eindeutig: Verbindlichkeit, Seriosität, Gelehrsamkeit und Fleiß – allesamt bürgerliche Tugenden, die uns gleichfalls in schriftlichen Berichten von Zeitgenossen über den Begründer der Homöopathie immer wieder begegnen. Abbildungen, auf denen Hahnemann mit seinem berühmten »Samtkäppchen« zu sehen ist, stammen aus späterer Zeit und sind im privaten Kontext entstanden beziehungsweise verbreitet worden. Auch hier bestätigt die Ikonographie die strikte Trennung, die Hahnemann offenbar zwischen seinem Erscheinungsbild in der Öffentlichkeit und im Privatleben machte.

Der Verlagsbuchhändler Carl Heinrich Reclam, der Vater des späteren Verlagsgründers, gehörte ebenfalls zu den Leipziger Gönnern Hahnemanns. Er brachte 1820 die bereits erwähnte Streitschrift Lindners in Kommission heraus und nahm zwei Jahre später das Risiko auf sich, die erste homöopathische Zeitschrift (Stapfs ›Archiv für homöopathische Heilkunst‹) zu verlegen. 1832 bezeichnete sich Reclam in einem Brief an Hahnemann als »ein inniger Verehrer der Homöopathie, die ich in vielen Krankheitsfällen als wohltätig zur Genesung führend gefunden habe.«[23]

Unter den Leipziger Bürgern, die sich am 19. März 1820 in einer Petition an den König für Hahnemann verwandten, finden sich neben zahlreichen Handwerkern, Lehrern und Studenten einige Prominente: außer dem bereits erwähnten Philosophieprofessor Lindner, dem Anwalt Ferdinand Ludwig Hager und dem Künstler Karl Heinrich Grünler, der an der Akademie der bildenden Künste lehrte, auch der Leipziger Stadtrichter und Ratsdeputierte Dr. Johann Wilhelm Volkmann. Er, seine Frau und die Kinder waren über viele Jahre bei Hahnemann in Behandlung. Zum ersten Mal erscheint der Name Volkmann im Jahre 1819 in Hahnemanns Krankenjournal. Und noch in der späten Köthener Zeit (bis 1831) konsultierte Antonie Volkmann den von ihr sehr geschätzten und im Freundeskreis weiterempfohlenen Arzt. Wie eng die Volkmanns mit Hahnemann verbunden waren, belegt die Tatsache, daß sich eine Vorzugsausgabe der dritten Auflage des ›Organon‹ mit einer handschriftlichen Widmung des Verfassers im Familienbesitz befand. In den Tagebüchern Dr. Volkmanns aus den 1820er und 1830er Jahren findet man nicht nur den Namen Hahnemann immer wieder verzeichnet, auch bekannte Namen aus der Frühzeit der Homöopathie wie Hartmann oder Hornburg werden dort beiläufig erwähnt.[24]

Zu denjenigen, die Hahnemann bereits während seiner Leipziger Zeit Schützenhilfe in der Auseinandersetzung mit seinen Gegnern in der Ärzte- und Apothekerschaft leisteten, gehörte nicht zuletzt der später als homöopathischer Arzt tätige Dr. Moritz Müller. Auf die neue Heilweise aufmerksam geworden, erbat sich der angesehene Mediziner, der bereits seit 1810 in Leipzig praktizierte, von Hahnemanns Schüler Hartmann, den er offenbar kannte, dessen Exemplar des ›Organon‹ aus. Müller zeigte sich nach der Lektüre zwar nicht mit allem einverstanden, doch hielt er das Ähnlichkeitsprinzip für bedenkenswert. Immerhin war dieser praktische Arzt so von der neuen Heilkunst überzeugt, daß er 1821 nicht nur seine Unterschrift in einer Hahnemann scharf kritisierenden Zeitungsanzeige verweigerte, sondern in derselben Zeitung, dem ›Leipziger Tageblatt‹, seine Kollegen dazu aufforderte, die neue Methode unvoreingenommen zu prüfen.

Aber Hahnemann hatte in Leipzig bekanntlich nicht nur Freunde und Gönner, sondern auch Gegner. An der Medizinischen Fakultät waren dies die Professoren Johann Christian August Clarus und Friedrich August Benjamin Puchelt. Über den seit 1811 als Professor für Anatomie und Chirurgie lehrenden Clarus schreibt der Hahnemann-Schüler Hartmann in seinen Erinnerungen: Für ihn war »das Treiben Hahnemann's und seiner Schüler (wie er es zu nennen beliebte), die er nur mit dem wegwerfenden Namen Ingnoranten [sic!] bezeichnete, ein wahrer Gräuel und sein bitterster Haß verfolgte Alles, was nur an Hahnemann und seine Lehre im Entferntesten erinnerte.«[25] Daß es nicht bei leeren Drohungen blieb, beweisen die von Clarus eingeleiteten Disziplinar- und Gerichtsverfahren gegen die Studenten Hornburg und Franz wegen unerlaubten Praktizierens. Auch war der einflußreiche Mediziner und Hofrat der Initiator eines Aufrufs Leipziger Ärzte, der am 23. Januar 1821 im lokalen Tageblatt erschien und in dem sich 13 Unterzeichner gegen die Vorwürfe Hahnemanns, sie hätten Fälle von Scharlachfieber falsch behandelt, heftig zur Wehr setzten.

Über Friedrich August Benjamin Puchelt, der seit 1815 den Lehrstuhl für Pathologie innehatte und zudem als Arzt an der städtischen Armenanstalt tätig war, berichtet Moritz Müller, daß er sich in der Öffentlichkeit kritisch über die Homöopathie und ihren Begründer äußere. In Gesprächen mit Kollegen und Studenten soll er in diesem Zusammenhang von »Charlatanerie, Lächerlichkeit und Absurdität« gesprochen haben.[26] In seinen Schriften äußerte Puchelt sich dagegen weniger scharf. Er lehnte Hahnemanns Lehre keinesfalls in Bausch und Bogen ab. So hielt er beispielsweise das Simile-Prinzip durchaus für bedenkenswert und nahm den Begründer der Homöopathie in dieser Hinsicht sogar vor seinen Kritikern in Schutz. Was ihn vor allem an Hahnemann störte, war offenbar der Absolutheitsanspruch, mit dem dieser seine neue Heilweise in der Öffentlichkeit vertrat: »Ja, ich glaube,« schreibt Puchelt, »daß die ganze Lehre gar nicht den Widerspruch gefunden und daß sie im Gegentheil von mehreren Aerzten würde angenommen und benutzt seyn, wenn Hahnemann der ganzen übrigen Medizin nicht den offenbarsten Krieg erklärt hätte.«[27]

Der erste wirklich ernstzunehmende wissenschaftliche Gegner Hahnemanns war allerdings kein Leipziger Kollege, sondern Professor Karl Heinrich Dzondi aus Halle an der Saale. Er geriet mit Hahnemann in Streit, weil er im ›Allgemeinen Anzeiger der Deutschen‹ das Prinzip verteidigt hatte, daß man zur Bekämpfung einer Krankheit ein Mittel verwenden müsse, das der Ursache entgegengesetzt sei. Als praktisches Beispiel nannte er die Heilung von Verbrennungen mit kaltem Wasser. Dieser Ratschlag in einer Zeitung, die ihm immer wieder eine Plattform für seine reformerischen Ideen auf dem Gebiet der Medizin geboten hatte, brachte Hahnemann in Rage. In seiner harschen Replik verwies Hahnemann unter anderem darauf, daß sich ein Koch bei Brandwunden niemals kalten

Wassers bediene, sondern diese mit Wärme behandle. Daraufhin schlug Professor Dzondi ihm am 29. Juli 1816 eine Wette über 500 Taler in Gold vor, die auf eine öffentliche Probe aufs Exempel hinauslief: »Jeder von uns werde mit einem rotglühenden Eisen an der Hand – etwa der rechten, welche die Feder führt – gebrannt und gebrauche dann sein Mittel, aber durchaus nicht das seines Gegners [...].«[28] Das Ganze sollte vor drei Zeugen geschehen und die Öffentlichkeit zugelassen sein. Hahnemann ging auf diesen Vorschlag nicht ein. Vermutlich fand er es unter seiner Würde, sich an einem solchen Jahrmarktsspektakel zu beteiligen. Auch auf weitere Briefe Dzondis antwortete er nicht mehr, worauf dieser seine Korrespondenz mit Hahnemann im ›Allgemeinen Anzeiger der Deutschen‹ veröffentlichte und dort ärztliche Stimmen zitierte, die seine Ansicht stützten. Die einseitige literarische Fehde dauerte noch bis 1817. Dann hatte die breite Öffentlichkeit wohl das Interesse daran verloren.

Doch in Halle und Leipzig wurden nicht nur akademische Schlachten geschlagen. Der reale Krieg, vor dem Hahnemann aus Torgau geflohen war, holte ihn in der Universitäts- und Messestadt alsbald wieder ein. Am 3. September 1813 schrieb Hahnemann an seinen Schüler Stapf: »Wenn doch der böse Krieg uns endlich einmal in Ruhe ließe, daß wir wieder etwas drucken lassen könnten. Dann wollten wir wieder aufleben.«[29] Davon konnte jedoch im Herbst 1813 in Sachsen keine Rede sein. Ganz im Gegenteil: Die Entscheidungsschlacht gegen Napoleon stand damals kurz bevor. Die bis dahin größte Schlacht der Weltgeschichte, an der über eine halbe Million Soldaten teilgenommen hatten, wurde zwar gewonnen, aber es sollte noch ein Jahr dauern, bevor der Krieg gegen Napoleon beendet war. Der Blutzoll war auf beiden Seiten enorm: Die Verbündeten verloren fast 54000 Mann, die Franzosen dagegen 72000, knapp die Hälfte davon durch Tod und Verwundung. Die anderen gerieten in Gefangenschaft.

Im Unterschied zu Goethe, der nach der Völkerschlacht bei Leipzig nicht in den allgemeinen Siegestaumel verfiel und keine patriotischen Gefühle zeigte, empfand Hahnemann den Sieg über Napoleon als Befreiung. In einem Brief an Stapf gab er seiner Freude über die französische Niederlage Ausdruck: »Ich bin ganz Ihrer Hoffnung, daß es nun besser werden wird. Bei unserer bisherigen Unterjochung schwieg alles um uns her, was gut war; die Besseren waren so zurückgescheucht und verzagt worden, daß sie sich nicht laut zu werden getrauten. Bloß die Stimme des Sklavenpöbels hörte man, der sich freute, bei der allgemeinen Verschlechterung der Sitten seine bösen Neigungen geltend machen und das Gute und Bessere in Rede und Schrift unterdrücken zu können, da ihm durch den Allunterdrücker [gemeint ist Napoleon, R. J.] das Beispiel dazu gegeben war.«[30] Kein Zweifel: Hahnemann war kein Freund des französischen Kaisers. Er hatte unter den französischen Zensurmaßnahmen gelitten, seine wissenschaftliche Produktivität dadurch bedroht gesehen. Im tiefsten Herzen fühlte er sich als Deutscher und als Patriot – und mit dieser Überzeugung stand er in Leipzig, das im Befreiungskrieg gelitten hatte, nicht allein. Auch in dieser Hinsicht unterschied er sich von seinem Kritiker Dzondi, der 1817 seine Professur wegen Sympathien für Frankreich verlor.

Der Krieg unmittelbar vor der eigenen Haustür und »die Schlacht der Giganten«, wie die Zeitgenossen die Ereignisse vom 16. bis 19. Oktober 1813 nannten, waren für Hahnemann nicht nur eine Zeit größter Sorge um sich und seine Familie. Die Folgen der Kriegshandlung mehrten auch seine medizinischen Kenntnisse und seinen Ruf als fähiger Arzt, der Epidemien erfolgreich zu bekämpfen wußte. 1814 erschien seine Abhandlung über ›Die Heilart des jetzt herrschenden Nerven- und Spitalfiebers‹ im Druck. Darin führt er den Nachweis, daß die traditionellen Mittel gegen diese Seuche, die nicht nur Soldaten, sondern auch die Zivilbevölkerung befiel, wenig oder gar nichts bewirkten. Statt dessen empfiehlt Hahnemann eine homöopathische Behandlung mit Zaunrebe (*Bryonia alba*) und Giftsumach (*Rhus toxicodendron*). In schweren Fällen rät er zu einer Gabe Bilsenkraut (*Hyoscamus niger*), ebenfalls in homöopathischer Verdünnung. Aus einer Anmerkung erfahren wir, daß Hahnemann mit seiner Behandlungsmethode offenbar großen Erfolg hatte. Von den 180 »Typhus«-Kranken, die dieser 1813 in der Stadt selbst und in der Umgebung behandelt habe, sei nur eine alte Person gestorben.

Die Symptombeschreibung, die Hahnemann liefert, deutet auf

eine der schlimmsten Kriegsseuchen hin, nämlich Fleckfieber. Diese potentiell todbringende Krankheit, an der unbehandelt fünf bis 20 Prozent der Erkrankten sterben, wurde damals häufig noch mit Typhus verwechselt, der ähnliche Symptome aufweist, aber auf einen ganz anderen Erreger zurückzuführen und auch durch einen anderen Übertragungsweg gekennzeichnet ist. Das dritte Stadium des »Deliriums und Wahnsinns«[31] im Verlauf dieser Krankheit, wie es von Hahnemann eindrucksvoll anhand der Symptome beschrieben wird, läßt jedenfalls den recht eindeutigen Schluß zu, daß es sich nicht um Ruhr oder Typhus handelte, die damals ebenfalls in Leipzig grassierten und Tausende von Todesopfern forderten. Fleckfieber, das durch Kleiderläuse übertragen wird, war ein ständiger Begleiter der napoleonischen Truppen auf dem Rückzug von Moskau. In Mainz, wohin sich große Teile des französischen Heeres nach der Völkerschlacht von Leipzig begaben, wütete die Seuche so schlimm, daß sogar die Totengräber aus Furcht vor Ansteckung ihren Dienst verweigerten. Dort sollen etwa 18 000 Soldaten und ein Zehntel der Einwohner an der Seuche gestorben sein, deren rasche Ausbreitung durch katastrophale hygienische Bedingungen begünstigt wurde. Das Fleckfieber forderte nicht nur zahlreiche, meist anonym gebliebene Opfer. Auch Prominente fielen der Seuche anheim, so zum Beispiel der Philosoph Johann Gottlieb Fichte, der am 29. Januar 1814 im Alter von einundfünfzig Jahren plötzlich verstarb. Er war durch seine Frau angesteckt worden, die monatelang in Berliner Lazaretten Verwundete gepflegt hatte, selbst aber mit dem Leben davonkam. Seine letzten Worte an seinen Sohn, der ihm Medizin geben wollte, waren: »Laß das, ich bedarf keiner Arznei mehr, ich fühle, daß ich genesen bin.«[32]

Ob Hahnemann mit seiner »neuen« Heilkunst Fichte hätte retten können, ist müßig zu spekulieren. Daß der Begründer der Homöopathie nicht nur bei der Behandlung des »Nervenfiebers« ungewöhnliche und vielbeachtete Erfolge aufzuweisen hatte, belegt die Aussage seines Schülers Hartmann, der seinen akademischen Lehrer im Jahr der Völkerschlacht bei Leipzig kennenlernte: »Schon damals, als ich Hahnemanns persönliche Bekanntschaft machte, war sein Ruf weit verbreitet, und er vollbrachte Heilungen, die ans Unglaubliche grenzten und seinen Ruhm immer wieder begründeten.«[33] Auch die Behandlung von Kranken, die an dem gefürchteten »Spitalfieber« erkrankt waren, wie das Fleckfieber damals ebenfalls genannt wurde, dürfte Hahnemanns Bekanntheitsgrad gesteigert haben. Das belegen nicht zuletzt seine Krankenjournale aus jener Zeit. Von August bis November 1813 verfünffachte sich die Zahl der Konsultationen. Dieser hohe Wert wurde bis Mitte 1815 gehalten. In dieser Zeit kamen jeden Monat etwa 20 neue Patienten zu Hahnemann. Die Zahl der Konsultationen schwankte im Monat zwischen 200 und 300, was auf eine für die damalige Schaffensperiode Hahnemanns durchaus recht hohe Auslastung hindeutet. Insofern kann man die Völkerschlacht bei Leipzig und die zeitgleiche Fleckfieber-Epidemie zu Recht als »eigentlichen Beginn der blühenden Praxis Hahnemanns«[34] ansehen.

Bevor wir auf Hahnemanns wohl prominentesten Patienten in seiner Leipziger Zeit zu sprechen kommen, macht es Sinn, sich die Klientel näher anzusehen, die den Großteil seiner Praxis ausmachte. In der Eilenburger Zeit finden sich in den Krankenjournalen nur bei 30 Prozent aller Patienten Berufsangaben. Die statistische Auswertung macht deutlich, daß damals Personen aus den Bereichen »Handel« und »Gewerbe« mit über 45 Prozent am stärksten unter allen Patienten mit Berufsangaben vertreten waren. Berufe, die eine höhere Bildung erfordern, Verwaltungsberufe und Angehörige des Adels machten bereits in dieser frühen Zeit immerhin über 30 Prozent seiner Klientel aus. Auch überrascht nicht, daß Angehörige des Adels und Vertreter des Bildungs- und Besitzbürgertums sowie der höheren Beamtenschaft zahlenmäßig stärker vertreten waren als die weniger vermögenden Patienten aus den übrigen Berufsgruppen. Mit dem Umzug in die Universitätsstadt Leipzig veränderte sich Hahnemanns Klientel. Landwirtschaftliche Berufe (Bauern, Gärtner) sind kaum noch vertreten. Die Mehrzahl seiner Patienten stammt aus dem städtischen Handwerk und der Beamtenschaft. Besonders häufig findet man unter seinen Leipziger Patienten Pastoren sowie Theologie- und Jura-Studenten, vor allem in den Anfangsjahren, als die Kranken noch nicht in großer Zahl in die Praxis strömten. Zu Beginn seiner Leipziger Zeit scheint Hahnemann deshalb noch verstärkt Patienten aus der Unterschicht (vor allem Gesinde, aber auch Kleinbauern) behandelt zu haben. Eine leichte Häufung von Militärpersonen unter den Kranken, die seinen Rat suchten, findet man nur in den Jahren 1812 bis 1815. In dieser Zeit lag deren Anteil an der Gesamtzahl der Patienten bei knapp fünf Prozent.

Mit zunehmender Berühmtheit und dem Umzug von Torgau nach Leipzig wuchs auch die Zahl der Patienten, die mehr als eine Tagesreise benötigten, um zu ihm in die Sprechstunde zu gelangen. Das gesamte Einzugsgebiet der Praxis erstreckte sich in der frühen Leipziger Zeit über einen relativ großen Radius, der zum Teil für die Patienten nicht mehr in einer Tagesreise zu bewältigen war. Nur noch knapp die Hälfte seiner Patienten kam aus Leipzig und Umgebung. Ein Drittel nahm sogar eine Anfahrt von mehr als 100 Kilometern in Kauf. Zum besseren Verständnis sei auf die zeitgenössische Praxis des Bochumer Arztes Karl Arnold Kortum verwiesen, die zu den wenigen gehört, über die wir genaue Aufzeichnungen besitzen. Kortums Patienten wohnten überwiegend in einem Radius von 16 Kilometern und hatten in keinem Fall mehr als 60 Kilometer Anreiseweg zu bewältigen.

Im Vergleich zu früher kamen in Hahnemanns Leipziger Zeit mehr Männer als Frauen in die Praxis (49,4 : 37,5 Prozent). In Eilenburg, also in den Jahren 1801 bis 1803, war das Verhältnis in etwa umgekehrt gewesen. Damals befanden sich unter den Patienten nur rund 40 Prozent Männer und immerhin 47 Prozent Frauen (der Rest läßt sich nicht eindeutig einem Geschlecht zuordnen). Gleich blieb lediglich das Altersspektrum. Patienten zwischen 20 und 55 Jahren machen sowohl in Eilenburg als auch in Leipzig das Gros der Hahnemannschen Klientel aus (60 bzw. 69 Prozent). Der um neun Prozentpunkte höhere Anteil der Patienten in jüngeren und mittleren Jahren in Leipzig könnte darauf zurückzuführen sein, daß diese Altersgruppen in einer Universitäts- und Messestadt stärker als auf dem Lande vertreten waren. Die Altersverteilung in Hahnemanns Praxis steht im Kontrast zu der bereits erwähnten »allopathischen« Praxis eines zeitgenössischen Arztes, wo das Gros der Klientel aus Patienten im Alter von bis zu 30 Jahren bestand. Dagegen entspricht die altersspezifische Zusammensetzung des Hahnemannschen Patientenkreises weitgehend den Ergebnissen sozialstatistischer Untersuchungen aus der jüngsten Vergangenheit. Dabei gilt es allerdings zu berücksichtigen, daß sich inzwischen ein erheblicher

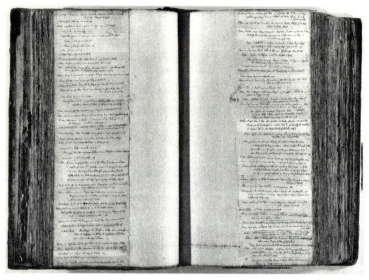

Hahnemanns handschriftliches Repertorium

demographischer Wandel vollzogen hat und die durchschnittliche Lebenserwartung seit Anfang des 19. Jahrhunderts erheblich gestiegen ist. In den Praxen der Ärzte, welche heute die Zusatzbezeichnung Naturheilverfahren oder Homöopathie führen oder deren therapeutisches Angebot überwiegend auf diesen Heilweisen beruht, sind die Patienten der mittleren Altersgruppe von 21 bis 60 Jahren auffallend häufiger vertreten als in den zum Vergleich herangezogenen Praxen von Ärzten, welche diese Zusatzbezeichnungen nicht führen und solche alternativen Therapien nicht oder allenfalls selten anwenden.

Bereits in seiner Leipziger Zeit unternahm Hahnemann nur in Ausnahmefällen Hausbesuche. In der Regel kamen die Kranken zu ihm in die Praxis, was damals noch ungewöhnlich war. Indem er – wie erst im ausgehenden 19. und beginnenden 20. Jahrhundert üblich – Sprechstunden abhielt, war er auch in dieser Hinsicht ein radikaler medizinischer Reformer. Dank eines Augenzeugenberichts sind wir über die Art und Weise, wie Hahnemann seine Praxis in der Leipziger Zeit führte, gut unterrichtet: »In der Zeit, wo ich Umgang mit Hahnemann hatte, hatte er nacheinander 2 Wohnungen, in denen neben der äußern Thür ein kleines Kappfensterchen [Klappfenster, R. J.] sich befand, das bei jedesmaligem Klingeln mit einem Mädchenkopfe sich füllte, der wie ein Thurmwart herauslugte, um den Ankömmling erst die Revue passieren zu lassen [...]. Trat man dann in seine Stube, so saßen schon eine Menge Kranker da, deren jedem er gleiche Aufmerksamkeit schenkte. Ein viereckiger Tisch mittler [sic!] Größe nahe am Fenster war mit seinen Schreibereien versehen, an diesem expedirte er seine Kranken, examinirte genau und schrieb selbst die unbedeuten[d]st scheinende Kleinigkeit des Kranken in ein länglich Quart-Buch ein, das er jedesmal zuschlug, sobald er in ein anderes Zimmer ging, um die nöthige Arznei zu holen.«[35] Mit dem Buch im Quartformat sind zweifellos die sogenannten »Krankenjournale« gemeint, die fast vollständig erhalten geblieben sind und den gesamten Zeitraum seiner medizinischen Praxis (1801–1843) abdecken. Als weitere Bücher auf einem der Tische in Hahnemanns Sprechzimmer werden zwei große Foliobände erwähnt, »worinnen die Symptome aller von ihm und seinen Schülern geprüften Arzneien in alphabetischer Ordnung eingeklebt waren.« Es handelt sich dabei um die Vorform der heutigen Repertorien, mit deren Gliederungsschema (in diesem Fall ein alphabetisches) sich die passende homöopathische Arznei leicht finden läßt. Beide Folianten werden heute im Institut für Geschichte der Medizin der Robert Bosch Stiftung in Stuttgart aufbewahrt; sie zeugen von der Akribie, mit der Hahnemann in seiner medizinischen Praxis vorging.

Hahnemanns Sprechstunden fanden im wesentlichen vormittags (9 bis 12 Uhr) statt, wenngleich er auch nach der strikt eingehaltenen Essenspause, die pünktlich mit dem Mittagsläuten um 12 Uhr begann, noch weitere Kranke empfing, und zwar in der Regel zwischen 14 und 16 Uhr. Seine Frau, die ein strenges häusliches Regiment führte, achtete offenkundig entschieden auf die Einhaltung dieser Zeiten. Ihre gelegentlichen mißbilligenden Blicke, wenn Hahnemann wieder einmal zu spät zum Essen kam, nahm dieser mit Humor, wie sein Schüler berichtet. Genauso heilig wie die Mittagspause war übrigens der nachmittägliche Spaziergang, den Hahnemann nach Beendigung seiner Sprechstunde pünktlich um 16 Uhr mit seiner Frau und in Begleitung einiger seiner Töchter unternahm. Nur am Sonntag fanden diese ritualisierten Familienunternehmungen in den Morgenstunden statt, dann konnte auch schon einmal ein Ausflugsort in der Umgebung von Leipzig Ziel eines solchen gemeinsamen Spaziergangs sein.

Unter den insgesamt mehr als 2200 Patienten, die Hahnemann in seiner Leipziger Zeit behandelte, waren auch einige Prominente aus den Bereichen Kunst, Musik, Wissenschaft und Politik. Neben der Frau des Leipziger Stadtrichters, Antonie Volkmann, die zu dem Kreis der Gönner zu zählen ist, taucht in den Krankenjournalen auch der Name Friedrich Wieck auf. Heute erinnert man sich an ihn wegen seiner berühmten Tochter, Clara Wieck, einer begnadeten Pianistin, die mit dem Komponisten Robert Schumann verheiratet war. Nach einem Theologiestudium war Vater Wieck zunächst als Hauslehrer tätig. Er gab diesen Beruf aber auf und wurde Klavierpädagoge und Inhaber einer Pianofortewerkstatt in Leipzig. 1815 kam er zu Hahnemann in die Praxis. Er war damals 30 Jahre alt und noch nicht verheiratet. Friedrich Wieck suchte Hahnemann auf, weil er an Gesichts- und Zahnschmerzen sowie an nächtlichen Fieberattacken litt. Im weiteren Verlauf der Behandlung, die sich bis in das Jahr 1816 hin erstreckte, kamen noch weitere Krankheitssymptome hinzu, die wir heute als akute Gelbsucht deuten würden. Die ausführliche Anamnese gemäß den Vorschriften seines ›Organon‹ schließt auch psychische Auffälligkeiten mit ein (z.B. »sieht den Mond nicht gerne, ist ihm unangenehm«).[36] Selbst das Sexualleben ist für Hahnemann kein Tabuthema. So findet man z.B. folgenden Vermerk in Wiecks Krankengeschichte: »vor der Gelbsucht heftige Erektionen«. Wieck war mit dem Behandlungserfolg Hahnemanns insgesamt wohl recht zufrieden, wenngleich seine Beschwerden nicht sogleich abklangen (90 Konsultationen!) und Hahnemann mehrere homöopathische Mittel an ihm ausprobierte, sogar zwischenzeitlich auch zum Mesmerisieren (mit Strichen, die mit der Hand ausgeführt werden) und Magnetisieren (mit Stäben) riet. Bemerkenswert ist an der Krankengeschichte Wiecks, der damals in der Musikwelt noch nicht berühmt war, weiterhin die Tatsache, daß dieser häufig sogar an Sonn- und Feiertagen Hahnemann konsultierte. Hahnemann war also für seine Patienten, ganz gleich ob sie prominent waren oder nicht, fast immer zu sprechen.

Doch der berühmteste Patient Hahnemanns während der Leipziger Zeit ist zweifellos der österreichische Generalfeldmarschall Karl Philipp von Schwarzenberg, der Sieger der Völkerschlacht bei Leipzig. Diesen traf 1817 im Alter von 41 Jahren ein Schlaganfall, von dem sich der Fürst allmählich wieder erholte, wozu eine Kur in Karlsbad beitrug. Im Herbst 1819 jedoch verschlechterte sich die Gesundheit des Generalfeldmarschalls. Er litt unter teilweisem Gedächtnisschwund, auch Sprachstörungen machten sich bemerkbar. Die Behandlung lag zunächst in den Händen des leitenden Stabsfeldarztes am Wiener Militärhospital, Dr. med. Joseph Edler von Sax. Später zog man neben dem Dresdner Medizinprofessor Friedrich Ludwig Kreysig, Verfasser eines damals vielgerühmten Werkes über Herzkrankheiten, auch den österreichischen Militärarzt Matthias Marenzeller hinzu. Dieser hatte sich schon früh als Gegner der heroischen Medizin, die überwiegend aus Aderlaß, Abführ- und Brechmitteln bestand, einen Namen gemacht. 1816 war Marenzeller auf Hahnemanns neue Heilkunst aufmerksam geworden. Von ihm erhielt Schwarzenberg den Rat, sich bei diesem in Behandlung zu begeben. Doch ganz so einfach war das nicht; denn bei einem so berühmten Patienten mußte man sicherstellen, daß er nicht in die Hände eines Scharlatans fiel. Aus diesem Grunde schickte man aus dem Umfeld des Generalfeldmarschalls Boten nach Leipzig, die über Hahnemanns Behandlung und seine Erfolge bei Kranken Erkundigungen einziehen sollten. Das geschah im März 1820.

Als ersten befragte man den Leipziger Medizinprofessor Johann Christian Jörg, der uns bereits als Gegner Hahnemanns bekannt ist. Sein Urteil überrascht nicht: Hahnemann sei ein Scharlatan, gab er den österreichischen Gesandten zu Protokoll. Positiv fiel dagegen die Auskunft des studierten Wundarztes Johann August Ehrlich aus. Sein Wort wog keinesfalls gering, denn er war wegen seiner Verdienste um die Heilkunst seit 1812 Ehrendoktor der medizinischen Fakultät der Universität Leipzig. Er nannte der Kommission einige erfolgreiche Behandlungen Hahnemanns, die ihm zu Ohren gekommen waren, machte aber auch keinen Hehl daraus, daß der Begründer der Homöopathie in der Leipziger Ärzteschaft als sehr umstritten galt und sich auch im Streit mit der Apothekerschaft befand. Von ihm erhielten die österreichischen Gesandten den Rat, sich an Frau Volkmann zu wenden, um nähere Auskünfte über Hahnemanns Heilerfolge zu bekommen.

Das geschah auch. In ihrem Bericht an Fürst Schwarzenberg hoben die Abgesandten hervor, daß die von ihnen befragte Frau des Leipziger Stadtrichters an ähnlichen Symptomen wie der Generalfeldmarschall gelitten habe. Sie schilderten Krankheit und Heilung der Senatorsgattin in eindringlichen Worten: »[...] sie verlor alles Fleisch und ganz ihre Kräfte. Die Ärzte sandten sie in ein Eisenbad, das Übel verschlimmerte sich jedoch dergestalt, daß sie im Winter darauf nicht mehr allein vom Stuhle aufstehen, oder im Zimmer auch nur einen Schritt gehen konnte.« Die Kranke hatte, so heißt es in dem Bericht weiter, »auch ungewöhnliche Neigung zum Essen und Schlafen, ohne die eine wie die andere befriedigen zu können. Ihre Sprache war leise und unverständlich, doch ohne Brustschmerzen.«[37] Außerdem vergaßen die Verfasser des Berichts nicht hinzuzufügen, daß die Patientin von demselben Arzt, der auch den Fürsten behandelt hatte, nämlich Professor Kreysig aus Dresden, die Diagnose »unheilbar« erhalten hatte.

Antonie Volkmann war nicht die einzige Patientin, die sich auf Befragen lobend über Hahnemanns Therapieerfolge äußerte, wie die Abgesandten nach Prag meldeten, wo sich der Kranke damals aufhielt. Doch sie hatten zugleich den Auftrag, sich von Hahnemann einen persönlichen Eindruck zu machen. Das geschah am 9. März 1820. Allerdings traten zunächst unerwartete Schwierigkeiten auf. Eine der Töchter Hahnemanns, die als Sprechstundengehilfin tätig war, wies die unangekündigte Delegation nichtsahnend mit dem Hinweis ab, Hahnemann sei zu beschäftigt. Schließlich ließ sie sich umstimmen und bestellte die beiden Abgesandten, die ihren Auftraggeber offenkundig nicht genannt hatten, um 18 Uhr in Hahnemanns Praxis. Wie dieses Gespräch ablief, ist im Abschlußbericht überliefert: »Der Krankheitsfall wird ihm mündlich vorgetragen. Er erkundigt sich, ob wir Ärzte sind, und scheint nicht unzufrieden darüber, daß wir es verneinen. Er erkundigt sich weiter, wer der Kranke sey. Sein Benehmen flößt Vertrauen ein. Unter dem Siegel des Geheimnisses wird ihm auf abermaliges Verlangen der Nahme des Kranken mitgetheilt, doch unser Vorhaben nur so ausgesprochen, daß man seinen Rath in dieser Sache wünsche. Er frägt, ob der Kranke noch an einem Stocke zu gehen vermögend sey, und erklärt, als man dies bejaht, daß also das Übel keineswegs so schlimm sey, um an der Heilung zu verzweifeln. Er bittet sich die Papiere zu Einsicht aus, frägt wiederholt, ob der Kranke dem Arzte folgen würde, und sagt, daß es seine Sitte sey, sich vor Übernahme jeder Kur etwas vorausbezahlen zu lassen. Beiläufig äußert er, Leipzig nie verlassen zu können. Er ersucht, ihn in 24 Stunden wieder zu besuchen.«[38]

In den folgenden Tagen fanden noch mehrere Gespräche mit Hahnemann statt, der sich recht zuversichtlich über einen Behandlungserfolg äußerte. Dennoch sah er durchaus auch die Risiken, die damit verbunden waren, wie aus einem Brief an die Frau des Generalfeldmarschalls hervorgeht: »Indem nun meine Hülfe für diesen Fall aufgefordert wird, so könnte die ungemeine Wichtigkeit der Person des Kranken, so wie die ungemeine Wichtigkeit seiner Krankheit meine Cur leicht zum größten Wagstück für mich machen, der ich meinen guten Arzt-Ruf nie durch übereilte Versprechungen bisher befleckte, wenn ich nicht, mit dieser Art Krankheit vertraut, des Herrn Fürsten Zustand wenigstens bessern zu können überzeugt wäre.«[39] Kein Zweifel, Hahnemann fühlte sich einerseits geschmeichelt, die Kur eines so berühmten Patienten angeboten zu bekommen, andererseits wußte er, daß ein Mißerfolg seine Reputation stark beschädigen und Wasser auf den Mühlen seiner zahlreichen Gegner sein würde. Doch war der Begründer der Homöopathie offensichtlich so von sich und seiner Heilkunst überzeugt, daß er schließlich das Wagnis einging. Für die Behandlung einer so hochgestellten Persönlichkeit verlangte er bezeichnenderweise ein fürstliches Honorar, und zwar, wie bei ihm üblich, im voraus. Als Anzahlung forderte er einen Betrag von 100 Friedrichs d'or, was einer Summe von rund 500 preußischen Talern entsprach. Zum Vergleich: Ein Scheffel Korn (ca. 55 Liter) kostete damals in Berlin zwei Taler.

Weder das geforderte Honorar noch die eher vorsichtigen Äußerungen Hahnemanns hinsichtlich einer vollständigen Heilung hielten den Fürsten und seine Entourage davon ab, nach dem rettenden Strohhalm zu greifen und den Versuch zu wagen, sich auf ein umstrittenes Heilverfahren einzulassen. Denn die Auskünfte, die man in Leipzig eingeholt hatte, klangen vielversprechend. Nach zahlreichen fehlgeschlagenen Behandlungsversuchen allopathischer Ärzte wollte man es nun mit der Homöopathie versuchen, zumal der Gesundheitszustand des Siegers der Völkerschlacht bei Leipzig nach wie vor schlecht war.

Die Behandlung begann zunächst auf schriftlichem Wege, wie es damals durchaus üblich war, wenn der Patient in größerer Entfernung vom Arzt wohnte. Das erste, leider nicht näher bezeichnete homöopathische Mittel erhielt Fürst Schwarzenberg am 25. März. Außerdem hatte Hahnemann ihm genaue diätetische Anweisungen übersandt. Ein diesbezüglicher Ratschlag lautete beispielsweise: »Zu allen Beschäftigungen, die er fühlt, daß sie unter seiner Würde sind, oder seiner Denkart widersprechen, soll er nie genöthigt oder stark angetrieben werden.«[40] Auch gab Hahnemann in diesen brieflichen Instruktionen seiner Hoffnung Ausdruck, daß der hochrangige Kranke sich strikt an diese Vorschriften halten möge.

Wir wissen nicht, welche homöopathische Arznei die 24 kleinen, mit Pulver gefüllten Kuverts, die Hahnemann nach Prag schickte, enthielten. Fest steht, daß einige lediglich Milchzucker (das homöopathische Placebo) enthielten und das eigentliche Mittel in verschiedenen Verdünnungsstufen (C6 bis C30) verabreicht wurde. Von den übersandten Pulvern sollte der Kranke nach den Vorschriften Hahnemanns jeweils ein Päckchen pro Tag jeweils morgens (»sobald er zum Wachen zu bringen ist«) von den Ärzten am Krankenbett verabreicht bekommen. Diese hatten auch über jede Veränderung des Befindens nach Leipzig Bericht zu erstatten, wo Hahnemann sie in sein Krankenjournal übertrug. Wenn man diese Eintragungen liest, so bekommt man den Eindruck, daß es dem berühmten Patienten zunächst von Tag zu Tag besserging. Doch schon bald traten die typischen Krankheitssymptome wieder stärker hervor, so daß der Kranke sich dazu entschloß, die Behandlung nicht mehr auf dem Korrespondenzwege weiterzuführen, sondern sich zu Hahnemann nach Leipzig zu begeben. Die Erlaubnis dazu hatte sich Fürst Schwarzenberg bereits am 17. März vom Kaiser geholt, der ihm mit der Zusage den folgenden Genesungswunsch mit auf den Weg gab: »Ich wünsche recht sehr Ihre baldige und vollständige Genesung – gleichviel nach welcher Methode – wenn sie nur richtig erfolgt.«[41]

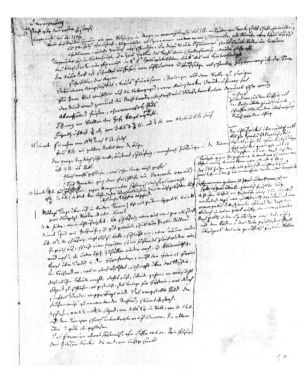

Fürst Schwarzenbergs Krankengeschichte

Am 19. April traf Fürst Schwarzenberg in Leipzig ein, wo er mit seiner Gattin und dem Gefolge (darunter auch die Leibärzte Dr. von Sax und Dr. Marenzeller) ein Gartenhaus auf der Milchinsel bezog, wo heute übrigens das 1845 von dem Leipziger Kaufmann Carl Lampe gestiftete Kugel-Denkmal zur Erinnerung an die Völkerschlacht steht. Die Nachricht, daß sich der siegreiche Feldherr der Schlacht von 1813 bei Hahnemann in Behandlung begeben hatte, verbreitete sich wie ein Lauffeuer, und zwar weit über Leipzig hinaus. Die Kunde drang sogar bis nach Karlsbad, wo Goethe damals zur Kur weilte. »Hierzulande spielt man ein kurioses Spiel mit Ablehnen und Abdämmen der Neuerungen jeder Art. Z.B. durch Magnetismus – Mesmer! Zu kurieren ist verboten,« schrieb der Dichterfürst mit Brief vom 5. Mai 1820 an Johann Heinrich Meyer und fügte noch hinzu: »auch nach der Hahnemannschen Methode darf niemand praktizieren [...]. Nun aber hat der sehr kranke und wahrscheinlich inkurable Fürst Schwarzenberg Vertrauen zu dem neuen Theophrastus Paracelsus und erbittet sich Urlaub vom Kaiser und Erlaubnis, auswärts sein Heil zu suchen.«[42] Bemerkenswert an dieser Äußerung Goethes ist nicht nur der Vergleich Hahnemanns mit dem umstrittenen Arzt und medizinischen Reformer zu Beginn des 16. Jahrhunderts, sondern auch die genaue Kenntnis, die er von dem seit 1819 in den habsburgischen Ländern geltenden Homöopathie-Verbot hatte. In dem besagten Jahr (1820) befaßte sich Goethe offenbar intensiver mit der Homöopathie, über die er sich mehrfach positiv äußerte, so zum Beispiel in einem Brief aus Jena an seinen Sohn August vom 2. September 1820, wo er über Hahnemann schreibt: »[...] ich glaube jetzt eifriger als je an die Lehre des wundersamen Arztes, seitdem ich die Wirkung einer allerkleinsten Gabe so lebhaft gefühlt und immer wieder empfinde.« Und hinsichtlich der Behandlung des Siegers der Völkerschlacht von 1813 setzte er noch den Wunsch hinzu: »Möge dem Fürsten Schwarzenberg, welcher sich einer solchen Kur wegen jetzt in Leipzig aufhält, es ebenso gedeihen, als mir [...].«[43] Goethe dürfte sich – im Unterschied zu Beethoven, der sich 1825 von einem seiner vielen Ärzte homöopathisch behandeln ließ – vermutlich selbst mit homöopathischen Arzneien therapiert und nicht in die Hände eines Homöopathen begeben haben.

Von dem prominenten Kranken, dessen Leipziger Aufenthalt aus den genannten Gründen in aller Munde war, profitierte auch Hahnemanns Praxis, die gleich nach der Ankunft des Fürsten in der Stadt stark ansteigende Patientenzahlen aufwies. Im Falle des berühmten Kranken war Hahnemann allerdings bereit, eine Ausnahme von der Regel zu machen. So mußte der Fürst sich nicht in die Sprechstunde begeben, sondern Hahnemann kam zu ihm ans Krankenbett, und zwar fast täglich, wie wir den Einträgen im Krankenjournal des Jahres 1820 entnehmen können. Die Behandlung mit verschiedenen homöopathischen Mitteln (unter anderem mit *Nux vomica* und *Belladonna*) schien zunächst Erfolg zu haben. Jedenfalls schrieb der Fürst am 8. Juli 1820 an den mit ihm verwandten sächsischen König Friedrich August: »Seitdem ich mich in der Behandlung des Doctor Hahnemanns befinde, haben sich schon einige meiner Zufälle gemildert, so daß ich nicht zweifle, in meiner Besserung bald soweit vorgerückt zu seyn, um Sr. Majestät für die vielen Beweise der allerhöchsten Huld, welche mir während meines hiesigen Aufenthaltes zu Theil wurde, meinen tiefgefühlten Dank persönlich zu Füßen legen zu können.«[44] Doch erwies sich dieser Optimismus als verfrüht. Hahnemann hatte einen schweren Rückschlag vorausgesehen und Anfang Juli eine weitere schwere Krise binnen drei Monaten prophezeit. Und diese trat auch ein, und zwar am 1. Oktober, als die Herzogin von Anhalt-Köthen mit Fürst Schwarzenberg dinierte. Der kaiserliche Feldmarschall bekam heftige Krämpfe und mußte sich erbrechen. Der sogleich herbeigerufene Hahnemann gab neben dem bislang verabreichten homöopathischen Mittel noch eine Extragabe *Aurum*. In den folgenden Tagen wechselte Hahnemann fast täglich die Medikation, was ansonsten nicht seine Art war, da er in der Regel die Mittel erst auswirken ließ. Auch das Riechen an homöopathischen Arzneien, das Hahnemann bereits damals für sehr wirksam hielt, brachte keine Verbesserung. So war das Schlimmste zu befürchten. Am 7. Oktober wurde der Fürst mit dem Sterbesakrament versehen. Man hatte offensichtlich die Hoffnung auf eine Genesung aufgegeben.

Nicht nur Hahnemann entfaltete in diesen Tagen voller Bangen eine hektische Aktivität am Krankenbett, wie der häufige Wechsel des Arzneimittels belegt. Auch die Leibärzte in der Begleitung des Fürsten gaben ihre bis dahin geübte Zurückhaltung auf und mischten sich in die Behandlung ein, so daß die unmittelbare Umgebung des Feldmarschalls, darunter der österreichische Generalkonsul in Leipzig, Adam Müller, nicht mehr wußte, welcher medizinischen Richtung die zwischenzeitlich auftretende leichte Verbesserung des Befindens zu verdanken war. Unter dem Datum des 10. Oktobers notiert Hahnemann noch eine weitere Konsultation in seinem Krankenjournal. Dann bricht die Krankengeschichte ab. Einen Tag später erhielt der Fürst ein weiteres Mal die letzte Ölung. Am Abend des 11. Oktobers unternahm der Leibarzt, Dr. Joseph von Sax, einen letzten verzweifelten Versuch, das Leben des kaiserlichen Feldmarschalls zu retten, indem er ihm Blutegel setzte. Vergebens. Der Patient fiel in ein Koma und starb einige Tage darauf, am 15. Oktober, ohne das Bewußtsein wiedererlangt zu haben. Einen Tag später schickte Hahnemann ein Beileidsschreiben an die Witwe, das neben den üblichen Trauerbekundungen auch die bezeichnenden Worte »Ach! Wie viel verliere auch ich an ihm!!!«[45] enthält. Hahnemann ahnte wohl, wie sehr dieser therapeutische Mißerfolg ihm bei seinen Gegnern schaden und zudem negative Auswirkungen auf seine Praxis haben würde.

Doch zunächst einmal herrschte Ruhe vor dem Sturm. Hahnemann wurde sogar zur Autopsie herangezogen, an der neben den Leibärzten auch sein Widersacher Johann Christian Clarus beteiligt war. Die innere Leichenschau ergab, daß der Fürst an einer Vielzahl schwerer organischer Erkrankungen (unter anderem ein vergrößertes Herz und Arterienverkalkungen) gelitten hatte, die jede für sich allein hätte zum Tode führen können. Der Tod des prominenten Patienten bedeutete für Hahnemann zwar einen Prestigeverlust, doch hüteten sich seine Widersacher angesichts des veröffentlichten Sektionsprotokolls wohlweislich, ihm die Schuld an dem Tode des moribunden Fürsten zu geben. Die Anhänger Hahnemanns ahnten dagegen, welches hohe Wagnis der Begründer der Homöopathie mit der Übernahme dieses aussichtslosen Falles eingegangen war, und hielten ihm die Treue, darunter die Patientin, die ihn so wärmstens der Familie von Schwarzenberg empfohlen hatte, Antonie Volkmann. Selbst Matthias Marenzeller, der seit 1816 der Homöopathie gegenüber aufgeschlossen war, wandte sich wegen dieses Mißerfolgs nicht von der neuen Heilweise ab. Im Gegenteil: Er unternahm 1828 im Auftrag des österreichischen Kaisers homöopathische Arzneimittelversuche an der Josephs-Akademie in Wien und umging immer wieder das seit 1819 in Österreich geltende Verbot, die neue Heilweise zu praktizieren, wobei ihm seine einflußreiche Klientel behilflich war.

Dennoch hatte der Tod des Fürsten von Schwarzenberg für Hahnemann die unmittelbare Konsequenz, daß er einen extrem einflußreichen Fürsprecher in seinem Rechtsstreit mit den Leipziger Apothekern verlor. Bereits am 16. Dezember 1819 hatten drei Apotheker beim Rat der Stadt Klage gegen Hahnemann erhoben, weil er Medikamente direkt an die Patienten verkauft und damit gegen das in der Medizinalgesetzgebung festgeschriebene Monopol, das nur in Ausnahmefällen ein Dispensieren der Arznei durch den Arzt vorsah, verstoßen hatte. Daß der sogenannte Leipziger »Dispensierstreit« erst relativ spät ausbrach, hängt damit zusammen, daß die neue Heilkunst in den Anfangsjahren von den Apothekern nicht als Bedrohung ihres einträglichen Geschäfts angesehen wurde. Erst als Hahnemann immer mehr Zulauf fand und seine direkten und indirekten Schüler ebenfalls dieses medizinische System übernahmen, sahen sich die Apotheker zum Handeln gezwungen. Zudem fühlten sie sich in ihrer Standesehre gekränkt, wie der folgende Passus aus ihrer Eingabe an den Magistrat andeutet: »Herr Dr. Hahnemann [...] hat während der ganzen Zeit seines Aufenthalts allhier die seinen Patienten verschriebenen Arzneien selbst gefertigt und dispensirt unter dem so unwahren als beleidigenden Vorwande, er könne sich auf die Geschicklichkeit und Reelität [sic!] der Apotheker nicht verlaßen.«[46] Die Klage richtete sich, wie die Beschwerdeführer ausdrücklich betonten, nicht gegen die Homöopathie an sich, sondern lediglich gegen die permanenten Verstöße Hahnemanns gegen das nicht nur in Sachsen existierende Verbot der Abgabe von Arzneien durch den Arzt.

Der Begründer der Homöopathie sah in diesem Streit ebenfalls eine Grundsatzfrage berührt, die seiner Meinung nach für die Zukunft der von ihm propagierten Heilweise existentiell war. Und so kämpfte man von beiden Seiten mit harten Bandagen. Auf die Eingabe der Apotheker antwortete Hahnemann mit einer ausführlichen Rechtfertigung. Sein wichtigstes Argument lautete: Die homöopathische Arznei ist keine Medizin wie jede andere und fällt somit nicht unter die bestehende gesetzliche Regelung. Seine Ausführungen vor Gericht am 14. Februar 1820 gipfeln in dem Satz: »Die der gewöhnlichen bisherigen Arzneikunst aber ganz entgegengesetzte, neue Heilart, Homöopathie genannt, hat keine Recepte, die sie dem

Apotheker übertragen könnte, hat keine zusammengesetzte Arzneimittel, sondern für jeden Krankheitsfall nur ein einziges einfaches.«[47] Auch ließ er sich zu der Bemerkung hinreißen, daß die Apotheker oft kein Verständnis für homöopathische Verdünnungen aufbrächten und sogar darüber lächelten. Eine gewissenhafte Herstellung solcher kleiner Gaben sei daher nicht garantiert. Hahnemann kannte offenbar seine Pappenheimer und sprach aus Erfahrung, war er schließlich nicht nur mit einer Apothekertochter verheiratet, sondern auch als Verfasser des zweibändigen Apothekerlexikons in der Pharmazeutik bewandert.

Doch seine Verteidigungsrede vermochte die Leipziger Obrigkeit nicht zu überzeugen, zumal die Gegenseite weiterhin darauf beharrte, das Recht auf ihrer Seite zu haben. Der Magistratsbescheid vom 8. März lautete: »Von Uns wird Herrn Doktor Samuel Hahnemann hirmit [...] veranlaßt, sich bei 20 Thalern Strafe des Ausgebens und der Dispensation aller und jeder Arzneimittel, Einwendens ungeachtet, zu enthalten, zu schärfern Maasregeln keinen Anlaß zu geben und bey verzeichnete Kosten und Vorläge anher zu bezahlen.«[48] Hahnemann war also unterlegen. Doch so schnell gab er in dieser für ihn existentiellen Frage nicht auf. Er legte durch seinen Rechtsanwalt Ferdinand Ludwig Hager, den wir bereits als Anhänger der Homöopathie kennengelernt haben, sofort Berufung ein. Gleichzeitig wandte sich eine Gruppe angesehener Bürger an den sächsischen König, mit der Bitte, das Dispensierverbot für Hahnemann aufzuheben. Die Bittsteller verwiesen dabei nicht nur auf Hahnemanns große Verdienste in der Chemie und Pharmazie, sondern vor allem auf seine Heilerfolge, die sie am eigenen Leibe erfahren hätten. Außerdem führten sie Gründe an, wie sie bereits Hahnemann in seiner Verteidigungsschrift ausgebreitet hatte, unter anderem den Hinweis, daß die bestehenden Medizinalgesetze auf eine neuartige Heilweise, die nur einfache Arzneimittel verwende, gar nicht zuträfen. Um den König gnädig zu stimmen, scheute man sogar nicht davor zurück, ein biologisches Argument ins Feld zu führen: Hahnemann nähere sich »dem Greisenalter« und »seine Lebenszeit« sei daher »nur noch kurz«.[49] Zur Erinnerung: Hahnemann hatte damals das 65. Lebensjahr vollendet. Zumindest in dieser Hinsicht lagen die Unterzeichner der Petition bekanntlich völlig falsch. Hahnemann wurde 88 Jahre alt. Doch dieses für damalige Zeiten biblische Alter hatte selbst Hahnemann, wie wir aus seinen Äußerungen über das Altwerden wissen, kaum jemals zu erreichen gedacht.

Die Unterschriftenkampagne war insofern erfolgreich, als der Rat sich gezwungen sah, die Sache an die Landesregierung zur Entscheidung zu überweisen. Diese wollte die Angelegenheit erst einmal gründlich prüfen, zumal kurz nach der Bestätigung des Dispensierverbots ein neuer Sachverhalt eingetreten war, nämlich die Behandlung des Siegers der Völkerschlacht bei Leipzig durch Hahnemann. Und in der Tat ist belegt, daß Fürst Schwarzenberg sich mehrfach für seinen Arzt an höchster Stelle verwandte. Nach einer Audienz beim König berichtete ihm sein Adjutant, daß ein »Verboth der Ausübung seiner Heilart«[50] zur Zeit nicht in Frage käme. Am 14. Juli wurde vom König sogar höchstpersönlich angeordnet, gegen Hahnemann vorläufig keine Schritte zu unternehmen, um die Behandlung des Fürsten Schwarzenberg nicht zu behindern.

Nachdem der Fürst gestorben war, sah sich der sächsische König jedoch nicht mehr im Wort. Bereits sechs Wochen nach dem Tode des berühmten Patienten erging das folgende Urteil gegen Hahnemann: »[daß] Letzterm das eigene Dispensiren der Arzneyen nur bey seiner Anwesenheit auf dem Lande, wo die Entfernung von der nächsten Stadt das Erholen derselben erschweren würde, oder sonst in bedenklichen Fällen, da die zu besorgende Gefahr das Verschreiben der sofort anzuwendenden Medikamente aus der Apotheke nicht verstattet, oder bey der Versendung an auswärtige Orte, an welche keine Apotheken vorhanden sind oder zur unentgeltlichen Reichung an Arme, insofern die Verschreibung derselben auf Kosten der Armen oder einer andern Kasse von der Obrigkeit angeordnet werden, gestattet bleibe.«[51] Hahnemanns Kontrahenten ging dieses Urteil allerdings nicht weit genug. Sie befürchteten, daß ihrem Gegner genügend Schlupflöcher blieben (z. B. die Abgabe homöopathischer Mittel an Patienten aus ländlichen Gegenden), um weiterzumachen wie bisher. Sie baten daher die Landesregierung um Präzisierung der Bestimmungen. Diesem Gesuch wurde nicht stattgegeben. Es blieb bei der Verfügung vom 30. November 1820.

Nach seiner Niederlage in diesem Rechtsstreit war Hahnemann klar, daß er in Leipzig keine berufliche Zukunft mehr hatte. Hinzu kam, daß auch die Patientenzahlen nach dem Tode Schwarzenbergs eingebrochen waren. Was lag also näher, als wiederum einmal die Koffer zu packen und an einem anderen Ort bessere Bedingungen vorzufinden?

Bereits kurz nachdem das Urteil gegen ihn ergangen war, begann Hahnemann, sich nach einer neuen Bleibe umzusehen. Am 5. Februar 1821 wandte er sich an einen Ordensbruder seiner Freimaurerloge in Altenburg und teilte diesem seine Veränderungspläne mit: »Ich wünschte bloß in einem Landstädtchen oder Marktflecken mich niederlassen zu können, wo eine Post meine Verbindung mit ferneren Gegenden erleichtert, und wo ich durch keine Anmaßungen eines Apothekers belästigt würde, da, wie Ihnen bekannt ist, die reine Ausübung dieser Kunst nur so kleine Werkzeuge, so kleine Gaben anwenden kann, daß kein Apotheker seine Rechnung findet, und nach dem, wie er sein Geschäft gelernt hat und zu treiben bis dahin gewohnt war, nicht umhin kann, die Sache lächerlich zu finden und so auch dem Publikum und den Kranken lächerlich zu machen, so daß es aus diesen und anderen Gründen unmöglich wird, zur Ausübung der Homöopathie am Apotheker einen Gehülfen zu finden.«[52] Hahnemann dachte also, sich in Sachsen-Altenburg niederzulassen, allerdings nicht in Altenburg selbst, um nicht seinem Freimaurer-Kollegen, der offensichtlich Arzt war, Konkurrenz zu machen. Auch Preußen wäre aus seiner Sicht aufgrund der weniger strikten Medizinalgesetzgebung durchaus in Frage gekommen, doch Hahnemann zog es vor, wie er in diesem Brief offen bekannte, dorthin zu gehen, wo er bereits früher gute Erfahrungen gemacht hatte.

Hahnemann fühlte sich von den Leipziger Ärzten und den Apothekern verfolgt, allerdings war dies eher ein subjektives Gefühl. Von einer systematischen Vertreibung des Begründers der Homöopathie, der häufig in der älteren Homöopathiegeschichte das Wort geredet wird, kann ausweislich neuerer Forschungen keine Rede sein. Zwar hatte die Zahl seiner Kritiker bis 1821 zugenommen, aber von einer regelrechten Hetzkampagne findet man in den Quellen keine

Spuren. Die Konflikte waren noch weitgehend personaler Natur, was zum Teil mit Hahnemanns schroffem Wesen zusammenhing. Die Homöopathie als System war damals noch nicht die Zielscheibe der Kritik. Auch darf man nicht verkennen, daß Hahnemann zu jener Zeit in Leipzig nicht nur Gegner, sondern auch Befürworter seiner Heilweise hatte, und zwar selbst unter den Ärzten und nicht zuletzt in Regierungskreisen.

Hahnemanns Weggang aus Leipzig war demnach ein freiwilliger Entschluß in einer Situation, in der mehrere Mißerfolge zusammengekommen waren. Nachdem die Entscheidung gefallen war, sich eine neue Wirkungsstätte zu suchen, blieb nur die Frage, wie rasch sich eine Alternative zu Leipzig, in dem er über viele Jahre erfolgreich praktiziert hatte, finden würde. Die Lösung kam schneller, als Hahnemann sich wohl erträumt hatte, und zwar in Form eines Angebotes des Herzogs von Anhalt-Köthen, sich in seinem Territorium unter Vorzugsbedingungen niederzulassen. Am 22. Januar 1821 verabschiedete Hahnemann sich von den Leipziger Bürgern mit einem Artikel im lokalen Amtsblatt, der mit den Worten endete: »Dies schreibe ich dem Leipziger Publikum zu Liebe, welchem ich, nun außer Stande gesetzt, ihm ferner thätig dienen zu können, wenigstens meine tiefe Verehrung zu bezeugen, mich verpflichtet fühle.«[53] Der eigentliche Umzug nach Köthen erfolgte erst Ende April 1821, als die offenen Fragen hinsichtlich der Niederlassungsbedingungen zur Zufriedenheit Hahnemanns geklärt waren.

Als Leibarzt und Kämpfer in eigener Sache in Köthen (1821–1835)

Am 21. April 1821 brachte die in Nürnberg erscheinende Zeitung ›Der Korrespondent von und für Deutschland‹ die folgende Meldung: »Der Erfinder des homöopathischen Systems, Dr. Sam. Hahnemann, verläßt in diesen Tagen die Stadt Leipzig und wird sich als ausübender Arzt in Cöthen etabliren. S. Durchlaucht, der Herzog von Anhalt-Cöthen habe ihm hierzu nicht nur die Erlaubniß zu ertheilen, sondern auch zu gestatten geruht, daß er die zu seinen Kuren erforderlichen Arzneien mit eigener Hand zubereiten und ohne Intervention der Apotheken seinen Patienten reichen dürfe. Die Medicinalbehörde des Herzogtums Cöthen giebt hierdurch ein preiswürdiges Beispiel hoher Unpartheilichkeit und wahrer Berücksichtigung der Fortschritte der Wissenschaft.«[1]

Köthen war damals ein »ruhiges Landstädtchen«[2], zumindest in den Augen eines reisenden französischen Homöopathen, der Hahnemann dort besuchte. Ein anderer Reisender in Sachen Homöopathie fand in seinem Bericht aus dem Jahre 1832 die großen und schön angelegten Straßen sowie das herzogliche Schloß samt Park erwähnenswert. Köthen hatte zu Beginn des 19. Jahrhunderts kaum mehr als 6000 Einwohner und war die Residenz der Herzöge von Anhalt-Köthen. Das Renaissanceschloß aus den Jahren 1597 bis 1606 wurde 1823 um einen Nordflügel, den sogenannten »Ferdinand-Bau«, erweitert. Neben den beiden Kirchen, die eine für die reformierte, die andere für die lutherische Konfession, gab es zu Beginn der 1820er Jahre bereits eine Synagoge für die kleine jüdische Gemeinde, die 1802 eingeweiht wurde, wenige Jahre bevor die Juden im Herzogtum mit der Einführung des *Code Napoléon* die Gleichberechtigung erhielten. Der Grundstein für die katholische Kirche wurde erst 1827 gelegt.

Nach der Rheinbundzeit, die 1813 mit der Niederlage Napoleons endete, geriet das Herzogtum unter den Einfluß Preußens, dessen Gebiet das anhaltinische fast gänzlich umschloß. Eine der Folgen dieses Abhängigkeitsverhältnisses war der Anschluß aller anhaltinischen Lande an den preußischen Zoll- und Handelsverein im Jahre 1828. Vorausgegangen war ein Handelskrieg, der in Verbindung mit einer Agrarkrise die Wirtschaft des kleinen Herzogtums sehr geschwächt hatte. Seit 1818 regierte in Anhalt-Köthen Herzog Ferdinand (1769–1830). Er stammte aus der Linie Anhalt-Köthen-Pleß und war, bevor er die Nachfolge antrat, Generalgouverneur von Schlesien und der Grafschaft Glatz gewesen. Ferdinand stand nicht in dem Ruf, ein aufgeklärter Herrscher zu sein. Staatliche Bevormundung und bürokratische Kontrolle sowie geistige Enge und Untertanenmentalität charakterisierten seine kurze Regierungszeit. 1825 traten er und seine Gemahlin, Herzogin Julie von Anhalt-Köthen (1793–1848), in Paris zum katholischen Glauben über. Diese spektakuläre Konversion eines protestantischen Herrschers war offensichtlich auf den Einfluß des österreichischen Staatsmannes Adam Müller zurückzuführen, der, bedingt durch den Zollstreit mit Preußen, sich dem anhaltinischen Herzog geschickt als inoffizieller Berater andiente und sehr bald schon dessen volles Vertrauen genoß.

Müller zog bekanntlich auch die Fäden im Hintergrund, als sich Fürst Schwarzenberg in Leipzig von Hahnemann behandeln ließ und es galt, das drohende Dispensierverbot wenn nicht zu verhindern, so doch zunächst hinauszuzögern. Er war gleichfalls maßgeblich daran beteiligt, Hahnemann nach Köthen zu holen, wie wir indirekt einem Brief an Herzog Ferdinand vom 26. April 1821 entnehmen können: »Dr. Hahnemann ist, wie ich höre, am gestrigen Tage nach Köthen abgereist, um dort ein Haus zu kaufen. Die Insertion in dem Nürnberger Correspondenten, worin die Lobeserhebungen der Köthenschen Medicinalbehörde in Betreff ihres Betragens gegen Hahnemann enthalten sind, hat am vorgestrigen Tage bey ihrer Ankunft hierselbst große Sensation gemacht. Ich bedaure, daß das für mich bestimmte Exemplar noch nicht eingelangt ist, um solches Euer Durchlaucht vorlegen zu können!«[3]

Müller war spätestens seit seiner Begegnung mit Hahnemann ein überzeugter Anhänger der Homöopathie. In einem Brief an Friedrich Gentz, einem der bekanntesten Publizisten in der Ära Metternich, legte er seinem Korrespondenzpartner, dessen reaktionäre politische Überzeugungen er durchaus teilte, dringend ans Herz, sein Leiden unbedingt homöopathisch behandeln zu lassen (»Ein Tropfen Chinaextrakt oder Valeriana thut Wunder!«4). Gentz hielt sich übrigens an diesen Rat und konsultierte Hahnemann brieflich.

Nicht weniger wichtig für Hahnemanns Berufung nach Köthen war eine andere Person, die ebenfalls gute Erfahrung mit der Homöopathie gemacht hatte: Der herzogliche Oberhofmeister Joseph Günther Freiherr von Sternegg. Nach einer späteren Quelle (aus dem Jahre 1877) soll dieser durch eine homöopathische Behandlung von einem schweren Leiden geheilt worden sein und aus diesem Grunde dem kranken Herzog geraten haben, Hahnemann zu konsultieren. In den Leipziger Krankenjournalen taucht der Name »von Sternegg« allerdings nicht auf. Nachweislich hat Hahnemann allerdings Sterneggs Kinder, Elise und August, dann in seiner Köthener Zeit behandelt. Der Oberhofmeister Sternegg dürfte entscheidend daran beteiligt gewesen sein, daß dem Begründer der Homöopathie an seiner neuen Wirkungsstätte die günstigen Bedingungen und Freiheiten eingeräumt wurden, die ihm in Leipzig versagt geblieben waren. Er wirkte auch auf Bitten Adam Müllers darauf hin, daß die am 2. April 1821 vom Herzog unterzeichnete Niederlassungserlaubnis noch in einem wichtigen Punkte korrigiert wurde. So hatte Hahnemann nämlich zunächst neben der Approbation im Herzogtum nur die Erlaubnis bekommen, die »nöthigen Arzneimittel sich eigens zubereiten« zu dürfen, sich aber ansonsten an die bestehende Medizinalgesetzgebung zu halten. Hahnemann ging diese Erlaubnis aufgrund seiner Erfahrung mit den Leipziger Apothekern aber nicht weit genug. So bat er Adam Müller, beim Herzog vorstellig zu werden und darauf hinzuwirken, daß ihm nicht nur die homöopathischen Mittel herzustellen, sondern auch »seinen Kranken zu reichen«5 erlaubt sei. Die Intervention an höchster Stelle hatte Erfolg. Hahnemann erhielt am 2. April 1821 die gewünschte Zusicherung in schriftlicher Form.

Damit stand dem Umzug nach Köthen nichts mehr im Wege. Das Hofratspatent und damit die Ernennung zum Leibarzt (ohne

Honorar) folgten erst ein Jahr später. Doch war dieser Ehrentitel für Hahnemann weniger wichtig als das Niederlassungsprivileg, wie er im Rückblick in einem Brief an seinen Schüler Aegidi vom 18. März 1831 betont: »Bloß auf den landesherrlichen Freiheits-Brief, meine Arzneien selbst bereiten und geben zu dürfen, zog ich mit 11 Wagen Geräthe und 600 Thaler Unkosten von Leipzig hieher in dieses erbärmliche Nest.«[6] Unschwer läßt sich hier Hahnemanns Meinung über die Lebensqualität an seinem neuen Wohnort erkennen, der ihm nach seinen Leipziger Jahren als tiefste Provinz erscheinen mußte.

Vor dem Umzug nach Köthen, der wegen der großen Menge an Hausrat sehr kostspielig wurde, mußte Hahnemann allerdings zunächst eine Bleibe für sich und seine noch im Haushalt lebenden erwachsenen Töchter suchen. Ein passendes Domizil war rasch gefunden, in der Wallstraße, die in Reiseberichten jener Zeit als eine der »Prachtstraßen« Köthens geschildert wird, auf der überwiegend wohlhabende Bürger lebten. Die anschaulichste Schilderung dieses geräumigen Anwesens nebst Garten verdanken wir Arthur Lutze, der um die Mitte des 19. Jahrhunderts in Köthen eine homöopathische Klinik betrieb: »Gleich nach dem Eintritte die Stube links benutzte er [Hahnemann, R. J.] zu seinem Studier- und Konsultationszimmer, während das rechts und noch ein Hinterzimmer zum Warten der Patienten bestimmt waren. [...] Das 2. Stockwerk des Hauses wurde zu Hahnemann's Zeit von der Familie bewohnt. Über einen sehr reinlichen Hof, dessen ganze Fläche mit Steinplatten belegt ist, kommt man in den kleinen, aber zierlichen Garten, 30 Schritte lang und 12 Schritt breit, dessen Hintergrund eine bedeckte Laube schmückt, welche Epheu umrankt. In diesem Garten wandelte er (der Meister) am Arme seiner Töchter oft noch bis gegen Mitternacht in schönen Sommernächten, um sich nach des Tages Last und Mühe zu erholen.«[7] Von einem französischen Reisenden, M. L. Auquier, der Köthen im Mai 1833 besuchte, erfahren wir außerdem, daß Hahnemann drei große Wachhunde hatte und eine umfangreiche Bibliothek (»die gedrängteste, die es gibt«[8]) besaß, die neben seinen eigenen Schriften aus naturhistorischen, allgemeinmedizinischen und anatomischen Werken bestand.

In der Wallstraße, also in unmittelbarer Nachbarschaft, errichtete 1829 ein Patient Hahnemanns, der anhaltinische Architekt und Baumeister Christian Gottfried Heinrich Bandhauer, ein Klosterge-

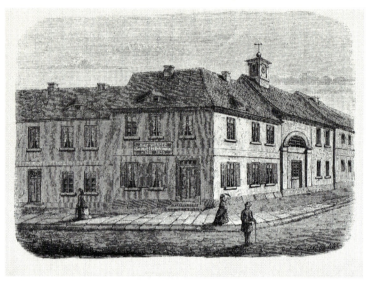

Hahnemanns Wohnhaus in Köthen

bäude für den Orden der Barmherzigen Brüder, deren wohltätiges Wirken als Krankenpfleger Hahnemann bereits in Wien aus nächster Nähe erfahren hatte. Ebenfalls dort wohnte der »Herzoglich-Anhalt-Köthensche Geheime Medizinalrat« Johann Wilhelm von Brunn, zu dessen Amtsgeschäften die Aufsicht über das Medizinalwesen gehörte. Mit ihm sollte Hahnemann trotz des erwähnten herzoglichen Privilegs später noch mehrfach aneinandergeraten. Gutnachbarliche Beziehungen dürften zwischen diesen beiden Konkurrenten auf dem medizinischen Markt wohl kaum geherrscht haben. 1825 hatte Hahnemann sogar das Gefühl, daß sein Eigentum bedroht war, als ein Brandstifter in Köthen sein Unwesen trieb. [9] Wie sehr sich Hahnemann damals gefährdet fühlte, belegt sein Versuch, sich in Dessau niederzulassen. Obwohl er in seinem Brief an Herzog Leopold Friedrich betonte, daß er sich dort »nicht als Mediciner«[10] betätigen wolle und somit nicht unter das Medizinalgesetz falle, befürchtete man am Dessauer Hof nicht nur Streitigkeiten mit den Ärzten im Lande, sondern auch diplomatische Verwicklungen, da Hahnemann Leibarzt des Köthener Herzogs war, wie aus dem Antwortvermerk hervorgeht. So entschloß sich Hahnemann gezwungenermaßen zum Verbleib.

Auch in Köthen hielt Hahnemann an seinen Gewohnheiten fest. In seinem neuen Domizil war der Tagesablauf wie gewohnt streng geregelt. Er stand im Sommer um 6 Uhr und im Winter um 7 Uhr morgens auf, trank dann einige Tassen warme Kuhmilch und machte anschließend einen kurzen Spaziergang durch seinen kleinen Garten, der sein Refugium war. Dann empfing er bis Mittag Patienten oder erledigte die umfangreiche Korrespondenz. Über seine Lieblingsspeisen beim Mittagessen, das, wie in Leipzig, pünktlich um 12 Uhr eingenommen wurde, berichtet ein Freund der Familie Hahnemann, der Köthener Seminardirektor Albrecht: »[Er] aß gewöhnlich sehr kräftige Rindfleischbrühsuppe, sehr mürben Rinder-, Schöpsen- oder Wildpretbraten jeder Art, gebratene Lerchen, Hühner, Tauben und dergleichen. Am wenigsten liebte er Kalb- und Schweinebraten; das Compot, das ihm munden sollte, mußte sehr süß sein. Außer Grünen Bohnen, Blumenkohl und Spinat mochte er von keinen Gemüsen wissen, statt des Brodes bediente er sich gern des Kuchens. Bei Tische trank er etwas guten Wein, wenn er Gäste hatte; sein tägliches Getränk war gezuckerte Gose [ein obergäriges Bier, das dem Zusatz von Kochsalz und Koriander sowie dem hohen Anteil an biologischer Milchsäure seinen besonderen Geschmack und das typische Prickeln verdankt, R. J.].«[11]

Sieht man einmal von der Tasse Milch am frühen Morgen ab, so dünkt uns heute eine solche Ernährung, die aus viel Fleisch und wenig Gemüse sowie aus zuckerhaltigen Getränken bestand, nicht gerade der Gesundheit zuträglich. Doch entsprach Hahnemanns Speiseplan durchaus seinen eigenen Diätvorstellungen. So empfahl er beispielsweise seinen Patienten eine kräftige und nahrhafte Mittagsmahlzeit, möglichst aber ohne Schweine- und Kalbfleisch. Tee, Kaffee und Wein sollten ebenfalls gemieden werden, Bier war dagegen erlaubt.

Hahnemann predigte nicht nur seinen Patienten, sich nach dem

Mittagessen ein wenig auszuruhen und die Bewegung an der frischen Luft nicht zu vergessen. Er selbst hielt sich auch im fortgeschrittenen Alter an die von ihm aufgestellten diätetischen Regeln. So berichtet uns Seminardirektor Albrecht weiter, daß Hahnemann nach Tische auf dem Sofa ein kleines Mittagsschläfchen hielt, dann bis 7 Uhr abends Patienten empfing. Auf das leichte Abendessen, bei dem warme Milch nicht fehlen durfte, folgte sowohl im Sommer als auch im Winter ein Spaziergang im Garten. Anschließend setzte sich Hahnemann in seine Studierstube, um bis spät in die Nacht noch an seinen Büchern zu arbeiten. Je älter Hahnemann wurde, desto strikter hielt er sich offenbar an diesen Tagesablauf. 1829 bat er seinen Schüler Stapf um Verständnis dafür, die Einladung nach Naumburg nicht anzunehmen, und zwar mit der Begründung: »[…] ich muß, will ich noch ein Jährchen leben, ganz pünktlich meine Lebensordnung beobachten und darf nicht ein Haar davon abweichen.«[12]

Und die Erfahrung gab Hahnemann recht. In der erhaltenen Korrespondenz findet sich ganz selten einmal ein Hinweis, daß Hahnemann selbst krank war. Erst Anfang der 1830er Jahre scheint er ernsthaft krank gewesen zu sein, als er mehrere Wochen an einem »Erstickungs-Catharr«[13] litt, den er schließlich mit einer Gabe *Coffea* in einer C30-Potenz gefolgt von *Calcium carbonicum* sowie *Ambra* zu heilen vermochte. Auswärtige Besucher, die Hahnemann in Köthen aufsuchten und ihn noch nicht kannten, zeigten sich oft erstaunt über die gute Konstitution des damals bereits über 70 Jahre alten Arztes und betonten sein viel jüngeres Aussehen. Zu ihnen gehört der homöopathische Arzt Ludwig Griesselich, der ihn 1832 besuchte. »Hahnemann«, so hält Griesselich in seinem Reisebericht fest, »verräth in seinem ganzen Thun das Feuer eines jugendlichen Mannes. Dem Körper sähe man keine Spur des hohen Alters an, wenn nicht weiße Locken die Schläfe umwallten und die Zeit dem Schädel wider Willen die Tonsur, versteckt unter einem kleinen Käppchen, auferlegt hätte. Klein und untersetzt von Gestalt, ist Hahnemann lebendig und rasch; jede Bewegung ist Leben. Die Augen verrathen den Forscher, aus ihnen sprüht Jugendfeuer; die Gesichtszüge sind scharf, belebt. Wie dem Körper das Alter fremd zu seyn scheint, so dem Geiste auch.«[14] Die Porträts, die wir aus der Köthener Zeit haben, belegen ebenfalls, daß Hahnemann jünger wirkte: Die Gesichtszüge sind glatt; keine Falten, noch eingefallene Wangen. Nur das wallende weiße Haar und die breite Stirnglatze lassen das Alter erahnen. Auch die Büste, die ein Leipziger Modellierer 1829 von Hahnemann herstellte und die nach Bekunden des Porträtierten alle für »vollkommen getroffen«[15] hielten, zeigt keinesfalls einen greisenhaften Mann, sondern einen Charakterkopf in den besten Jahren.

Kurz nach dem Einzug in das neue Haus gab es in Köthen den ersten Anlaß zum Feiern: eine Doppelhochzeit. Im Juli 1822 heirateten gleichzeitig seine Töchter Louise und Amalie. Ehegatte von Louise, der jüngsten Tochter, wurde Dr. Theodor Moßdorf, Hahnemanns Assistent. Dieser hatte im selben Jahr vom Herzog die Erlaubnis erhalten, sich in Köthen als Arzt niederzulassen und die Dienerschaft am Hof homöopathisch zu behandeln. Moßdorf, der aus Dresden stammte, wohnte nach der Heirat in Hahnemanns Haus. Die Ehe wurde bereits im Frühjahr 1826 geschieden. Spätestens zu diesem Zeitpunkt wohnte Louise wieder allein bei ihren Eltern. Sie heiratete nicht mehr und blieb bis zu ihrem Tod im Jahre 1878 in Köthen, wo sie das ihr verbliebene väterliche Erbe (darunter vor allem das Wohnhaus) wie einen Augapfel hütete. Ihre ältere Schwester Amalie, 1789 in Dresden-Lockwitz geboren, heiratete den Arzt Dr. Friedrich Süß und zog mit ihm nach Wittenberg. Auch ihre Ehe war von kurzer Dauer. Ihr Mann starb kurz vor der Geburt des ersten Kindes. Hahnemanns Enkel, Leopold Süß, wuchs deshalb zunächst in Köthen auf. Er studierte später Medizin und ließ sich nach Abschluß seines Studiums in London als homöopathischer Arzt nieder.

Neben der verheirateten jüngsten Tochter wohnten damals noch mindestens drei weitere Töchter bei Hahnemann im Haus: Charlotte, 1797 in Königslutter geboren und 1863 unverheiratet in Köthen verstorben, Karoline, 1790 in Leipzig geboren, ebenfalls ledig verstorben, vermutlich vor 1830, sowie Eleonore (1795 in Braunschweig geboren), die 1831 Dr. J. H. Wolff aus Leipzig heiratete, von dem sie aber bereits 1835 wieder geschieden wurde. Im Jahre 1831 lebten nachweislich vier Töchter in der Wohnung am Wallgraben.

Großen Kummer bereitete Hahnemann weiterhin sein Sohn Friedrich. Ein Jahr vor dem Umzug nach Köthen bekamen die Eltern aus London von ihrem Sohn ein bereits seit langem ersehntes Lebenszeichen. Friedrich erwähnt, daß er in den letzten Monaten viel durchgemacht habe und sich gerade auf der Durchreise von Schottland nach Truro in Südengland befinde, wo er eine Zeitlang als praktischer Arzt wirkte. Er bezeichnet sich in dem Brief als »gesund« und erwähnt lediglich »etwas Schwermüthigkeit (die wohl von dem Unbeweibtsein) herzuleiten ist«.[16] Das ist eine Anspielung auf seine Familiensituation: Seine Frau Caroline, die er kurz nach der zeitweiligen Niederlassung als homöopathischer Arzt und Apotheker im Erzgebirge geheiratet hatte, und seine Tochter Adelheid waren von ihm im Stich gelassen worden. Ende 1817, als Friedrich Hahnemann vorübergehend »Lehrer der Arzneykunde«[17] in Halle an der Saale war und in preußischen Diensten stand, waren die Eheleute jedenfalls noch beisammen, wenngleich es Anzeichen gab, daß die Ehe bereits kriselte.

Nur wenig später, also noch im Jahre 1820, folgte eine kurze Nachricht an seine Eltern, in der er erneut seinen Besuch in der Heimat ankündigt: »Die Wendung meiner Lage, liebe Eltern und Schwestern, vermöge welcher ich Euch besuchen kann, wird in drey Monaten statt haben; bis dahin und ewig liebt Euch aufrichtig Euer Friedrich Hahnemann.«[18] Doch aus der versprochenen Reise wurde nichts. Den bekümmerten Eltern, die sich offenbar um den Geisteszustand ihres Sohnes Sorgen machten, blieb nichts anderes übrig, als zu warten. 1827 traf wieder einmal ein Brief aus England in Köthen ein, der den kurz bevorstehenden Besuch im Elternhaus ankündigte. Das letzte Lebenszeichen, das Friedrichs Ehefrau im Jahre 1828 erhielt, kam aus Teneriffa. Spätestens ab 1834 trug sich Samuel Hahnemann mit dem Gedanken, seinen Sohn für verschollen bzw. für tot erklären zu lassen. Das war jedoch nach den damaligen Gesetzen erst nach einer Frist von zehn Jahren möglich, so daß die Vormundschaft für Friedrichs Tochter noch einige Jahre weiter fortbestehen mußte. Was aus Friedrich Hahnemann, dem schon früh von seinem Vater in die neue Heilkunst eingeweihten Sohn, geworden ist, wissen wir nicht. Es gibt Vermutungen, daß er später in den Vereinigten

Staaten gelebt hat, doch Beweise konnte dafür bislang niemand liefern. Hahnemann muß jedenfalls dieses tragische Schicksal seines Sohnes sehr berührt haben, wenngleich er in den erhaltenen Briefen an seine Kinder und Freunde nicht darüber spricht.

Noch ein weiterer Schicksalsschlag traf Hahnemann in Köthen. Seine Frau Henriette starb, als er gerade das 75. Lebensjahr vollendet hatte. Sie war bereits länger krank gewesen. Hahnemann berichtet von einem »sich durch die Lunge öffnende[n] Leber-Geschwür«[19], welches seine Frau drei Jahre vor ihrem Tod ständig plagte. Im März des Jahres 1830 kam eine Erkältung mit hohem Fieber hinzu, so daß der Verdacht auf Lungenentzündung naheliegt. Sie verstarb in der Nacht des 31. März »nach großem Leiden, Fieber und Schmerzen«[20], wie Hahnemann in einem Brief an Stapf schreibt. Der Begründer der Homöopathie hatte ihr nicht helfen können. Sie war eine resolute Frau mit eigenem Willen, ja einer gewissen Dickköpfigkeit. Als Apothekerstochter glaubte sie zu wissen, was die beste Therapie für sie war. Sie vertraute vor allem, wie Hahnemann bemerkte, auf »ihre ungeheure Lebenskraft« und hatte eine Abneigung gegen jede Art von Medizin. Sie leistete sich sogar den größten Affront gegenüber ihrem geliebten Mann, der als homöopathischer Arzt seinen Patienten verbot, zu allopathischen Mitteln zu greifen. Sie ließ nämlich gegen Ende der Leipziger Zeit – ohne Zustimmung und Wissen Hahnemanns – einen Aderlaß an sich durchführen. Ein solches Verhalten konnte nicht geheim bleiben. Als 1832 der Begründer der Homöopathie von einem Leipziger Patienten einen Brief bekam, in dem dieser sich mit Verweis auf Hahnemanns Frau rechtfertigte, seine sterbenskranke Tochter zur Ader gelassen zu haben, wurde eine alte Wunde wieder aufgerissen. Hahnemann antwortete ihm: »Ich habe es nicht auf meinem Gewissen, daß ich in den le[t]zten 40 Jahren irgend einem Kranken auch nur einen Tropfen dieses edeln Lebenssaftes künstlich entzogen hätte. Man führe nicht ungerechter Weise den Aderlaß an, den sich meine seelige Frau bei ihrem anhaltenden Blutabgang (vor etwa 13 Jahren) als le[t]zte Gunst bei ihrem nahen Hinscheiden, wie sie wähnte, von mir erbat (ich möchte sagen, erzwang). Trotz meiner Vorstellungen hatte sie doch schon zum Chirurg geschickt, der ließ ihr Blut ab, ohne daß ich's verhindern konnte. (Ich hätte ihr wohl selbst die Adern öffnen können, wenn ich's für gut, wenn ichs nicht für nachteilig und zweckwidrig, nicht gegen alle wahre homöopathische Grundsätze gehalten hätte.)«[21] Hahnemanns Frau hatte also damals ihren Willen durchgesetzt, wie überhaupt sie im Haus ein strenges Regiment geführt zu haben scheint.

Während die Töchter von der verstorbenen Mutter das Bild einer treusorgenden Hausfrau und Mutter zeichneten, die ihrem Mann »in jeder Lage treuen Beistand leistete«[22] und ihm den Freiraum schuf, den er für sein wissenschaftliches Lebenswerk benötigte, gibt es auch Stimmen aus dem Kreis der Schüler Hahnemanns, die ihre negativen Seiten nicht verschweigen. Hartmann schildert sie beispielsweise als eine Frau, die den berühmten Mann »in seinem eigenen Haus bevormundete«[23], und Ernst von Brunnow spricht von dem »nachtheiligsten Einflusse«[24], den sie angeblich auf Hahnemann ausübte. Und Mélanie d'Hervilly, Hahnemanns zweite Frau, glaubte, insbesondere aus Erzählungen und aus dem Verhalten der Töchter den Schluß ziehen zu können, daß ihre Vorgängerin einen »schrecklichen Charakter«[25] hatte. Fest steht aber auch, daß Johanna Henriette Leopoldine Hahnemann, geborene Küchler, es in ihrem Leben nicht leicht gehabt hat. Nicht nur hat sie elf Kinder geboren und zehn davon unter zum Teil schwierigsten materiellen Bedingungen aufgezogen. Sie hat auch ihr ererbtes Vermögen bedingungslos in die Ehe eingebracht und damit sichergestellt, daß Hahnemann in finanziell schwierigen Zeiten, als er noch nicht berühmt war und nur wenige Patienten hatte, sein neues Heilsystem weiterentwickeln konnte. So wird man dem mit Hahnemanns erster Frau gut bekannten Köthener Seminardirektor Franz Albrecht in seinem Urteil sicherlich insofern zustimmen können, daß Johanna Henriette zweifellos »eine bedeutende Frau, von energischem Character«[26] war. Was er ansonsten noch über die Verstorbene schreibt, zielte allerdings vorrangig darauf ab, Hahnemanns erste Frau im Vergleich zu der neuen Liebe, die dieser im hohen Alter noch gefunden hat, in einem besseren Licht erscheinen zu lassen.

Hahnemann führte in Köthen ein gastliches Haus. Je berühmter er wurde, um so mehr suchten angehende Homöopathen aus ganz

Deutschland und zum Teil auch aus dem Ausland seinen Rat und wollten ihm ein wenig über die Schulter sehen. Zu den jungen Medizinern, die bei im famulierten, gehörte beispielsweise der westfälische Arzt Dr. Bredenoll, der 1833 für einen Monat in Köthen bei Hahnemann gegen Zahlung eines Honorars eine Einführung in die Praxis der Homöopathie bekam. Andere, wie der bereits erwähnte Ludwig Griesselich, der aus Karlsruhe anreiste, hielten sich nur ein bis zwei Tage beim Meister auf und profitierten dennoch enorm von den Gesprächen mit Hahnemann bei Tisch und beim Spaziergang, ganz zu schweigen von den wertvollen Beobachtungen in Hahnemanns Sprechstunden. Eine noch größere Zahl von Interessierten wandte sich brieflich an ihn und bat um Ratschläge, wie man am besten die neue Heilkunst erlernen könne. Hahnemann gab diese Auskünfte meist bereitwillig, ließ selten einen Brief unbeantwortet, lag ihm doch die Ausbreitung der Homöopathie sehr am Herzen.

Bereits in der Köthener Zeit sah sich Hahnemann wegen des großen Zulaufs in seiner Praxis gezwungen, jemanden zu finden, der ihm vor Ort Patienten abnahm. Sein erster Assistenzarzt war sein späterer Schwiegersohn, der vom Herzog 1822 das Niederlassungspatent in Köthen erhielt, und zwar mit ausdrücklichem Vermerk, daß dies »zu des Dr. Hofraths Dr. Hahnemann Unterstützung«[27] dienen solle. Doch trug die gescheiterte Ehe mit Hahnemanns Tochter Louise dazu bei, daß dieser 1826 Köthen bereits wieder verließ. Danach hatte Hahnemann zunächst niemanden mehr vor Ort, der ihm in der Praxis aushalf. Ernst Theodor Ferdinand Rückert, sein Schüler aus der Leipziger Zeit, weilte zwar Ende der 1820er Jahre für etwas mehr als ein Jahr in Köthen. Seine Aufgabe bestand aber offensichtlich hauptsächlich darin, im Auftrag des Meisters ein Repertorium zu Hahnemanns Werk ›Chronische Krankheiten‹ (1828–1830 erschienen) zu erstellen. Ähnliches gilt für seinen Schüler Georg Heinrich Gottlieb Jahr, der 1834 acht Monate bei Hahnemann weilte, um ihm bei der Abfassung eines »Symptomen-Lexikons« zu helfen.

Einen eigentlichen Nachfolger für Moßdorf fand Hahnemann erst 1832, und zwar in der Person des promovierten Arztes Dr. Gottfried Lehmann. Über ihn äußerte Hahnemann sich in einem Brief aus dem Jahre 1833: »Ich habe durch Gottes Schickung einen vortrefflichen

Gehülfen bei meiner unerträglich starken, aber höchst gesegneten Praxis bekommen, einen rüstigen Dr. Lehmann, der mich wie seinen Vater liebt, welcher unter täglichem Bedauern seiner 17jährigen allöopathischen Unthaten lege artis, in $^3/_4$ Jahren sich zu einem trefflichen reinste Homöopathiker einstudirt und eingeübt hat, so daß es eine Freude ist, mit ihm zu arbeiten und viel Gutes zu tun.«[28]

Das relativ stattliche Haus in Köthen stand gleichfalls Hahnemanns Freunden offen. Zu den wichtigsten Freundschaften, die Hahnemann nach dem Wegzug aus Leipzig schließen konnte, zählt zweifellos die mit dem Münsteraner Juristen und Regierungsrat Clemens von Bönninghausen. Dieser stand seit 1823 in preußischem Staatsdienst, der ihn aber nicht ausfüllte. Er war ein begeisterter Botaniker, dem man 1826 sogar die Leitung des botanischen Gartens in Münster anvertraute und nach dem eine von ihm entdeckte Pflanzenart benannt ist. Ein Studienfreund, der als homöopathischer Arzt in Westfalen wirkte, soll ihn 1828 von einer schweren Krankheit geheilt und ihn damit auf die neue Heilkunst aufmerksam gemacht haben. Noch im gleichen Jahr nahm er brieflich Kontakt zu Hahnemann auf, um Ratschläge zur Behandlung seines Sohnes zu erhalten. Das war der Beginn einer lebenslangen Freundschaft, die sich vor allem in der Korrespondenz zwischen den beiden manifestiert hatte und später noch durch Familienbande gefestigt wurde.

1830 begann Bönninghausen damit, Personen aus seinem Umfeld (Freunde, Nachbarn, Bekannte) homöopathisch zu behandeln. Seine erste Patientin war keine Geringere als die Balladen-Dichterin und Verfasserin der »Judenbuche«, Annette von Droste-Hülshoff. Erst 1843, in Hahnemanns Todesjahr, erhielt Bönninghausen übrigens vom preußischen König die Erlaubnis, als Homöopath zu praktizieren. Bis dahin hatte er aber bereits Hunderte von Kranken behandelt, darunter übrigens auch zahlreiche Haustiere seiner Gutsnachbarn.

Daß Bönninghausen kein studierter Arzt war, schien Hahnemann nicht zu stören, obgleich er sonst großen Wert darauf legte, daß angehende Homöopathen zuvor ein reguläres Medizinstudium absolviert hatten. Er schätzte an ihm vor allem seine botanischen Kenntnisse und das darauf aufbauende gründliche Studium der Materia medica. 1833 stellte Hahnemann ihm folgendes überschwengliche

Zeugnis aus: »Der Herr Regierungsrath, Freiherr von Bönninghausen in Münster hat meine homöopathische Heillehre so gründlich studirt und sich so zu eigen gemacht, daß er als ein vollkommner homöopathischer Heilkünstler ein so vollkommnes Vertrauen verdient, daß, wäre ich selbst krank und könnte mir nicht helfen, ich mich keinem Arzte, ausser ihm anvertrauen würde.«[29] Ein größeres Lob hat ein homöopathischer Praktiker aus dem Munde des Meisters niemals vernommen. Seit den 1830er Jahren tauschten sich beide oft über therapiespezifische Probleme, aber auch über Fragen der homöopathischen Theorie aus. Es war ein gegenseitiges Geben und Nehmen, wenngleich Bönninghausen in der erhaltenen Korrespondenz häufiger die Rolle des Ratsuchenden einnahm.

Sogar in menschlicher Hinsicht entdeckte Hahnemann in dem 30 Jahre jüngeren Bönninghausen Qualitäten, die er an Menschen, die ihm nahestanden, so sehr schätzte: Treue, Verläßlichkeit und Fleiß. So überrascht es nicht, daß Hahnemann schon früh dem Brieffreund auch Privates mitteilte. Er berichtete ihm beispielsweise von der Last der Alters, die es ihm schwer machte, den Zustrom der Patienten alleine zu bewältigen. Auch die Empfindungen, die Hahnemann nach dem Tode seines Gönners, des Herzogs Ferdinand, bewegten, teilte er ihm bereitwillig mit. Der freundschaftliche Ton äußert sich nicht nur in der gegenseitigen Anrede »theuerster Freund«, sondern auch im poetischen Ton einiger Briefe, wenn vom Alltag und Privatleben die Rede ist. »Noch habe ich keine von den 1000 Nachtigallen nahe vor dem Thore gehört«[30], schrieb Hahnemann im Mai 1832 aus Köthen, als er wieder einmal seinem Freund im fernen Münster über die große Arbeitsbelastung klagte. Gleichwohl wahrten beide trotz der immer sich wiederholenden Beteuerung der Freundschaft im gemeinsamen Briefwechsel formale Distanz. Es war eine Gelehrtenfreundschaft im traditionellen Sinne, geprägt von gegenseitiger Hochachtung und Wertschätzung. An dieser durch traditionelle Formen geprägten Beziehung änderte sich auch nichts, als später Bönninghausens Sohn Carl die Adoptivtochter der zweiten Frau Hahnemanns ehelichte. Trotz der dadurch geknüpften Familienbande verzichteten beide aus gegenseitigem Respekt voreinander, sich fortan als »Gevatter« anzureden.

Nicht nur Bönninghausen, auch anderen Briefpartnern gegenüber beklagte sich Hahnemann darüber, daß ihn immer mehr Patienten in Köthen aufsuchten. Allerdings stammen die meisten dieser Klagen aus den späten 1820er und frühen 1830er Jahren. Wie sah es jedoch kurz nach dem Weggang aus Leipzig aus? Bereits in den ersten vier Monaten nach dem Umzug sind im Krankenjournal zusätzlich zu den übernommenen Leipziger Patienten 241 neue Patienten verzeichnet. In Hinblick auf Alter und Geschlecht der Patienten fällt der erhebliche Unterschied zwischen den beiden Wirkungsstätten Hahnemanns ins Auge. Die Altersverteilung war in Köthen zunächst breiter gefächert. In Leipzig waren insbesondere die jüngeren Altersklassen schwach vertreten. Auch waren im Unterschied zu früher die neuen Patienten, die nach Köthen zu Hahnemann in Behandlung kamen, in der Mehrzahl weiblich (52 Prozent). Lediglich in einer Altersgruppe (der 35- bis 44jährigen) überwogen die männlichen Patienten. Die geänderte Altersstruktur läßt darauf schließen, daß Hahnemann in Köthen verstärkt als Hausarzt tätig war, wenngleich er auch dort nicht von seiner Praxis abwich, die Patienten nur in absoluten Ausnahmefällen am Krankenbett zu besuchen. Weiterhin spricht die Tatsache, daß in den ersten Jahren ein erheblicher Teil der Patienten, soweit sie nicht aus Leipzig waren, aus Köthen oder der unmittelbaren Umgebung kamen, für den Aufbau einer neuen Stammklientel an seiner neuen Wirkungsstätte. Aufgrund des ihm vorauseilenden Rufes gelang dies schneller als früher.

Der Umzug in die Residenzstadt Köthen, der mit der Ernennung zum Hofrat und der Erlaubnis zum Selbstdispensieren verbunden war, veränderte mittelfristig ein weiteres Mal die soziale Zusammensetzung der Patientenschaft. Die Oberschicht ist jetzt sehr viel stärker als früher vertreten. Kranke aus Adel, Hofhaltung, Gerichtswesen, Verwaltung, Wissenschaft, Erziehungswesen, Kirche und künstlerischen Berufen machen in Köthen zwei Drittel der Klientel Hahnemanns aus. Die Zunahme der adligen Patienten dokumentiert eine Stichprobe aus einigen Krankenjournalen dieser Zeit. Bei den Angehörigen der Unterschicht, deren Anteil im Vergleich zur Eilenburger und Leipziger Zeit ab 1821 kontinuierlich abnahm, handelte es sich meist um das Dienstpersonal der Patienten aus den höheren Gesellschaftskreisen. So drängt sich der Schluß förmlich auf, daß Hahnemann bereits in den Köthener Jahren auf dem besten Wege war, ein weit über die Grenzen der anhaltinischen Residenzstadt hinaus bekannter »Modearzt« zu werden. Zu den Patienten, die zum Teil von weit her nach Köthen kamen, gehört beispielsweise Graf Georg Franz August Freiherr von Buquoy aus Prag, ein zu seiner Zeit bekannter Naturwissenschaftler. Von der Behandlung des Metternich-Beraters Friedrich von Gentz war bereits im anderen Zusammenhang die Rede.

Die prominentesten Patienten während der Köthener Zeit waren zweifellos der Herzog und die Herzogin. Der Name des Landesherrn, der Hahnemann ein großzügiges Niederlassungsprivileg eingeräumt hatte, taucht erstmals am 1. Mai 1821 im Krankenjournal auf. Die Symptome, die dort geschildert werden, lassen auf eine erektile Impotenz schließen. Und in der Tat: Die Ehe des Herzogpaars blieb kinderlos. Hahnemann vermochte ihm offenbar in diesem Falle nicht dauerhaft zu helfen, wenngleich der Herzog zwei Jahre später für die ärztliche Hilfe dankte und ihm seine »vollkommene Zufriedenheit«[31] versicherte. Erfolgreicher war Hahnemann dagegen, als es darum ging, den Herzog von einer »Nervenkrankheit« zu heilen. In der ›Staats- und gelehrten Zeitung des Hamburger unpartheiischen Korrespondenten‹ erschien 1824 die offizielle Verlautbarung: »Unser allverehrter Herzog, welcher von einer gefährlichen Nervenkrankheit befallen worden war, ist durch die Bemühungen des durch seine Heilmethoden berühmten Hofraths Dr. Hahnemann jetzt außer aller Gefahr.«[32] Man kann sich leicht vorstellen, welche Reklame eine solche offizielle Nachricht für den ehrenamtlich tätigen Leibarzt des Herzogs bedeutete. Auch die Herzogin, die an einem »schleichenden Nervenübel«[33] litt, war bei Hahnemann in Behandlung und zeigte sich mit dem Heilerfolg, wie aus einem Brief vom 4. Mai 1825 hervorgeht, durchaus zufrieden. Sie blieb selbst nach dem Tode ihres Gatten im Jahre 1830 weiterhin seine Patientin.

Sogar von den hochgestellten Persönlichkeiten unter seinen Patienten erwartete Hahnemann, daß sie sich voll und ganz auf seine Heilweise einließen und seine therapeutischen Anweisungen strikt befolgten. Gerade das enge Arzt-Patient-Verhältnis dürfte in nicht wenigen Fällen zum Erfolg der Homöopathie beigetragen haben. Doch mußten sich die Patienten erst an dieses neue Heilsystem gewöhnen. Das galt für alle sozialen Ränge.

»Wenn ich bessere ärztliche Hülfe oder auch nur für mich anwendbarer oder greifbarer wüßte als die Ihrige, so würde ich diese gewiß längst ergriffen haben, so sehr ich auch sonst jede Veränderung scheue, ohne erst Ihre Aufforderung dazu zu erwarten«, schrieb 1832 eine selbstbewußte Patientin aus Bernburg an Samuel Hahnemann. Doch ließ sie es bei dieser knappen Rechtfertigung nicht bewenden. In ihrem Brief führt Friederike Lutze näher aus, was ihrer Kritik an Hahnemann zugrunde liegt und wie sie sich ein intaktes Arzt-Patient-Verhältnis in ihren Augen vorstellt: »[…] ich weiß ja durch Ihre eigene Belehrung, daß Sie keines Kranken und eben so wenig und am allerwenigsten meiner bedürfen, wenn mich dies nicht schon meine eigene Einsicht gelehrt hätte, und hätte also dabei blos mich selbst zu berücksichtigen gehabt. Dies war aber nicht meine Meinung, ich sprach von keiner anderen ärztlichen Hülfe, sondern nur von einem einfachen, mir dringend anempfohlenen und bewährten Mittel zu Hinwegschaffung […] die Gesundheit störender Gegenstände […]. Oder hat es Sie vielleicht beleidigt, daß ich so offen von meinem geringen Zutrauen zu dieser Cur sprach? Ich konnte nicht denken, einen vorurtheilsfreien Mann durch eine Wiederholung dessen zu beleidigen, was ihm von Anfang an kein Geheimnis war. Gott weiß, wie sehr ich mich bemüht habe, mich damit zu befreunden und immer andere darum gebeten, mir Liebe und Vertrauen dazu einzuflößen; es wäre für mich selbst die größte Wohltat und der Cur selbst eine große Mithülfe gewesen; […] Mein Verhältnis zu Ihnen liegt für mich so sehr im Dunkeln, und jetzt wieder viel mehr, und so sehr, als jemals. (vielleicht weil ich jetzt wirklich wieder kränker bin) ich kann mich nicht darin zurechtfinden und verstehe Sie nicht. Vielleicht wäre alles anders, wenn ich in Cöthen hätte wohnen, und Sie also öfter sehen und sprechen können, ich würde dadurch eher einen Begriff von Ihrem eigentümlichen Wesen und Character bekommen haben, da durch Ihre Worte besser verstehen und deuten können. Ein Paar Mahl flüchtiges Sehen nach einer so strapaziösen Reise läßt keinen bestimmten Eindruck zurück, dazu bin ich noch zu schwach; [...] Oder sind Sie nicht erst jetzt der Meinung, daß bei so fortgesetztem geringen Vertrauen oder aus irgendeinem anderen Grund keine völlige Hülfe für mich mit Gewißheit von dieser Cur zu erwarten ist? Wenn dies der Fall ist, so bitte ich nur noch um die Güte, es mir mit wenigen bestimmten Worten klar und verständlich zu sagen.«[34]

Der Antwortvermerk Hahnemanns auf dem Briefkopf ließ an Deutlichkeit nichts zu wünschen übrig: »an mangelndes Zutrauen verschwende ich meine Muße und Kunst nicht«.[35]

Zweifellos haben wir es hier mit einem recht ungewöhnlichen Dokument zu tun. Unter den über 5550 Patientenbriefen, die sich heute im Archiv des Instituts für Geschichte der Medizin der Robert Bosch Stiftung in Stuttgart befinden, zeichnet sich dieser Brief durch die ungewöhnliche Offenheit aus, mit der hier Kritik geübt wird und Erwartungen wie auch Enttäuschungen formuliert werden. Friederike Lutze, die übrigens wenig später wieder von Hahnemann als Patientin akzeptiert wurde, steht mit ihrer Unzufriedenheit nicht allein. Auch andere Patienten lassen gelegentlich in der Korrespondenz mit Hahnemann durchblicken, daß sie von der Therapie eher enttäuscht waren oder sich von Hahnemann mißverstanden fühlten, wie z. B. ein Pfarrer aus Landsberg mit Namen Jacobi. Dieser beklagte sich in einem Brief darüber, daß er trotz der ihm von Hahnemann »eröffneten erfreulichen Aussicht doch nur betrübende Erfahrungen machen«[36] konnte. Hahnemanns handschriftlicher Vermerk über den Inhalt seines Antwortschreibens läßt die Verärgerung über den in seinen Augen ungeduldigen Patienten erkennen: »[...] soll nicht wieder schreiben, wenns ihm dann nicht besser deuchtet.«[37]

Wie typisch sind nun solche Patientenklagen für die Hahnemannsche Praxis, insbesondere in der Köthener Zeit? Und wie steht es mit den vielen zufriedenen Patienten, die ihm über viele Jahre Vertrauen entgegenbrachten? Und was kennzeichnet die Arzt-Patient-Beziehung in der homöopathischen Praxis zur Zeit Hahnemanns?

Stellen wir uns zunächst die Frage, was Hahnemann von anderen Ärzten seiner Zeit unterscheidet und was nicht mit dem von ihm entdeckten therapeutischen Verfahren unmittelbar im Zusammenhang steht. Ein wesentlicher Unterschied ist sicherlich, daß Hahnemann seine Patienten grundsätzlich zu sich bestellte und Hausbesuche bis auf wenige Ausnahmen konsequent ablehnte. »Um unsere edle Zeit zu sparen und unserer Würde nichts zu vergeben, dürfen wir bei keinem chronisch Kranken, und wäre er ein Fürst, wenn er noch zu uns ins Haus kommen kann, Besuche machen. Nur einen akuten, bettlägerigen Kranken müssen wir besuchen. Wer von denen, die umher gehen können, nicht Rath bei Ihnen im Hause suchen will, kann weg bleiben – anders geht's nicht. Alles Nachlaufen auf Allopathenart erniedrigt. Sie kommen, den Herren Kranken zu besuchen, das Stubenmädchen weist Sie ab; der Herr ist im Theater, ist ausgefahren, etc. Pfui! Sie müssen weiter zu einem zweiten, dritten wie ein Allöopath oder Bettler. Pfui! [...]«[38] – so schrieb Hahnemann im Jahre 1829 an den homöopathischen Arzt Dr. Johann Heinrich Wilhelm Ehrhardt in Merseburg. Und noch zwei Jahre vor seinem Tod teilte Hahnemann seinem Freund und Lieblingsschüler Clemens von Bönninghausen mit, daß die Kranken zu ihm »aufs Zimmer kommen müssen, wenn sie ausgehen oder fahren können, sie mögen so vornehm sein als sie wollen«. Als Begründung führt er an: »[...] denn ich achte es unter der Würde des wahren Arztes, Leuten nachzulaufen, die kommen können. Bloß die Bettlägerigen besuche ich mit meinem Wagen.«[39]

Allerdings ließ sich Hahnemann – öfter als bisher bekannt – dazu bewegen, seine Patienten zu Hause aufzusuchen, wie eine teilweise Auswertung der Krankenjournale aus der Köthener Zeit ergab. So taucht beispielsweise die schwerkranke 55jährige Patientin mit Namen Steinfels bis zu ihrem Tod in den betreffenden Krankenjournalen nur insgesamt 13mal auf. Doch sechs Tage nach der letzten Konsultation am 12. Juli 1821 notierte Hahnemann im Zusammenhang mit der noch ausstehenden Honorarforderung an die Angehörigen: »Für die Verstorbne M. Steinfels an Curkosten, ärztli[che] Bemühung[e]n und 39 Besuchen vom 25 Juny bis 14 Jul. 22$^1/_2$ Thaler.«[40] Offenbar hatte Hahnemann in diesem Fall, häufiger als es die Einträge im Krankenjournal vermuten lassen, der bettlägerigen Kranken, der er schließlich doch nicht helfen konnte, einen Hausbesuch abgestattet, diesen anschließend aber nicht immer in seinem Journal festgehalten. Gleichwohl widersprach dieses mehrmalige Entgegenkommen nicht seinen Prinzipien; denn es handelte sich ja bekanntlich um eine schwerkranke Patientin, die nicht zu ihm in die Sprechstunde kommen konnte.

Wie sah es aber bei den höhergestellten Patienten, allen voran dem Herzog, dessen Leibarzt er war, aus? Machte Hahnemann hier etwa eine Ausnahme? Soweit die Krankenjournale erkennen lassen, erfolgte die Behandlung in diesem Fall meist über Mittelspersonen, das heißt, Hahnemann begab sich meist weder zu dem kranken Herzog ins Schloß, noch kam dieser zu ihm ins Haus, was ja unter dessen Würde gewesen wäre. Hier finden wir also noch Reste des traditionellen Patronage-Verhältnisses, in dem der Leib- oder Hausarzt sich in einer abhängigen Position zum Patienten befand.

Was damals ungewöhnlich war, ist heute der Normalfall. Wie jeder andere niedergelassene Arzt hält auch ein homöopathischer Arzt Sprechstunden ab und macht notfalls Hausbesuche. Ausweislich der Krankenjournale betrug das Verhältnis zwischen persönlicher und brieflicher Konsultation in Hahnemanns Praxis zu Beginn der Köthener Zeit immerhin 3:1. Im Unterschied zur Hahnemannschen Praxis ist eine briefliche Konsultation mittlerweile eher eine Seltenheit.

Nicht nur das Kommunikationsmittel hat sich im Laufe der letzten 100 Jahre geändert. Hahnemann behandelte nämlich einen nicht geringen Teil seiner Patienten aus der Entfernung, das heißt, ohne den Patienten jeweils vor sich zu haben. Doch gab es nur ganz wenige Fälle, in denen die Anamnese und die Behandlung ausschließlich auf dem Korrespondenzwege erfolgten. Das überrascht, da viele Patienten Hahnemanns nicht aus der unmittelbaren Umgebung stammten, sondern oft weit entfernt, manchmal sogar außerhalb der Grenzen des Deutschen Reiches wohnten. Heute sind die Patienten aufgrund der rasanten Entwicklung des Verkehrswesens mobiler. Außerdem gibt es inzwischen selbstverständlich mehr homöopathische Ärzte als damals, während Hahnemann noch darüber Klage führte, daß seit dem Tode seines Gönners Herzog Friedrich von Anhalt-Köthen im Jahre 1830 kein Homöopath mehr im Lande zugelassen werde. Sein Stoßseufzer in einem Brief an Clemens von Bönninghausen aus dem Jahre 1832 (»und so weiß ich meinen großen

Ueberfluß von Kranken nirgend hinzuweis[en]«[41]) wird somit nachvollziehbar.

Wer von Hahnemann behandelt werden wollte, mußte also meist die Mühen der Anreise und daher teilweise nicht unerhebliche Kosten auf sich nehmen. Doch damit nicht genug. Hahnemann stellte an seine Patienten erhebliche Anforderungen. Sie sollten nicht nur homöopathische Grundkenntnisse erwerben, sondern auch volles Vertrauen in die homöopathische Heilweise haben. So findet sich beispielsweise im Krankenjournal unter dem Datum vom 26. August 1830 der Eintrag: »Kaufmann Hesse aus Eisenach (37) dieses Frühjahr Laxirbad in Kissingen allöopathisch auch viel verdorben, solls ›Organon‹ lesen.«[42] Andere Patienten ließen es bei der Lektüre von Hahnemanns Hauptwerk nicht bewenden. Sie besorgten sich zusätzliche Literatur. Zu ihnen gehört ein Quedlinburger Patient mit Namen Ihlefeldt, der sich 1832 Karl Gottlob Casparis ›Katechismus der homöopathischen Diätetik‹ (1. Aufl. 1825) zulegen wollte, aber von Hahnemann dahingehend beschieden wurde, er solle »sich in der Diät nach Organon richten«.[43] Allerdings waren die Patienten gehalten, nicht zuviel in Hahnemanns Werken zu lesen; denn Selbsthilfe im Krankheitsfall war gar nicht nach dem Geschmack des Begründers der Homöopathie. So tadelte Hahnemann einen Patienten namens Holtz, da dieser sich nach der Lektüre homöopathischer Schriften eine Selbstbehandlung durchaus zugetraut hatte. Hahnemanns harsche Worte verfehlten offenbar ihren Zweck nicht. Der Besitzer einer Ziegelei bei Wusterhausen in der Nähe von Neuruppin, der zu dem Zeitpunkt, als er Hahnemann brieflich konsultierte, 40 Jahre alt und bereits Vater von zehn Kindern war, gab jedenfalls in seinem Brief der Sorge Ausdruck, daß er trotz leichter Besserung der Symptome nicht ruhig in die Zukunft blicken könne, »denn kömmt ein plötzlich unvorhergesehener Fall, so stehe ich allein ohne ärztliche Hilfe, und meine Zuflucht zu den Ew. Wohlgeboren herausgegebenen Büchern, haben Sie durch Ihr geehrtes Schreiben vom 9ten v. M. mir fast ganz benommen.«[44] Hahnemann hatte ihm also offenkundig mit deutlichen Worten von der homöopathischen Selbstbehandlung abgeraten.

Insbesondere bei chronisch Kranken, bei denen keine rasche Heilung oder gar Fehlschläge zu erwarten waren, machte Hahnemann die Behandlungszusage von bestimmten Bedingungen abhängig. Zum einen mußte er als Arzt selbst von einer Heilungschance überzeugt sein, zum anderen mußten ihm diese Patienten bedingungslos vertrauen und deshalb mehr über die homöopathische Behandlungsweise wissen als die übrigen Kranken, die ihn um ärztlichen Rat fragten. In einem Brief an Clemens von Bönninghausen erläutert er, daß er einen chronisch Kranken »nicht eher in die Cur nahm, als bis er sich das Organon angeschafft und es sorgfältig durchgelesen hatte«.45 Das trug nicht nur zu dem Verkaufserfolg seiner Bücher bei, sondern hatte zudem den Vorteil, daß, wie er es ausdrückte, »die Kranken eine vertrauensvolle Ueberzeugung von dem unersetzlichen Vorzuge dieser Behandlungs-Art« gewannen und »fest gegen jede gegenseitige Einflüsterung standhaft in der Cur verharrten«.46

Die Patienten, die zu Hahnemann kamen, mußten sich also in der Regel von der Allopathie lossagen und sich voll und ganz auf seine neuartige und bis heute umstrittene Therapie einlassen. Das fiel manchen Patienten sicherlich nicht leicht. So berichtete beispielsweise eine Frau mit Namen Wolframsdorf, die ihre kleine Tochter homöopathisch behandeln ließ, daß sie wegen der vielen allopathischen Ärzte in ihrer Umgebung Hahnemann »wie Petrus den Herrn«47 verleugnen müsse. Und der bereits erwähnte Ziegeleibesitzer Holtz gab Hahnemann zu verstehen, daß die allopathischen Ärzte, die von seiner Hinwendung zur Homöopathie erfahren hätten und auf die er doch im Notfall weiterhin angewiesen sei, von ihm höheres Honorar als sonst üblich verlangten.

Allerdings waren nicht alle Patienten, die von Hahnemann behandelt wurden, so mit der neuen Heilkunst vertraut wie beispielsweise Holtz, der sogar wußte, daß die erste Arzneigabe Hahnemanns fast immer ein Placebo war. Diejenigen, die das ›Organon‹ nicht gelesen hatten – und das dürfte ein Großteil seiner Patienten gewesen sein – wandten sich, so Hahnemann, »gewöhnlich zum Nothschusse an den homöopathischen Arzt mit einer dürftigen Angabe ihrer Beschwerden, wie sie von ihren vorigen allöopathischen Aerzten kaum verlangt ward«.48 Eine ähnliche Erfahrung machen heute noch homöopathische Ärzte, wenn ein neuer Patient, der bis dahin keine Erfahrung mit der Homöopathie hatte, in ihre Sprechstunde kommt. In diesem Falle bekommen die betreffenden Patienten einen vorgedruckten Fragebogen in die Hand gedrückt, der die spätere Anamnese erleichtern soll. Eines ähnlichen Hilfsmittels bediente sich bereits Hahnemann, der seit den 1830er Jahren eine »Anleitung für Kranke, worauf sie bei der Beschreibung ihrer Krankheit zu achten haben«, entworfen von seinem Freund Clemens von Bönninghausen, an seine Patienten ausgab.

Wie sehr sich Hahnemanns Interesse an einer genauen und ausführlichen Schilderung der Befindlichkeit des Kranken von der Erwartungshaltung der »Schulmedizin« in der Zeit, als die großen Entdeckungen auf dem Gebiet der Bakteriologie noch nicht erfolgt waren, unterscheidet, zeigt ein Blick in eine allopathische Broschüre von 1875. Darin werden die Pflichten des Arztes und des Patienten im einzelnen abgehandelt. In Artikel II, § 4 heißt es dort: »Der Patient soll den Arzt nicht durch langweilige Erzählungen von Vorkommnissen und Dingen, welche keinen Bezug auf die Krankheit haben, ermüden. Selbst was wirklich die Erscheinungen betrifft, wird er viel besser über sie berichten, wenn er klar auf Fragen antwortet, als wenn er auf seine eigene Weise diese auf's genaueste aufzählt.«[49] Und was steht dagegen im berühmten § 84 des ›Organon‹, von dem während der Köthener Zeit drei neue, verbesserte Auflagen erschienen? »Der Kranke klagt den Vorgang seiner Beschwerden; die Angehörigen erzählen seine Klagen, sein Benehmen, und was sie an ihm wahrgenommen; der Arzt sieht, hört und bemerkt durch die übrigen Sinne, was verändert und ungewöhnlich an demselben. Er schreibt alles genau mit den nämlichen Ausdrücken auf, deren der Kranke und die Angehörigen sich bedienen. Wo möglich läßt er sie stillschweigend ausreden, und wenn sie nicht auf Nebendinge abschweifen, ohne Unterbrechung.«[50]

Nach Hahnemann sollte ein Arzt, der sich der Homöopathie verschrieben hat, vor allem ein »ächter Heilkünstler«[51] sein, das heißt, er muß sich auf die »schnelle, sanfte, dauerhafte Wiederherstellung der Gesundheit, oder Hebung und Vernichtung der Krankheit in ihrem ganzen Umfange auf dem kürzesten, zuverlässigsten, unnachtheiligsten Wege, nach deutlich einzusehenden Gründen«[52]

verstehen und dazu genaue Beobachtungen anstellen. Bei der Findung des homöopathischen Arzneimittels dürfen »keine kleinlichen Leidenschaften sich in diese ernste Wahl«[53] der richtigen Arznei

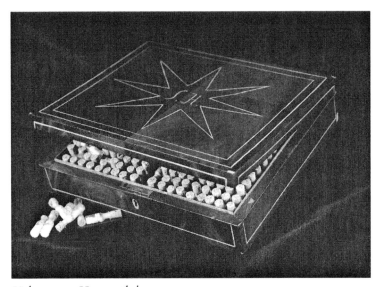

Hahnemanns Hausapotheke

mischen. Auch muß der homöopathische Arzt »nach der Vervollkommnung seiner Kunst«[54] streben und das Patientenwohl dabei immer im Auge haben. Und weiter heißt es im ›Organon‹: »Der ächte Heilkünstler wird es zu vermeiden wissen, sich Arzneien vorzugsweise zu Lieblingsmitteln zu machen, deren Gebrauch er, zufälliger Weise, vielleicht öfterer angemessen gefunden und mit gutem Erfolge anzuwenden Gelegenheit hatte. Dabei werden seltner angewendete, welche homöopathisch passender, folglich hülfreicher wären, oft hintangesetzt.«[55] Hahnemann plädiert also für ein ständiges kritisches Hinterfragen des eigenen therapeutischen Vorgehens, wovon seine 54 Krankenjournale, deren fortschreitende Erschließung immer wieder Überraschungen zu Tage fördert, ein eindrucksvolles Zeugnis ablegen.

Für den homöopathischen Arzt gilt weiter, was Hahnemann in einer Anmerkung zu §119 des ›Organon‹ wie folgt umschreibt:

»[…] so kann fortan kein Arzt, der nicht für verstandlos angesehen seyn, und der sein gutes Gewissen, das einzige Zeugniß ächter Menschenwürde, nicht verletzen will, unmöglich eine andre Arzneisubstanz zur Cur der Krankheit anwenden, als solche die er genau und vollständig in ihrer wahren Bedeutung kennt, d.i. deren virtuelle Wirkung auf das Befinden gesunder Menschen er genugsam erprobt hat, um genau zu wissen, sie sey vermögend, einen, dem zu heilenden sehr ähnlichen Krankheitszustand einen ähnlichern, als jede andre, ihm bekannt gewordne Arznei, selbst zu erzeugen.«[56] Hier wird also der Pflicht jeden homöopathischen Arztes das Wort geredet, Arzneiprüfungen am gesunden Menschen vorzunehmen und auf diese Weise seine Kenntnisse der Arzneimittellehre zu verbessern.

Seit den 1830er Jahren kam noch ein weiteres Anforderungskriterium hinzu. Die sogenannten »Halb-Homöopathen«, wie Hahnemann sie abschätzig nannte, ließen sich seiner Meinung nach recht einfach von den »ächten Heilkünstlern« unterscheiden, da jene es ihren Patienten angeblich freistellten, »ob sie homöopathisch oder allöopathisch behandelt seyn wollen«.[57] Ein guter Homöopath zeichnet sich nach Hahnemann also dadurch aus, daß er ausschließlich die neue Heilkunst anwendet und mit der alten Schule völlig gebrochen hat – ein Prinzip, das heute, im Zeitalter der Komplementärmedizin, selbst von Anhängern der klassischen Homöopathie nicht mehr für unumstößlich gehalten wird.

Wer das erste Mal mit der Homöopathie in Berührung kommt, dem wird oft sogleich der Unterschied zum heutigen Medizinbetrieb deutlich – einer Praxis, die der 1970 verstorbene Psychoanalytiker Michael Balint einmal mit »Fünf Minuten pro Patient« umschrieben hat. Zu den Grundprinzipien der Homöopathie gehört seit Hahnemanns Zeiten die individualisierende Untersuchung jedes Krankheitsfalles. Dazu dient neben der schriftlich festzuhaltenden ausführlichen Anamnese – wenn erforderlich – die körperliche Untersuchung.

Die Anleitung zur Erhebung und Aufzeichnung des Krankheitsbildes (insbesondere bei chronischen Erkrankungen) umfaßt bereits in der zweiten Auflage des ›Organon‹ 16 Paragraphen auf 13 Seiten (§§ 90–105). Daß Hahnemann sich weitgehend an dieses Schema hielt, macht die folgende Krankengeschichte deutlich, die sich in einem der zahlreichen Krankenjournale aus der Köthener Zeit findet[58]:

7. Juni [1830]

[Zeile]

31 Sam. Friedheim; (33) seit vielen Jahren nichts gebraucht, gegen Flechten \diese/ von Kindheit
32 [vor]
33 wenns schlimm ist, schwellen ihm die Drüsen in der Achselgrube, in dem Schooße und der Ellbogenbeuge
34 hat sehr schorfige Flechten Gulden groß auf der Stelle des Thenar [Daumenballen, R. J.] zwischen Daumen und Zeigefinger
35 an den Armen /besonders Ellbogenspitze\ auch solche, an den Ober und Unterschenkeln alles davon voll
36* jückt und sticht Herbst und Frühjahr sehr trübe
36 zuweilen arger Schnupfen
37 Verdauung schlecht, Zwiebeln und Gurkensallat stößt sehr auf
38 äußerst wenig Urin, nicht viel Durst | Nicht alle Tage. Stuhl und hart, ohne vergeblichen Dränge
39 1815 in Salze [Bad Salzuflen?, R. J.] im Bade, davon engbrüstig geworden | Appetit, hat sehr bitteren Geschmack; im Munde
40 Gemüth sehr heftig. Cholerisch
41 schläft schwer ein, liegt gerne lang, nicht alle Nächte Träume | Geschlechtstrieb; mäßig, Vermögen
42 bloß Tripper; vor 10 Jahren
43 noch oft Schründen beim Harnen, wenn er das Glied drückt
42* voriges Jahr starkes Nasenbluten;
43* 14 \14/ N°1.Tinct. sulph.; II/X 1 Reichsthaler
44 erst Sulph., dann Sars[aparilla]

Nachdem Hahnemann dem Patienten also zunächst *Sulphur* (Schwefel) verabreicht hatte, bestellte er ihn in zweiwöchentlichen Abständen wieder ein und beobachtete die Reaktion auf das Mittel. Gleichzeitig erfuhr er bei dieser Gelegenheit weiteres über den Kranken und seine Beschwerden. Am 24. Juli verschrieb Hahnemann ihm *Sarsaparilla* (südamerikanische Pflanze, verwandt mit der Stichwinde) – ein Mittel, an das er bereits bei der ersten Konsultation gedacht hatte.

Auf welche Symptome Hahnemann am meisten Wert legte, läßt sich anhand einer statistischen Auswertung der Krankenjournale feststellen. So interessierten Hahnemann vor allem Schlaf, Stuhlgang, Appetit und Körpertemperatur. Weiterhin rangiert der Kaffeekonsum, nach dem man selbst heute noch häufig von einem homöopathischen Arzt gefragt wird, in der Liste der von Hahnemann erhobenen Patientendaten ganz vorne. Dieses auffällige Interesse an der Lebensweise des Kranken muß man nicht zuletzt vor dem Hintergrund der Hahnemannschen Diätetik sehen, die bekanntlich größtenteils auf Erkenntnissen der griechisch-römischen Medizin basierte. Insofern war der Begründer einer neuen Heilweise durchaus ein Kind seiner Zeit; denn auch andere Ärzte (z.B. Hufeland) gaben ihren Patienten in Ermangelung einer spezifischen Therapie diätetische Ratschläge.

Wie Patienten damals auf eine dermaßen ausführliche Anamnese reagiert haben, wissen wir nicht. Wenn man sich aber die brieflich erfolgten Konsultationen genauer ansieht, so hat man manchmal den Eindruck, daß diese ausführliche (Selbst-)Befragung dem Mitteilungsbedürfnis der Kranken sehr entgegenkam und mit dazu beitrug, den Leidensdruck ein wenig zu dämpfen.

Die Arzt-Patient-Beziehung wird nicht zuletzt dadurch geprägt, wieviel Zeit die Konsultation in Anspruch nimmt und wie häufig ein Arztbesuch stattfindet. In den Anfängen seiner homöopathischen Praxis, also in den Jahren 1800 bis 1803, behandelte Hahnemann, der damals in Eilenburg praktizierte, insgesamt 997 Patienten. Die Zahl der Konsultationen belief sich auf 2930. Im Durchschnitt kommen damit auf einen Patienten drei Konsultationen. In Köthen konsultierten ihn zu Beginn der 1830er Jahre persönlich oder auch brieflich durchschnittlich acht Patienten pro Tag. Die Häufigkeit der Konsultation hing – ähnlich wie in einer zeitgenössischen »allopathischen« Praxis – einerseits von der Art der Erkrankung und andererseits von der Entfernung vom Wohnort des Patienten ab. Bei akuten Erkrankungen (z.B. bei Fieber) kamen die Patienten sogar bis zu dreimal pro Tag in die Hahnemannsche Sprechstunde. Die Patienten, die sich bei ihm in längerer Behandlung befanden, wurden meist im Abstand von sieben, 14 oder 21 Tagen wieder einbestellt. Bei Patienten, die ihn brieflich konsultierten, waren die Abstände naturgemäß größer. Manchmal vergingen bis zu sechs Monate, bevor eine weitere Konsultation erfolgte.

Wenn einige homöopathische Ärzte sich heute auf Hahnemann berufen, indem sie empfehlen, daß eine zweite Konsultation in der Regel erst sechs Wochen nach der ersten stattfinden soll, wenn nicht besondere Umstände eine Verringerung der Zeitabstände notwendig machen, so widerspricht das eindeutig der Hahnemannschen Praxis, soweit es sich dabei nicht um die Behandlung von chronischen Krankheiten handelt.

Das Arzt-Patient-Verhältnis wird bekanntlich vor allem dann auf die Probe gestellt, wenn der Kranke sich nicht an die Anweisung des behandelnden Arztes hält. Wir wissen, daß Hahnemann auf ein solches Verhalten meist sehr unwirsch reagierte. Die Patienten kannten offenkundig diese Empfindlichkeit und versuchten deshalb, Versäumnisse und Abänderungen des Therapieplans mehr oder weniger ausführlich zu begründen. So schrieb beispielsweise Antonie Volkmann, die Frau des Leipziger Stadtrichters, an Hahnemann in Köthen: »[...] verehrtester Herr Hofrath! scheinen Sie zu glauben, daß ich zuweilen andere Arznei brauche, oder mich nicht diätetisch genug verhalte. Aber keines von beiden ist bisher geschehen. Bis auf mein letztes Unwohlsein habe ich keine andere Arznei gebraucht, auch nicht durch Riechen, und meine Diät ist wohl leichter übertrieben sorgfältig als nachläßig.«[59] Und in einem späteren Brief fragte diese Patientin sogar ausdrücklich an, ob es wirklich geraten sei, zur Vorbeugung gegen Cholera »den Kampferspiritus nach Verordnung«[60] einzunehmen, da dieser bei ihr schon einmal heftige Nebenwirkungen ausgelöst habe. Hahnemann gibt in diesem Falle dem Patientenwunsch nach. Auch ansonsten zeigt er sich durchaus kompromißbereit, allerdings nur, wenn es sich um die Darreichungsform der homöopathischen Verordnung handelt.

Das gilt insbesondere für das Riechen an homöopathischen Arzneien, das Hahnemann zwar als äußerst wirksam empfand, aber nicht allen Patienten zumuten wollte, wie er in einem Brief an Bönninghausen aus dem Jahre 1833 zu erkennen gibt: »Aber das [gemeint ist das Riechenlassen; R. J.] thue ich noch nicht, weil das Publikum noch an Pulver-Einnehmen gewöhnt ist, sei auch nichts darin. Meine fremden Kranken, aber hier aus Dänemark, Rußland und mehrere aus Frankreich, welche sich genauer mit der Kunst bekannt gemacht habe[n], bekommen und verlangen nur zu riechen.«[61] Von ähnlichen Akzeptanzschwierigkeiten berichten auch heute noch »klassische« Homöopathen, indem sie darauf verweisen, das Riechen an Arzneifläschchen zwar im Familien- und Freundeskreis erfolgreich zu praktizieren, aber damit bei den übrigen Patienten auf größte Skepsis zu stoßen.

Und wie steht es in Hahnemanns Köthener Praxis um die sogenannten »Therapieabbrecher«, die aus unterschiedlichen Gründen sich entschlossen, eine homöopathische Behandlung nicht fortzusetzen? Diese gab es natürlich unter Hahnemanns Patienten. Doch erfahren wir meist nichts über ihre Motive, denn sie tauchen nicht mehr im Krankenjournal auf, wobei auch nicht auszuschließen ist, daß sie entweder verstorben oder sogar auf Dauer geheilt worden sind. Nur durch Zufall erfahren wir also über die Gründe, die jemanden bewogen haben, Hahnemanns Rat nicht weiter in Anspruch zu nehmen. Ein solcher Fall ist der einer jungen Patientin mit Namen Jenny von Pappenheim, die Hahnemann in den Jahren 1829/30 wegen Depressionen aufgrund einer unglücklich verlaufenden Liebesaffäre behandelt hatte. Am 17. Februar 1830 findet sich in seinem Krankenjournal der folgende Eintrag: »[…] sie glaubt meiner Hülfe nicht zu bedürfen; sollte aber ein Rückfall stattfinden, darf sie wohl wieder nach meiner wohltuenden Hand verlangen die sie so glücklich von dem lästigen Uebel befreit und ihr Jugend und Gesundheit wiedergegeben hat.«[62] Doch handelt es sich hier weniger um einen mit Hahnemann abgestimmten Therapieabbruch als um eine erfolgreiche Behandlung, die sich bei einem Rückfall problemlos fortsetzen ließe. Die Wiederaufnahme einer abgebrochenen Therapie konnte auch andere Ursachen haben, wie der Fall eines Erfurter Hauptmanns zeigt, der berufliche Gründe dafür anführte, daß er die Behandlung unterbrochen hatte und sich erst nach einiger Zeit wieder bei Hahnemann meldete.[63]

Schließlich beeinflußt die Honorierung der ärztlichen Leistung das Arzt-Patient-Verhältnis. Das galt damals in sehr viel stärkerem Maße als heute, da inzwischen meist die gesetzliche oder private Krankenversicherung und die ärztlichen Berufsverbände sozusagen als »Vermittlungsinstanzen« dazwischengeschaltet sind.

Hahnemann verlangte von seinen Patienten eine Voraus- bzw. eine Barzahlung. Das war damals sehr ungewöhnlich. Wie man sich dieses Abrechnungsverfahren konkret vorstellen muß, wissen wir beispielsweise aus der Schilderung seines Schülers Dr. Franz Hartmann: »Das Honorar für 6 Pulver, die nummerirt waren, von denen nur eins Arznei enthielt und theils täglich 3, theils auch nur 2 Stück verbraucht wurden, betrug im niedrigsten Preise 16 gute Gr[oschen], bei Reichern 1 Th[a]l[e]r 8 g[ute] Gr[oschen] bis 2 Th[a]l[e]r, oder aber er ließ sich von solchen eine bestimmte Summe von 10–12 Louis d'or pränumerando zahlen, die er ad libitum nach einiger Zeit von Neuem verlangte.«[64] Gerade das letztere Verfahren, also die Vorauszahlung, schien einigen seiner Standesgenossen als Verstoß gegen die guten Sitten, obwohl es damals durchaus üblich war, daß wohlhabende Patienten einen Hausarzt unter Vertrag hatten, der mit einer Pauschale entlohnt wurde. Allerdings war diese Summe erst am Ende eines Jahres fällig, was dem Schuldner die Möglichkeit gab, die Zahlung hinauszuzögern, zu mindern oder gar ganz zu verweigern.

Wie es um die Zahlungsmoral vieler Patienten bestellt war, wußte Hahnemann offensichtlich besser als die meisten seiner Gegner, die ihm aus Konkurrenzdenken Habgier vorwarfen. Hier zeigte sich Hahnemann zweifellos als Realist und Pragmatiker, der auch die finanzielle Seite des Arztberufes nicht aus den Augen verlor. Wie man den Krankenjournalen und den erhaltenen Patientenbriefen entnehmen kann, waren die meisten Kranken bereit, sich auf

Hahnemanns durchaus nicht unangemessene Honorarforderungen einzulassen. Das gilt auch für die weniger bemittelten unter ihnen, die häufig ihre letzten Spargroschen zusammenkratzen mußten, um sich eine homöopathische Behandlung, die nicht unbedingt billiger als eine allopathische war, über einen längeren Zeitraum leisten zu können. Daß diese finanziellen Sorgen so manchen Patienten in seiner Krankheit noch weiter betrübten, macht wiederum die bereits eingangs zitierte Friederike Lutze in ihrem Brief an Hahnemann klar: »[...] meine langwierige Krankheit hat schon große Summen gekostet, und die Sorge, die Kosten derselben zu bestreiten, gehört nicht zu den geringsten, die mich drücken und ängsten.«[65] Vor diesem Hintergrund wird erst deutlich, welche Errungenschaft es ist, daß heute zumindest die private Krankenversicherung die Kosten für eine homöopathische Behandlung übernimmt und der Kranke damit wenigstens von dieser finanziellen Sorge befreit ist. Für die Arzt-Patient-Beziehung bedeutet dies, daß damit ein nicht unwesentlicher Störfaktor mittlerweile weitgehend ausgeschaltet ist.

Im Laufe der Jahre sah Hahnemann immer mehr Patienten mit chronischen Krankheiten in seiner Sprechstunde, bei denen die Behandlung nicht so anschlug, wie er es sich erhofft hatte. Erste Zweifel dürften ihm schon während der Leipziger Zeit oder sogar noch früher gekommen sein. Systematisch – wie es Hahnemanns Art war – beschäftigte er sich mit diesem Problem aber erst in den frühen 1820er Jahren, wie aus einem Brief an den preußischen Generalkonsul Dr. Friedrich Gotthelf Baumgärtner vom 10. Januar 1823 hervorgeht. Darin bringt er sein Bedauern zum Ausdruck, daß die Homöopathie leider noch nicht »die Reste eines innern chronischen Siechthums« heilen könne, wenngleich die neue Heilkunst ansonsten sehr gute Heilerfolge im Unterschied zur Allopathie aufzuweisen habe. Es müsse daher ein Weg gefunden werden, auch chronische Krankheiten zu heilen: »Dieß noch Fehlende zu erfinden und so die Kunst, die alten chronischen Krankheiten vollkommen auszutilgen, vollends auf's Reine zu bringen, habe ich mich die letzten vier Jahre meines Lebens Tag und Nacht bestrebt, und bin durch 1000 Versuche und Erfahrungen, sowie durch ununterbrochenes Nachdenken endlich zu meinem Zwecke gelangt. Von diesem unschätzbaren Funde, dessen Werth für die Menschheit alles übertrifft, was je von mir erfunden worden, und ohne welchen alle bisherige Homöopathie nur mangelhaft und unvollkommen bleibt, weiß natürlich noch keiner meiner Schüler etwas.«[66] Daß Hahnemann nicht gleich in alle Welt hinausposaunte, daß er den homöopathischen »Stein der Weisen« gefunden hatte, erwies sich im nachhinein als richtige Entscheidung; denn keine der theoretischen Überlegungen des Begründers der Homöopathie sind unter seinen eigenen Anhängern (von den Gegnern ganz zu schweigen) so auf Skepsis gestoßen wie Hahnemanns Lehre von den chronischen Krankheiten.

Die ersten, die in das Geheimnis eingeweiht wurden, waren seine engsten Schüler Ernst Stapf und Georg Wilhelm Gross, die damals Herausgeber der ersten homöopathischen Zeitschrift waren, des ›Archivs für homöopathische Heilkunst‹. Dem Erstgenannten teilte Hahnemann 1827 in noch recht vagen Worten mit, daß er einen Weg gefunden habe, die chronischen Krankheiten nicht mehr »für paradoxe, nicht zu enträthselnde Erscheinungen«[67] ansehen zu müssen. Doch Einzelheiten gab er selbst diesen vertrauenswürdigen Schülern nicht preis. Er nannte ihnen lediglich die Mittel, die dann helfen sollten, wenn bei ihren Patienten bei hartnäckigen Krankheitssymptomen »weder Nux, noch Puls[atilla], noch Ign[atia] u.s.w.« wirkten. Immer wieder vertröstete er die beiden eingeweihten Homöopathen mit dem Hinweis, daß sein Buch, in dem er das Rätsel lösen würde, bald erscheinen werde. 1828 war es dann soweit. Damals erschien in dem Verlag, der bereits die ›Reine Arzneimittellehre‹ herausgebracht hatte, der erste Teil von Hahnemanns wohl umstrittenstem Werk unter dem Titel ›Die chronischen Krankheiten, ihre eigenthümliche Natur und homöopathische Heilung‹. Im Vorwort bringt der Autor bereits seine Skepsis zum Ausdruck, ob man seine neuen Erkenntnisse wohlwollend aufnehmen oder gar sich zu eigen machen werde. Die in den 1820er Jahren zunehmende Kritik an der Homöopathie hatte Hahnemann wohl deutlich gemacht, mit welchem erbitterten Widerstand er in der Ärzteschaft rechnen mußte. Dennoch glaubte er, der Welt eine so bedeutende Entdeckung nicht vorenthalten zu dürfen. So setzte er seine ganze Hoffnung auf »eine gewissenhaftere und einsichtigere«[68] Nachwelt. Doch auch diese tut sich bis heute schwer, Hahnemanns Lehre von den chronischen Krankheiten zu verstehen, geschweige denn zu akzeptieren.

In der Einleitung führt Hahnemann aus, wie er dem Rätsel auf die Spur gekommen ist. Anders als seine Anhänger gab er sich nicht mit dem Gedanken zufrieden, daß die Erfolglosigkeit der Homöopathie bei bestimmten Krankheitszuständen nur an der noch zu geringen Zahl der homöopathischen Mittel liegen könne. Durch jahrelanges Studium am Krankenbett kam es schließlich zum Heureka-Erlebnis: »Die durchgängig sich wiederholende Thatsache, daß die auch auf die beste Weise homöopathisch behandelten, unvenerischen chronischen Uebel nach ihrer wiederholten Beseitigung dennoch, und zwar immer in einer mehr oder weniger abgeänderten Gestalt mit neuen Symptomen ausgestattet wiederkehren, ja alle Jahre mit einem Zuwachse an Beschwerden wiederkehrten, gab mir den ersten Aufschluß: daß der homöopathische Arzt bei dieser Art chronischer Uebel, ja bei allen (unvenerischen) chronischen Krankheitsfällen es nicht allein mit der eben vor Augen liegenden Krankheits-Erscheinung zu thun habe, sie nicht für eine in sich abgeschlossene Krankheit anzusehn und zu heilen habe – welche sonst in kurzer Zeit und auf immer homöopathisch getilgt und geheilt worden seyn müßte, wie doch die Erfahrung und der Erfolg widerlegte – sondern daß er es immer nur mit einem abgesonderten Theile eines tief liegenden Ur-Uebels zu thun habe, dessen großer Umfang in den von Zeit zu Zeit sich hervorthuenden neuen Zufällen sich zeige […].«[69] Langjährige Beobachtung hatte also Hahnemann zu der Erkenntnis geführt, daß für die homöopathische Mittelwahl nicht allein die aktuell sich zeigenden Symptome wichtig sind. Die Ebene der Symptomähnlichkeit mußte tiefer angesetzt werden, und zwar bei den sogenannten Miasmen. Dazu galt es, in der Krankengeschichte eines Patienten sorgfältig nach solchen »Ur-Uebeln« oder »miasmatischen Krankheiten«, wie Hahnemann sie auch nannte, Ausschau zu halten.

Vor dem bakteriologischen Zeitalter, das mit der Entdeckung des Milzbranderregers durch Robert Koch im Jahre 1876 und des mikrobakteriellen Verursachers der Tuberkulose sechs Jahre später eingeleitet wurde, dominierte lange Zeit ein anderes Erklärungsmodell. Man erklärte sich die Entstehung und Ausbreitung epidemischer Krankheiten durch das Vorhandensein schlechter Ausdünstungen, die aus dem Boden, aus Sümpfen oder aus dem Wasser in die Luft gelangten. Dafür verwendete man das griechische Wort *miasma*, das ursprünglich »Schmutz« bzw. »Verunreinigung« bedeutet. Als Pesthauch ist die Miasmenlehre, die ihre Ursprünge in der antiken Medizin hat, auch in die deutsche Sprache eingegangen. Hahnemann machte sich den zeitgenössischen Begriff »Miasma« zu eigen und deutete ihn in seinem Sinne um. Danach gehen alle Krankheiten von bestimmten Ur-Ursachen aus, der »Psora«, der »Sykose« und der »Syphilis«. Diese erzeugen unterschiedlichste Krankheitszustände, oder anders ausgedrückt: Die Ur-Krankheit nimmt verschiedene äußerliche Erscheinungsformen an. Der einem Krankheitsprozeß zugrunde liegende miasmatische Wesenskern muß nach Hahnemann, um dauerhafte Heilung zu erzielen, handlungsleitend für das therapeutische Vorgehen sein. Heute würde Hahnemann vermutlich eher von Krankheitsanlagen (nicht im Sinne von Konstitutionstypen) oder primären Krankheitsherden, ausgelöst durch einen bakteriellen Infekt sowie von chronischen Reizen, die ihren Auslöser in der Umwelt oder in traumatischen Ereignissen haben, sprechen. Es fehlt jedenfalls in der Geschichte der Homöopathie nicht an Versuchen, die auch ihren Anhängern nur schwer zu vermittelnde Hahnemannsche Lehre von den chronischen Krankheiten dem jeweils dominanten medizinischen Theoriegebäude anzupassen. So fügte zum Beispiel der belgische Homöopath Alfons Geukens in den 1990er Jahren dem Hahnemannschen Dreierschema noch weitere, eher »moderne« Miasmen hinzu: Alkohol-, Tranquilizer-, Drogen-, Antibiotika- und Cortison-Miasma.

Durch Beobachtung war Hahnemann also zu der Überzeugung gelangt, daß alle chronischen Krankheiten sich im wesentlichen auf drei Miasmen zurückführen lassen: »nämlich erstens die Syphilis (auch sonst von mir venerische Schankerkrankheit genannt), dann die Sycosis oder die Feigwarzenkrankheit, und endlich die dem Krätz-Ausschlage zum Grunde liegende chronische Krankheit, die Psora.« Letzteres hielt der Begründer der Homöopathie für das wichtigste Miasma; denn er ging davon aus, daß sieben Achtel aller Krankheiten eine psorische Grundlage haben, der Rest dagegen sei sykotisch oder syphilitisch.

Kein Zweifel, die Krätze (Scabies), eine juckende Hautkrankheit, war zu Lebzeiten Hahnemanns weit verbreitet. Nur kannte man damals noch nicht den Erreger, die Krätzmilbe, die erst 1840 von Jakob Henle, dem Lehrer Robert Kochs, als Krankheitsursache eindeutig nachgewiesen wurde. Zwar hatten sowohl Hahnemann als auch andere Ärzte des 18. Jahrhunderts vermutet, daß die Krätze von »kleinen lebenden Insecten oder Milben«[70] herkomme, doch hatte diese Vorstellung zunächst keine Folgen für die Therapie. Die traditionelle Viersäftelehre und allerlei unwirksame Hausmittel bestimmten weiterhin das therapeutische Vorgehen – mit Ausnahme von Hahnemann, der bereits 1792 schwefelhaltige Waschlösungen zum Abtöten der Milben empfahl.

Es gab damals nicht wenige Ärzte, die davor warnten, die Krätze mit irgendwelchen Mitteln, insbesondere mit Schwefelkuren, »zurückzutreiben«, denn ein solches Vorgehen könne zum Ausbruch weit schlimmerer Krankheiten wie beispielsweise Schwindsucht oder gar Wahnsinn führen. Zu diesen Medizinern zählt der Tübinger Professor Johann Heinrich Ferdinand Autenrieth, der unter anderem Fußgeschwüre, Kniegeschwulste, Lähmungserscheinungen, Glaukome, aber auch »hysterische Bleichsucht« und »Geistes-Verwirrung« auf eine falsche Behandlung der Krätze zurückführte. Hahnemann zitiert die Meinung des berühmten Klinikers, zu dessen Patienten auch der geisteskranke Friedrich Hölderlin gehörte, zustimmend in der zweiten Auflage der ›Chronischen Krankheiten‹. Lediglich in der Schlußfolgerung stimmt er mit ihm nicht überein. Denn Autenrieth glaubte, die Krätze mit einer lokalen Therapie gründlich heilen zu können, während der Begründer der Homöopathie überzeugt war, daß nur die Anwendung »innerliche[r] Mittel«[71], wie sie die Homöopathie anbot, zum nachhaltigen Erfolg führte.

Die Tatsache, daß Hahnemann bereits in seiner Frühzeit eine durchaus richtige Vorstellung über den eigentlichen Verursacher der Krätze hatte, macht deutlich, daß er unter der Bezeichnung »Krätz-

Krankheit« (oder griechisch *Psora*) mehr als nur die eigentliche Krätze (Scabies) verstand. Sie ist vielmehr ein Sammelbegriff für eine Vielzahl von Hautleiden (vom »Aussatze bis zum Krätz-Ausschlage«[72]), die damals noch nicht als eigenständige Krankheiten, sondern als äußeres Zeichen für die unterschiedlichsten Gesundheitsstörungen angesehen wurden. Eine solche begriffliche Uneindeutigkeit trug zu Mißverständnissen bei, sowohl schon bei den Zeitgenossen als auch insbesondere bei späteren Ärztegenerationen, die bereits mit dem bakteriologischen Paradigma groß geworden waren.

Die Vorstellung von der Psora als »allgemeinste Mutter der chronischen Krankheiten« (Samuel Hahnemann) löste nicht nur bei den Gegnern der Homöopathie Stirnrunzeln aus. Selbst die eigenen Anhänger verweigerten Hahnemann in diesem Punkt nicht selten die Gefolgschaft. Zu denjenigen Homöopathen, die damals gegenüber dem Meister kein Blatt vor den Mund nahmen, gehört der Arzt Ludwig Griesselich, der Hahnemann bekanntlich 1831 in Köthen besucht hatte. Er schrieb ihm drei Jahre später aus Karlsruhe, wo er als homöopathischer Arzt praktizierte: »Was die Psora betrifft, so gestehe ich Ihnen offen, ehrlich und treu meiner innersten Überzeugung, daß diese der Homöopathie mehr Feinde machte, als alle Gegenschriften.«[73] Später zeigte Griesselich allerdings etwas mehr Verständnis für Hahnemanns Psora-Lehre, obwohl er an seiner grundsätzlichen Kritik festhielt: »Ob wir das Allgemeinleiden Psora nennen, ob Dykrasie, Kachexie oder Schärfe, ist im Ganzen einerlei; wir erkennen in einer großen Zahl von Hautleiden den Widerschein eines Allgemeinleidens des Organismus [...].«[74] Griesselich, der eine pragmatische Richtung der Homöopathie vertrat, die unter dem Namen »Hygieniker« in der Medizingeschichte bekannt ist, war einer der ersten, der darauf verwies, daß Hahnemanns Psora-Begriff schon damals für wissenschaftliche Zwecke zu vage war. Immerhin billigte er dem Begründer der Homöopathie das Verdienst zu, mit der Psora-Lehre auf die Wechselwirkung zwischen Haut und den inneren Organen aufmerksam gemacht zu haben.

Hahnemann glaubte, ein für allemal dem Ursprung der meisten chronischen Krankheiten auf die Spur gekommen zu sein, indem er eine »allgemeine psorische Krankheit des ganzen Organism[us]«[75]

für eine Vielzahl unterschiedlichster, oft hartnäckiger Krankheitszustände verantwortlich machte. Die Liste dieser Symptome reicht in der ersten Auflage der ›Chronischen Krankheiten‹ von der »Blässe des Gesichts« zur »unheilsame[n] Haut«. Und ähnlich umfangreich ist die Liste der »anti-psorischen« Arzneimittel, die Hahnemann zur Behandlung vorschlägt. Der therapeutische Reigen beginnt alphabetisch mit *Ammonium carbonicum* (Ammoniumcarbonat) und endet mit *Zincum* (Zink). Auffällig ist auch die Zunahme der einschlägigen Prüfsymptome, betrugen diese bei *Natrium carbonicum* (Natriumcarbonat) in der ersten Auflage noch 306 Prüfsymptome, so waren es in der zweiten Auflage, die 1835 erschien, bereits dreimal soviel (1082).

Zu den Patienten, bei denen Hahnemann ein psorisches Grundübel vermutete, gehörte übrigens die uns bereits bekannte Antonie Volkmann, die Frau des Leipziger Stadtrichters, die auch in der Köthener Zeit weiterhin bei ihm in Behandlung war. Ihre Krankengeschichte macht deutlich, wie Schwefel im Laufe der Zeit zu Hahnemanns wichtigstem anti-psorischem Mittel wurde, vor allem wenn die Krankheit in seinen Augen noch nicht allzuweit fortgeschritten war. Und noch eines fällt bei der Lektüre dieser Krankengeschichte, die sich über viele Jahre hinzog, auf: Es hat den Anschein, als ob Hahnemann in den späten 1820er und frühen 1830er Jahren an den Patienten in größerem, bislang kaum bekanntem Umfang systematisch Arzneimittelstudien betrieb und auf diese Weise zahlreiche (Einzel-)Symptome in den homöopathischen Arzneischatz kamen. Was selbst in der dritten Auflage des ›Organon‹ von 1824 (§ 149) noch als absolute Ausnahme für die »Meister« der homöopathischen Heilkunst vorgesehen war, nämlich Arzneimittelprüfungen auch am Kranken vorzunehmen, war in der Hahnemannschen Praxis, insbesondere wenn es um die Behandlung von chronisch Kranken ging, bereits kurz darauf zur Routine, wenngleich nicht zur Regel geworden.

Die anderen beiden Miasmen, die Hahnemann für die Entstehung chronischer Krankheiten verantwortlich machte, waren venerischen Ursprungs, gingen also auf Ansteckung beim Geschlechtsverkehr zurück. Zu Hahnemanns Zeit war die Medizin noch nicht in der Lage, zwischen den einzelnen Geschlechtskrankheiten (nach Erregertyp) zu unterscheiden. So herrschte damals noch die Vorstellung vor, daß der Tripper, wie die Gonorrhoe umgangssprachlich genannt wird, und die Syphilis identische Krankheiten seien, während der Weiche Schanker (Ulcus molle) bereits als eigenständige Geschlechtskrankheit angesehen wurde. 1831 kam dagegen die Theorie auf, daß Syphilis und der Weiche Schanker ein und dieselbe Krankheit seien, die es von der Gonorrhoe zu unterscheiden gelte. Erst durch die Entdecker der Erreger (Gonorrhoe 1879, Ulcus molle 1889 und Syphilis 1905) entstand das heute noch gültige differenzierte Bild, das wir von den Geschlechtskrankheiten haben. Diese wissenschaftshistorische Entwicklung muß man im Blick haben, um zu verstehen, was Hahnemann unter Sykosis bzw. Syphilis verstand.

Die Feigwarzenkrankheit, die Hahnemann auch mit dem griechischen Wort *Sykosis* bezeichnete, ist weitgehend identisch mit dem Tripper, einer Infektion der Harnröhren- oder Vaginalschleimhaut, bei der es in bestimmten Fällen auch zu Manifestationen der Krankheit außerhalb der Geschlechtsteile kommen kann. Hahnemann richtete sein Augenmerk nicht so sehr auf die Beschwerden, die mit der akuten Entzündung verbunden sind (z.B. beim Wasserlassen), sondern auf die Hautveränderungen. Dazu zählte er vor allem Wucherungen (»Feigwarzen«) an der Harnröhre, an der Eichel oder der Vorhaut des Mannes. Hahnemann war insofern seiner Zeit voraus, indem er den Tripper als eigenständige Krankheit auffaßte und nicht als eines der verschiedenen Stadien der Syphilis, wie der berühmte englische Mediziner John Hunter im Jahre 1767 durch einen heroischen Selbstversuch, in dem er sich ein vermeintliches Trippersekret injizierte, zu beweisen versucht hatte. Auch war Hahnemanns Therapie durchaus wegweisend, denn sie verzichtete grundsätzlich auf die bis ins 20. Jahrhundert übliche lokale Behandlung der Symptome. Statt dessen forderte er: »Bei dieser zuverlässigen Heilung der Sykosis von innen darf kein äußeres Mittel (außer jenem Thuja-Safte) auf die Feigwarzen angebracht oder aufgelegt werden [...].«[76] Das Hauptmittel Hahnemanns gegen dieses Miasma war, wie das Zitat bereits andeutet, das homöopathische Mittel Thuja, der Lebensbaum.

Mit der Behandlung der Syphilis hatte Hahnemann sich bereits in seiner vorhomöopathischen Zeit intensiver befaßt. Damals hatte er noch einer lokalen Therapie den Vorzug gegeben. Durch seine langjährige homöopathische Praxis war er aber zu der Überzeugung gelangt, daß diese Geschlechtskrankheit, die bei Hahnemann auch noch die Symptome des weichen Schankers (Ulcus molle) mit einschloß, nur »systemisch« zu heilen sei. Falls die Krankheit noch nicht zu weit fortgeschritten und nicht durch eine gleichzeitig vorhandene psorische Erkrankung verkompliziert war, bedurfte es seiner Meinung nach lediglich einer »einzigen, kleinen Gabe des besten Merkurialmittels, um binnen 14 Tagen die ganze Syphilis sammt dem Schanker gründlich und auf immer zu heilen«.[77] Nicht in der Wahl des Mittels (Quecksilber), sondern lediglich in der Art der Anwendung unterschied sich Hahnemann also von der zeitgenössischen Therapie, die erst 1909 durch die Entdeckung des Salvarsans durch Paul Ehrlich abgelöst wurde.

Hahnemanns Lehre von den chronischen Krankheiten irritierte seine Anhänger und Gegner nicht nur wegen der Miasmentheorie. Auch die Veränderung in der Zubereitung und Verabreichung homöopathischer Arzneien rief teilweise großes Erstaunen oder mißbilligendes Kopfschütteln hervor. Das gilt insbesondere für die zweite Auflage, in der sich Hahnemann gegen die einfachen Verdünnungen aussprach und seine Art der Potenzierung als Dynamisation bezeichnete. Er nennt sich selbst den Entdecker dieses Verfahrens, bei dem die »in natürlichen Körpern während ihres rohen Zustandes verborgen gelegenen, arzneilichen Eigenschaften, welche dann fast geistig auf unser Leben, das ist auf unsre empfinden[de] (sensible) und erregbare (irritable) Faser einzuwirken fähig werden«[78], an den Tag treten. Damit hatte Hahnemann den Boden der materialistischen Weltanschauung vollends verlassen und mußte sich den Vorwurf gefallen lassen, immateriellen Kräften das Wort zu reden. Der Glaube an »die Kraft des Schüttelns«, wie es Ludwig Griesselich ausdrückte, machte die Homöopathie in den Augen ihrer Gegner noch angreifbarer als zuvor.

Hinzu kam, daß Hahnemann gegen die von ihm bei Patienten vermuteten miasmatischen Krankheiten nicht nur die seit den späten 1820er Jahren übliche C30-Potenz verordnete. Wegen der immer wieder von ihm beobachteten Probleme bei der zu frühen

Wiederholung eines Mittels begann Hahnemann bereits in der Köthener Zeit mit höheren Potenzen (C60 bis C90) zu experimentieren, wenngleich die »Schallmauer« der in ihrer Verdünnungsstufe physikalisch längst nicht mehr nachvollziehbaren und kaum noch vorstellbaren Hochpotenzen, die sogenannten 50000- oder Q-Potenzen, erst später in Paris gegen Ende seines Lebens durchbrochen wurde.

Daß seine Lehre von den miasmatischen Krankheiten umstritten sein würde, hatte Hahnemann geahnt. Dennoch dürfte er über das überwiegend verhaltene oder sogar negative Echo in den Kreisen seiner Anhänger eher überrascht gewesen sein. Was er aber auf keinen Fall erwartet haben dürfte, ist der Ärger mit seinem Verleger, den ihm dieses Buch bereitete. Als Hahnemann 1834 eine zweite Auflage vorbereitete, mußte er feststellen, daß sein bisheriger Verleger Arnold das Interesse an diesem Werk verloren hatte. Offenbar war der Absatz hinter den erhofften Verkaufszahlen stark zurückgeblieben. Im Briefwechsel ist von einer Restauflage von 800 Exemplaren die Rede. Jedenfalls macht Hahnemanns Verleger, der bereits das ›Organon‹ und die ›Reine Arzneimittellehre‹ in seinem Programm hatte, keinerlei Anstalten, das eingelieferte Manuskript der zweiten, verbesserten Auflage der ›Chronischen Krankheiten‹ zu drucken. Hahnemann schaltete daraufhin sogar einen Rechtsbeistand ein und ließ seinen Schwiegersohn Dr. J. H. Wolff mit einer Vollmacht versehen bei Arnold in Dresden persönlich vorstellig werden. Von Münster aus spendete Bönninghausen seinem Freund in dieser leidigen Angelegenheit Trost: »Höchst ärgerlich ist das Benehmen des Verlegers Arnold und doppelt zu beklagen, wenn dadurch außer dem Nachtheile für das Publikum, Ihnen eine Kränkung zugefügt wird«[79], schrieb er am 9. Juli 1834 an Hahnemann. Dieser vermutete, daß sein Widersacher Karl Friedrich Trinks, der als homöopathischer Arzt in Dresden wirkte, die Sache hintertrieben habe, und ließ deshalb keine Gelegenheit aus, diesen bei seinen Korrespondenzpartnern anzuschwärzen.

Zwar erschienen die beiden ersten Teile dann 1835 doch noch bei Arnold, aber für die übrigen mußte Hahnemann einen neuen Verleger finden. In die Bresche sprang der Düsseldorfer Buchhändler

J. E. Schaub, so daß die restlichen Teile der stark vermehrten und überarbeiteten zweiten Auflage schließlich 1837 erscheinen konnten. Das Verlustgeschäft war allerdings durchaus vorherzusehen. 1838 erhielt Hahnemann von seinem neuen Verleger, der sich sichtlich getäuscht fühlte und entsprechend verärgert war, die Mitteilung, daß vom dritten Teil der ›Chronischen Krankheiten‹ in der Neuauflage lediglich 110 von insgesamt 1500 Exemplaren verkauft worden waren. Auch den Grund, der seiner Meinung nach für diesen schleppenden Absatz verantwortlich war, verschweigt Schaub nicht: »Man sagt nämlich: der Hauptgrund läge im Fortschreiten des homöopathischen Systems selbst, was manche Ihrer früheren Schüler verbessert hätten, während Ew. Hochwohlgeboren am alten Systeme festhielten u. s. w.«[80] Für Hahnemann muß dieser Brief in mehrfacher Hinsicht eine herbe Enttäuschung gewesen sein. Zum einem dürfte er sich über die geringen Verkaufszahlen und die Zurückforderung eines Teils des Honorars geärgert haben, zum anderen mußte es ihn verdrießen, mit dem Vorwurf konfrontiert zu werden, daß seine Schüler inzwischen weiter seien als er. So blieb dieser Brief offenkundig ohne Antwort.

1830 sah sich Hahnemann einer weiteren großen Herausforderung gegenüber. Eine Seuche, die die Menschen in Angst und Schrecken versetzte, hatte bereits das Baltikum, Polen und Galizien erfaßt und drohte weiter nach Westen überzugreifen. Die Cholera, die erstmals 1817 in Indien ihr gräßliches Haupt gezeigt hatte, bedrohte nun Preußen. Die Hoffnung, daß der strenge Winter von 1830/31 die Seuche zum Erliegen bringen würde, erwies sich als trügerisch. Allein in Warschau wurden bis Mai 1831 über 1100 Todesfälle in Verbindung mit der Cholera gebracht, deren Erreger (*vibrio cholerae*) man damals noch nicht kannte. Aus der russischen Stadt Saratow berichtete ein Augenzeuge: »Überall nur Kranke, Sterbende und Leichen. Straßen und Häuser, Stuben und Flure sind von den plötzlich an Brechdurchfall Erkrankten besudelt, so daß man durch Choleraexkremente waten muß. Ringsum ein pestilenzialischer Gestanke und eine Beerdigung nach der anderen.«[81] Allein in Rußland sollen im Cholerajahr 1830 über 200 000 Menschen an der Seuche verstorben sein.

Die Regierungen in Preußen und Österreich reagierten nach gewohntem Muster. Wie in Zeiten der Pest wurde ein *cordon sanitaire* errichtet, das heißt, die Grenzen wurden geschlossen und von Soldaten streng bewacht. Eine doppelte »Kontumazlinie« an der preußischen Ostgrenze sollte, so der Dichter Karl Gutzkow, »nicht nur gegen die Einschleppung der Cholera, sondern auch gegen das Eindringen aufrührerischer Ideen aus Polen schützen«. Außerdem richtete man vorsorglich Quarantänestationen, in denen Verdächtige zur Beobachtung für mehrere Wochen abgesondert werden konnten, an den Grenzübergängen ein und entsandte Ärzte in Gebiete, in denen bereits Cholerafälle gehäuft aufgetreten waren, um herauszufinden, ob die Krankheit miasmatischer oder kontagiöser Natur war.

Die therapeutischen Maßnahmen (vor allem Aderlaß), die damals von Ärzten ergriffen wurden, belegen das ganze Ausmaß der Hilflosigkeit gegenüber einer Seuche, über deren Epidemiologie man auch noch nach der Entdeckung des Erregers im Jahre 1883 stritt. Die 1831 erschienene ›Pharmacopoea anticholerica oder vollständiger Apparatus medicamentorum gegen die verschiedenen Hauptformen der Cholera: ein Handbuch für praktische Aerzte u. Chirurgen‹ von A. P. Wilhelmi enthält über 283 »altbewährteste Rezepte«, die allesamt nach unserem heutigen Wissen unwirksam waren, wenn nicht sogar dem Cholera-Kranken mehr geschadet als genutzt haben. Zudem setzte zu jener Zeit eine Flut von Ratgeberschriften ein, die unterschiedlichste Mittel zur Abwehr oder Bekämpfung dieser so gefürchteten Seuche empfahlen. Angesichts dieser Publikationswelle ließ sich ein Schüler Hahnemanns, Constantin Hering, 1832 zu der Bemerkung hinreißen: »Anfangs schien es mir zwar von weitem, als wollte man durch die Büchermasse den Cordon ersetzen, oder seine Löcher zustopfen, so wie man in Holland bei Wassernoth in den Dämmen verstopft mit dem ersten besten. Später vermeinthe ich, daran die eigenthümliche Gelehrtencholera zu erkennen, die vielleicht gar wie die Kuhpocken gegen die ächten Pocken, so gegen die ächte Cholera schützen könnte.«[82] Doch auch Hahnemann selbst trug dazu bei, daß die Zahl der Choleraschriften sich vergrößerte. Vom Juni bis Oktober 1831 verfaßte der Begründer der Homöopathie vier Broschüren über die Cholera, von denen eine durch die Köthener Zensurbehörde verboten wurde, weil diese angeblich zu scharfe Angriffe auf die allopathischen Ärzte enthielt.

Hahnemann hatte sich bekanntlich bereits zu Beginn seiner ärztlichen Laufbahn an der Behandlung von Seuchen versucht und darüber auch publiziert. So lag es nahe, sich in der Öffentlichkeit zur Bekämpfung einer Epidemie zu äußern, die als die größte Bedrohung für Leib und Gut seit Menschengedenken angesehen wurde und die dem Bürgertum mit seiner optimistischen Grundeinstellung einen großen Schock versetzt hatte. Zudem genoß der Begründer der Homöopathie Anfang der 1830er Jahre bereits einen solchen Ruf als erfolgreicher Arzt, daß nicht nur Privatpersonen aus ganz Deutschland, sondern vereinzelt sogar Sanitätskommissionen ihn um medizinischen Rat baten.

Noch im Sommer 1831 hatte Hahnemann in einem Brief an einen Oberlandesgerichtsreferendar die Meinung vertreten, daß es nur ein Vorbeugemittel gegen die Cholera gebe, nämlich eine gesunde Lebensweise. In seinen Cholera-Schriften propagierte Hahnemann dagegen außer einer »geregelte[n] Lebensordnung« auch homöopathische Arzneien, neben *Veratrum album* (Weiße Nießwurz), *Rhus toxicodendrum* (Giftsumach) und homöopathisch potenziertem Kupfer (*Cuprum metallicum*) besonders den Kampfer. Auf das zuletzt genannte Mittel, das zum homöopathischen Cholera-Prophylaktikum schlechthin werden sollte, hatte ihn nach eigenem Bekunden ein »Homöopathiker von der Galizischen Gränze«[83] hingewiesen, wie er in einem Brief vom 16. Juni 1831 bemerkte. Dieser Arzt hatte ihn kurz zuvor auf die erfolgreichen Versuche mit Kampfer aufmerksam gemacht. Bereits in seiner ersten Publikation zur Cholera, einem Beitrag im ›Allgemeinen Anzeiger der Deutschen‹ vom 28. Juni 1831, greift Hahnemann diese Idee auf. Das einzige Mittel gegen die Seuche, so führt Hahnemann dort aus, sei der »Kampher, welcher außer seinen, in der Cholera sehr speciellen Wirkungen, noch vorzugsweise vor allen andern Arzneyen die Eigenschaft besitzt, daß er die feinsten Thiere niederer Ordnung schon durch seinen Dunst schnell tödtet und so das Choleramiasma (was wahrscheinlich in einem, unsere Sinne entfliehenden lebenden Wesen menschenmörderischer Art besteht, das sich an die Haut, die Haare etc., der Menschen hängt, und so von Menschen zu Menschen unsichtbar übergeht) am schnellsten zu tödten und zu vernichten [...]« imstande ist. Wie man aus diesen Überlegungen unschwer erkennen kann, hing Hahnemann trotz des Wortes Miasma, das er hier gebraucht, eher der Ansteckungstheorie an. Seine noch sehr vage und unspezifische Vorstellung, daß mit dem menschlichen Auge nicht sichtbare Erreger die Ursache sein könnten, bestätigte gut 50 Jahre später der Bakteriologe Robert Koch mit einem zweifelsfreien Nachweis von Mikrobakterien im Darmgewebe von Cholerakranken. Hahnemann schildert zudem ausführlich die unterschiedlichen Erscheinungsformen der Cholera, obwohl er zu seinen Lebzeiten nie einen Patienten mit Cholera zu Gesicht bekommen hatte. Er verließ sich auf die Augenzeugenberichte seiner Korrespondenzpartner, die im Krisengebiet als homöopathische Praktiker tätig waren.

Als homöopathisches Mittel war Kampfer bereits seit längerem bekannt. Was den Anhängern der Homöopathie allerdings Kopfzerbrechen bereitete, war die ganz untypische Dosierung, die den Segen des Meisters gefunden hat: »Innerlich nimmt der Kranke«, so schreibt Hahnemann in seiner 1831 in Leipzig erschienenen, mehrfach nachgedruckten Schrift ›Sicherste Heilung und Ausrottung der asiatischen Cholera‹, »wenn er nicht, wegen Bewußtlosigkeit oder Kinnbacken-Krampf, schon zum Einnehmen unfähig ist, von einer Mischung aus etwa einem Viertelpfunde heißen Wassers und (einem Quentchen) zwei Kaffeelöffel Kampherspiritus (in zwei Gewichttheilen Weingeist ein Gewichttheil Kampfer aufgelöst), und zu Zeiten einmal untereinander geschüttelt. Er nimmt alle Minuten hievon einen kleinen Kaffeelöffel voll ein [...].« Diese »unhomöopathische« Anwendung des Kampfers brachte ihm die Kritik seitens seiner Schüler ein, so daß sich Hahnemann zu einem erläuternden Zusatz gezwungen sah. In einem Beitrag für den ›Allgemeinen Anzeiger der Deutschen‹ betont Hahnemann, daß der Kampfer eine besondere Arzneisubstanz sei, die auch eine häufige Wiederholung der Gabe erlaube. Und in einer Mitteilung an den homöopathischen Arzt Dr. Georg August Benjamin Schweikert vom 15. September 1831 beteuerte Hahnemann, daß die Anwendung des Kampfers nur homöopathisch und nicht »palliativ«[84] sein könne, weil dieses Mittel nicht nur die Symptome bekämpfe, sondern die Krankheit erfolgreich heile. Doch ganz so sicher war sich Hahnemann offenbar nicht. In einem Brief an seinen engsten Freund, Clemens von Bönninghausen in Münster, der nur wenige Tage später verfaßt wurde, ist nämlich vom Kampfer als »antipathische[m] Hauptmittel«[85], das heißt ein nach dem Gegensatzprinzip wirkendes Medikament, die Rede.

Beflügelt durch die Erfolge, die ihm Homöopathen aus ganz Europa in der Behandlung der Cholera brieflich mitteilten, richtete Hahnemann im November 1831 einen offenen Brief an König Friedrich Wilhelm III. von Preußen. Darin griff er wieder einmal die angeblich unfähigen allopathischen Ärzte an und pries die segensreiche homöopathische Arzneikunst im Kampf gegen die gefürchtete Seuche. Das Sendschreiben schließt mit dem pathetischen Aufruf: »Aber Du, am Leben und Wohlseyn Deiner Unterthanen Deine einzige Freude findender Fürst! Du hast leider keine, oder fast keine Homöopathen (wahre Heilkünstler) in Deinen, frey Thätigkeit der Geister sonst so musterhaft begünstigenden Staaten.« Wie der mit solchen halb schmeichelhaften, halb fordernden Worten bedachte preußische Herrscher auf dieses Ansinnen reagierte, ist nicht überliefert. Bezeichnend ist jedenfalls, daß Hahnemann diesen offenen Brief zu einer Zeit verfaßte, als er seinen langjährigen Mentor und Fürsprecher am Köthener Hof verloren hatte. Herzog Ferdinand war bereits im August 1830 verstorben. Sein Nachfolger, der jüngere Bruder Heinrich, hatte für die Homöopathie wenig übrig. So bekam Hahnemann nicht nur Schwierigkeiten, weiterhin seine homöopathischen Arzneien frei dispensieren zu dürfen. Als die Gefahr vorüber war, daß Köthen ebenfalls von der Cholera heimgesucht werden könnte, kam es außerdem zu einem Verbot der Druckschrift, in der Hahnemann die »Heilung der Cholera« versprach. Auch in Leipzig gab es Zensurversuche durch den uns bereits bekannten Medizinalrat Dr. Clarus. Angesichts dieser vereinzelten, wenngleich nur teilweise erfolgreichen Bemühungen, die Verbreitung von Hahnemanns Cholera-Schriften staatlicherseits zu verhindern, bemerkte der Karlsruher Homöopath Ludwig Griesselich, der den Meister 1831 in Köthen besucht hatte, ironisch: »Faßt man diese Zensurerscheinungen zusammen, so sollte man fast glauben, es sei in der Homöopathie etwas Staatsgefährliches enthalten; denn so viel bekannt, hat man die Zensur nur deswegen eingeführt, um in den Staaten Ruhe zu erhalten, nicht aber um die Aerzte vom Heilen und die Kranken vom Gesundwerden abzuhalten.«[86] Angesichts der vielerorts ungebrochen großen Nachfrage nach homöopathischen Vorbeugungsmitteln gegen die Cholera kann sich Griesselich zuletzt nicht die Bemerkung verkneifen, daß offenbar gerade in den Ländern, in denen die Zensur besonders strikt gehandhabt werde, die Lehre Hahnemanns am stärksten verbreitet sei. Er spielt dabei vor allem auf Österreich an, wo die Homöopathie seit 1819 auf Druck der Medizinalbehörde hin verboten war. Durch die Cholera-Epidemie, die in Wien und anderen Orten der k. u. k.-Monarchie grassierte, bekam die Homöopathie zahlreiche Anhänger; denn die von homöopathischen Ärzten vorgelegten Statistiken sprachen für die Zeitgenossen eine eindeutige Sprache: Bei homöopathischer Behandlung verstarben in den Choleraspitälern angeblich nur fünf bis zehn Prozent der Kranken, während die Sterberate in den anderen Lazaretten teilweise bei 50 Prozent lag.

Wie ist dieser Erfolg der Homöopathie bei der Cholerabehandlung zu erklären? Natürlich sind Statistiken immer problematisch, und es kann durchaus sein, daß Zahlen geschönt wurden. Zwar gibt es kaum moderne klinische Studien, die eine Wirksamkeit von Kampfer bei der Cholera belegen, aber eines steht fest: Der damalige Erfolg der Homöopathie liegt darin begründet, daß sie das einzig Richtige tat, nämlich den Körper des Erkrankten nicht noch weiter zu schwächen (z.B. durch den extensiven Aderlaß), sondern im Gegenteil noch Flüssigkeit hinzuzufügen. Denn der Kampfer wurde bekanntlich mit Wasser verabreicht und die Arzneimittelgaben häufig wiederholt.

Angesichts dieser Erfolge, die auch Regierungen überall in Europa, z.B. in London, beeindruckten, konnte Hahnemann der weiteren Ausbreitung seiner Lehre von Köthen aus, das von der Seuche verschont geblieben war, mit Zuversicht entgegensehen. Oder wie es sein Schüler Karl Julius Aegidi, der Leibarzt der Frau des preußischen Kronprinzen in Düsseldorf, in einem Brief vom 30. November 1831 an seinen verehrten Lehrer treffend formulierte: »Die Cholera fördert die Liebe zur Homöopathie ungemein.«[87]

Im selben Jahr, als die Homöopathie ihren großen Durchbruch bei der Bekämpfung der Cholera erzielte und zu einer »arrivierten« Heilkunst wurde, nahm Hahnemann wieder den Gedanken der Gründung eines homöopathischen Krankenhauses auf. Dieses sollte zugleich eine Heil- und Lehranstalt sein. Am 24. April 1831 schrieb er an seinen Freund Bönninghausen: »Hätten wir nur erst ein homöopathisches Krankenhaus mit einem zu homöopathischer Praxis anleitenden Lehrer daran unter Staats-Schutze, wozu der kleine Fonds von 3000 Thaler bis jetzt noch todt da liegt, so wäre die schnelle Ausbreitung der Kunst und eine solide Bildung junger Homöopathiker auf Dauer gesichert.«[88] Der Kapitalgrundstock, auf den Hahnemann hier anspielte, stammte von seinen Schülern, die dem Meister 1829 ein besonderes Geschenk zu dessen 50. Doktorjubiläum machen wollten. Damals stifteten die nach Köthen angereisten Festgäste aus Deutschland und den benachbarten Ländern den stattlichen Betrag von 1250 Talern, der zur Errichtung einer klinischen Ausbildungsstätte für Homöopathen verwendet werden sollte. Hahnemann war über diese Art der Ehrung seines Lebenswerks sehr gerührt, wie aus den erhaltenen Dankesbriefen an seine Schüler und Freunde hervorgeht. Mit großer Aufmerksamkeit verfolgte er das Wachsen des Fonds und brachte seine wohlhabenden Patienten dazu, größere Summen für diesen guten Zweck zu stiften. Auch bestimmte er den Verkaufserlös eines Stahlstichs mit seinem Porträt »auf ewige Zeiten für das homöopathische Heil-Institut«.[89] Selbst um die zinsgünstige Anlage des Stiftungskapitals kümmerte er sich höchstpersönlich, gab dem Verwalter des Fonds, Dr. Rummel, entsprechende Ratschläge.

1832 war es schließlich soweit. Das Kapital war bis zu jenem Zeitpunkt auf ca. 3500 Taler angewachsen. Auch lag mittlerweile eine Genehmigung des sächsischen Innenministeriums zur Errichtung einer homöopathischen Heil- und Lehranstalt in Leipzig vor. Ein passendes Gebäude war schnell gefunden, und so eröffnete am 22. Januar 1833 in der Glockenstraße »das Institut in Gegenwart mehrerer Freunde der Homöopathie und dazu eingeladener distinguirter Personen«[90] seine Pforten. Erster Direktor der Anstalt war Dr. Moritz Müller. Von Januar 1833 bis September 1839 wurden 664 Kranke behandelt. Von diesen wurden laut den Jahresberichten 392 als geheilt, 131 als gebessert und 83 als ungeheilt entlassen. 50 Patienten starben in der Anstalt, was eine vergleichsweise geringe Sterberate war. Denn Krankenhäuser galten damals häufig noch als »Todesfallen«. Das hing nicht nur mit der mangelhaften Hygiene und der unzureichenden Therapie, sondern auch mit der häufig unterernährten, sozial benachteiligten Klientel der Vorläufer des modernen Krankenhauses zusammen. Hahnemann besuchte das Krankenhaus, dem er ursprünglich soviel Anteilnahme zugewendet hatte, nur einmal, und zwar im Juni 1834. Dieser Besuch hatte gravierende Folgen. Denn was Hahnemann bereits seit langem befürchtet hatte, wurde ihm nun zur Gewißheit: Das homöopathische Krankenhaus in Leipzig entsprach in der therapeutischen Praxis nicht seinen rigiden Vorstellungen über die Reinheit der homöopathischen Lehre. Daß dort auf Aderlässe und Klistiere nicht gänzlich verzichtet wurde, war in den Augen des Begründers der Homöopathie ein Sakrileg, das Sanktionen schärfster Art verdiente. Zu diesem Zeitpunkt war nämlich Hahnemann, was die von ihm befürchtete Verwässerung seiner Lehre anbetrifft, bereits ein gebranntes Kind.

Der Streit um die richtige Richtung in der Homöopathie hatte schon seit längerem im Kreise seiner Schüler und Anhänger geschwelt. Schon 1826 hatte Hahnemann in einem Brief an Dr. Stapf, den Herausgeber des ›Archivs für homöopathische Heilkunst‹, gegen zu laxe Homöopathen gewettert und von einem »Verein von Halbwissern«[91] gesprochen. Und kurz nach seinem Doktorjubiläum, das den Riß, der damals quer durch die noch kleine Gruppe der homöopathisch tätigen Ärzte ging, notdürftig verdeckte und die divergierenden Lager zum Festakt in Köthen vereinte, verfaßte Hahnemann ein Grußwort an die Teilnehmer der ersten Versammlung homöopathischer Ärzte in Leipzig. Darin läßt er es an deutlichen Worten nicht fehlen: »Schließlich wünsche ich, daß jeder Homöopath, der sich dieses hohen Berufs würdig zeigen und so auch des, aus treuer Ausübung dieser einzig wahren Heilkunst entsprießenden Segens erfreuen will, sich nie durch Beimischung irgend eines allöopathischen Verfahrens schände, sondern diese Kunst nur rein und lauter ausführe.«[92] Die Ermahnung endet mit den Worten: »Wer am treuesten meine treuen Lehren befolgt, wird meinem Herzen der liebste sein, er wird sich selbst ehren, ein schönes Bewußtsein wird ihn beglücken.« Kein Zweifel, Hahnemanns Verhalten mußte den Eindruck erwecken, daß er zum Dogmatiker geworden war, der keine Abweichler in den eigenen Reihen duldete. Dabei ging es ihm nicht zuletzt darum, die Identität und damit die Erkennbarkeit der Homöopathie als eigenständige Heilweise auf dem medizinischen Markt auf Dauer sicherzustellen.

Im Spätherbst 1832 brachte ein Vorfall in Leipzig das Faß zum Überlaufen. Ein früherer Patient Hahnemanns, der Verlagsbuchhändler Carl Heinrich Reclam, hatte in einem Brief zugegeben, daß Dr. Moritz Müller und ein weiterer homöopathischer Arzt seiner schwerkranken Tochter Blutegel gesetzt und es dann wieder mit Phosphor in homöopathischer Dosis versucht hatten. Hahnemann glaubte deshalb endlich ein Machtwort sprechen zu müssen – und zwar in aller Öffentlichkeit. Das Medium war schnell gefunden: das ›Leipziger Tagblatt‹. Darin erschien am 3. November sein »Wort an die Leipziger Halbhomöopathen«. Es ließ an Deutlichkeit nichts zu wünschen übrig. Dort ist die Rede von »Bastard-Homöopathen«, »Krypto-Homöopathikern« und »allöopathischem After-Wesen«. Es sei das letzte Mal, daß er vor der Abkehr vom einzig richtigen Weg warne, donnerte Hahnemann seine abtrünnigen Leipziger Schüler an. Seine Tirade gipfelt in den Worten: »Entweder seyd ehrliche, des Bessern noch unkundige Allöopathen alter Zunft, oder reine Homöopathiker zum Heile Eurer leidenden Menschenbrüder.«[93] Diese Philippika fand einen großen Widerhall in der homöopathischen Welt. Durch Briefe an Freunde und ihm treu ergebene Schüler hatte Hahnemann dafür gesorgt, daß sein Zeitungsartikel über Leipzig hinaus für Furore sorgte.

Die Wirkung blieb nicht aus. Als erstes erschien im selben Blatt eine kurze Gegendarstellung des Leipziger Lokalvereins homöopathischer Ärzte, die auf die Therapiefreiheit eines jeden Arztes abhob und von keinerlei Schuldbewußtsein gegenüber Hahnemann zeugte. Aber damit nicht genug. Am 19. November schrieb Dr. Moritz Müller im Namen der Vereinsmitglieder an Hahnemann. In dieser Erwiderung beharrten die angegriffenen Leipziger Homöopathen auf der Rechtmäßigkeit ihres therapeutischen Handelns. Was Hahnemann vorgehalten wurde, mußte diesem erneut die Zornesader schwellen lassen. Ihm wurde Despotismus vorgeworfen: »Die Beschränkung der wissenschaftlichen Ansichten auf die Aussprüche einer Person«, so heißt es in diesem mehrseitigen Schreiben, »wird von allen gebildeten und wissenschaftlichen Männern Dogmatismus, Despotismus, die Intoleranz gegen Meinungsverwandte aber Fanatismus genannt. Dieser, in der Religion erloschen, darf am allerwenigsten in der Heilkunde, einer auch selbst mit der Homöopathie noch unvollkommenen Erfahrungswissenschaft, stattfinden.«[94] Damit war das böse Wort (»Dogmatiker«) heraus, welches Hahnemann bis heute von seinen Gegnern gerne angehängt wird. Dieser Vorwurf war nicht ganz aus der Luft gegriffen. Im zunehmenden Alter sah Hahnemann sein Lebenswerk gefährdet. In dieser Hinsicht ähnelt er dem Mann, mit dem er sich schon früh identifizierte: Martin Luther. Auch dessen theologische Position wurde bekanntlich gegen Ende seines Lebens immer kompromißloser, wie unter anderem seine wachsende Intoleranz gegen das Judentum belegt. Ebensowenig wie man Luther deswegen als Dogmatiker bezeichnen kann, wird man Hahnemann in Anbetracht seiner vielfach belegten empirischen Grundhaltung (insbesondere in der eigenen medizinischen Praxis) als Fanatiker abstempeln können. Wäre die Homöopathie zu jener Zeit, als der Streit mit den sogenannten »Halbhomöopathen« entbrannte, bereits gesellschaftlich und wissenschaftlich stärker etabliert gewesen, hätte er vermutlich mit mehr Gelassenheit auf »Abweichler« in den eigenen Reihen reagiert. So glaubte Hahnemann nicht anders handeln zu können, als mit Feuer und Schwert die Reihen seiner Anhänger geschlossen zu halten.

Und in der Tat gab es zu dem Zeitpunkt, als der Konflikt um die »reine« Lehre einen ersten Höhepunkt erreichte, einige Schüler, die ihrem Meister blind folgten. Zu ihnen gehört beispielsweise Hermann Hartlaub, der als Assistent bei Dr. Moritz Müller die Homöopathie erlernt hatte. In seiner Dissertation, die im Februar 1833 erschien, distanzierte er sich von seinem früheren Lehrer Müller und erklärte jede allopathische Behandlung durch einen homöopathischen Arzt für einen Verstoß gegen die »göttliche Wahrheit«.[95] (veritate divina). Und Dr. Lövy aus Prag, der mit Hahnemann bereits vor dem Ausbruch des Richtungsstreits in Kontakt stand, beteuerte 1833 in einem Geburtstagsbrief: »Von allen Dingen muß ich versichern, das[s] ich die Homöopathik ganz rein ausübe.«[96] Kurz zuvor hatte Hahnemann in der ›Allgemeinen Homöopathischen Zeitung‹, dem Sprachrohr des 1829 gegründeten Zentralvereins homöopathischer Ärzte, seinen Aufruf an seine »ächten Schüler« veröffentlicht. Eine für den 10. August, Hahnemanns Ehrentag, im ›Allgemeinen Anzeiger der Deutschen‹ ergangene Einladung an alle Getreuen, sich in Köthen zur Feier des Doktorjubiläums zu versammeln, diente ebenfalls dem Zweck, die »Schafe von den Böcken« zu scheiden, wie sich der Begründer der Homöopathie ausdrückte.

Es fehlte nicht an Versuchen, in diesem immer weitere Kreise ziehenden Konflikt zu vermitteln. Zu den um Ausgleich bemühten Schülern gehört beispielsweise der uns bereits bekannte Dr. Aegidi. Seine Bitte, den leidigen Streit zu begraben, wies Hahnemann brüsk mit den Worten zurück: »Und wie können Sie rathen, daß ich diesen öffentlichen Betrügern eine versöhnende Hand bieten soll?«[97] Aus Karlsruhe meldete sich in dieser Angelegenheit Ludwig Griesselich zu Wort, dessen Besuch in Köthen Hahnemann noch in frischer Erinnerung war. Auch er mahnte den verehrten Meister, »das Kleid des Friedens«[98] anzulegen.

Ganz fruchtlos blieben diese Vermittlungsversuche nicht, wenngleich es zunächst so aussah, als würde sich die Spaltung innerhalb der Homöopathenschaft verfestigen, da es im Sommer 1833 zu konkurrierenden Treffen in Leipzig und Köthen kam. Nachdem aber die Führungsspitze des homöopathischen Vereins auf der Versammlung in Leipzig komplett ausgewechselt worden war und getreue Schüler Hahnemanns die wichtigsten Ämter übernommen hatten, standen die Aussichten auf eine Versöhnung gut. Die Einigung war das Ergebnis langer Verhandlungen, an deren Ende ein förmlicher Vertrag stand. Dieser wurde am 11. August 1833 von den streitenden

Parteien unterschrieben. Darin sind die Grundsätze der homöopathischen Lehre, so wie sie Hahnemann verstand, in vier Punkten zusammengefaßt:[99]

1. Strenge unbedingte Befolgung des Prinzips similia similibus und daher
2. Vermeidung aller antipathischen Verfahrungsarten, wo es möglich ist, durch homöopathische Mittel den Zweck zu erreichen, daher möglichste
3. Vermeidung aller positiv, sowie aller durch Nachwirkung schwächender Mittel, daher Vermeidung aller Blutentziehungen, aller Abführungen von oben und unten, aller schmerzerregenden, rotmachenden, blasenziehenden Mittel, Brennen, Stiche usw.
4. Vermeidung aller bloß zur Aufreizung bestimmten und gewählten Mittel, deren Nachwirkung in jedem Falle schwächend ist.

Der Kompromiß bestand vor allem in der Hinzufügung des Nebensatzes »wenn möglich«. Das erlaubte auch Moritz Müller, dieser Vereinbarung zuzustimmen. Trotz solcher wachsweicher Formulierungen schien Hahnemann mit dem Erreichten zufrieden. Er sprach von dem »Köthener Vertrag«, wie er in der Homöopathiegeschichtsschreibung genannt wird, als *formula concordiae* und spielte damit auf die Reformationsgeschichte an. Und in demselben Schreiben, das an Dr. Aegidi gerichtet ist, zeigte sich Hahnemann versöhnlich und beteuerte, nicht weiter nachtragend zu sein und das Vorgefallene vergessen zu wollen. In der Tat: Hahnemann schrieb nach Unterzeichnung des Vertrages mehrere Briefe an seine Widersacher im eigenen Lager und äußerte sich derart nachsichtig verständnisvoll, daß die Betroffenen sich verwundert die Augen rieben und es gar nicht glauben konnten, daß der Bannstrahl des Meisters von ihnen genommen wurde.

Dennoch hatte der Streit Samuel Hahnemann offenbar tief getroffen. Daran konnte auch die kurzfristige Aufhellung seiner Stimmung durch die Verleihung der Ehrenmitgliedschaft seitens der

New Yorker Ärztegesellschaft im April 1833 nichts ändern. Als er im selben Monat erkrankte (im Brief an Bönninghausen ist von einem schweren »Erstickungs-Catarrh« die Rede), führte er das auf den vorausgegangenen Ärger mit Müller, Hartmann und anderen Leipziger Homöopathen zurück. Am 30. April, nach mehr als drei Wochen »schwerer Krankhaftigkeit«, war er dank mehrerer probater homöopathischer Mittel, die er mittels Riechen eingenommen hatte, wie er seinem getreuen Briefpartner gegenüber betont, wieder genesen. Wie immer war Arbeit für Hahnemann jedoch die beste Medizin. Im Sommer 1833 erschien die fünfte, überarbeitete Auflage des ›Organon‹. Auch an Patienten herrschte kein Mangel. In einem Brief an Bönninghausen bemerkte Hahnemann, daß er zwar in Dr. Lehmann, seinem neuen Assistenten, eine große Hilfe habe, daß er aber dennoch den Andrang an Patienten kaum bewältigen könne. Und er fügte noch stolz hinzu: »Denn außerdem liegen mir fremde Kranke noch zur Last, einer aus Petersburg, einer aus Schlesien, ein andrer aus Copenhagen und einer aus Bordeaux und mehrere aus Paris sind schon angekündigt, die im April herkommen. Die Hundert Correspondenz-Kranken erwähne ich nicht.«[100]

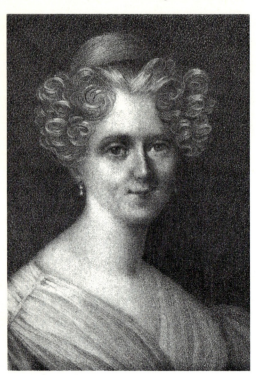

Mélanie d'Hervilly

Unter den Kranken, die ein Jahr später die weite Reise von Paris nach Köthen unternahmen, um sich von dem berühmten homöopathischen Arzt, dessen Ruhm bis an die Seine gedrungen war, kurieren zu lassen, war auch eine junge Frau, die Hahnemanns Leben nachhaltig verändern sollte. Mélanie d'Hervilly hieß die vornehme Dame, die am 7. Oktober 1834 vor dem Gasthof, in dem Hahnemann seine auswärtigen Patienten unterbrachte, abstieg. Sie war eine begabte Malerin, die bereits im Pariser Salon ihre Bilder ausgestellt hatte. Ursprünglich wollte sie Medizin studieren, aber das war Frauen damals selbst im nachrevolutionären Frankreich noch nicht möglich. So hatte sie sich schon früh den schönen Künsten zugewandt. Nachdem sie auf die Homöopathie aufmerksam geworden war, hatte sie die 1832 in Paris erschienene französische Übersetzung des ›Organon‹ gelesen und war sogleich voller Enthusiasmus über die dort propagierte neue Heilkunst. Später schrieb sie über ihr Erweckungserlebnis: »Die Sonne der Medizin war mir aufgegangen.«[101] Sogleich faßte sie den Entschluß, den deutschen Verfasser dieses Werkes aufzusuchen, um sich ärztlichen Rat bei einem Leiden zu holen, das sie sich, wie es in einer biographischen Notiz aus dem Jahre 1846 heißt, wegen des schmerzlichen Verlustes ihrer engsten Freunde zugezogen hatte. Die langwierige Krankheit, von der sie die Ärzte in Paris offenbar nicht zu befreien vermochten, wird von Hahnemann später in einem Brief an Bönninghausen als »tic douloureux in der rechten Unterbauchseite«[102] bezeichnet. Mit dem französischen Wort *tic* bezeichnet man auch heute noch eine unregelmäßig wiederholte und zwecklose, jedoch bewußt werdende, rasche, abrupt einsetzende, vom Willen unabhängige Bewegungsfolge (Zuckung) in Muskel oder Muskelgruppen. Schmerzhaft heißt auf französisch *douloureux*. Deshalb wird die Trigeminusneuralgie, bei der es zu schmerzhaften Gesichtszuckungen kommen kann, von französischsprachigen Ärzten weiterhin *tic douloureux* genannt. Dieses Leiden ist durch anfallsartige Gesichtsschmerzattacken mit maximaler Stärke und überwiegend kurzer Dauer (meist nur Sekunden) gekennzeichnet. Der Schmerzbereich deckt sich mit dem Ausbreitungsgebiet des betroffenen Nervenastes. Die Beschwerden treten oft periodisch auf, schmerzfreie Intervalle sind häufig. Doch in Hahnemanns Zeit verstand man darunter nicht ausschließlich dieses sehr spezifische Krankheitsbild, das sich häufig bei Frauen über 40 zeigt und vor allem die Gesichtspartie betrifft. Auch andere Neuralgien bzw. Nervenschmerzen konnten gelegentlich so bezeichnet werden. Und so war es vermutlich auch im Falle von Mélanie d'Hervilly, die damals erst 35 Jahre alt war, als sie als Patientin zu Hahnemann kam. Sehr viel mehr läßt sich jedoch über diese schillernde Krankheit bei ihr nicht sagen; denn die betreffenden Seiten im Krankenjournal Hahnemanns, welche die Krankengeschichte Mélanies enthalten haben dürften, sind herausgetrennt worden. So fehlt zum Beispiel zwischen Originalseite 135 und 136 ein Blatt, auf dem vermutlich die Konsultation von Frau d'Hervilly am 8. Oktober 1834 festgehalten worden ist. Ob Hahnemanns spätere Frau selbst dafür gesorgt hat, daß das Arztgeheimnis gewahrt wurde, darüber läßt sich nur spekulieren. Hinweise auf die Art der Krankheit haben sich allerdings in einem der vielen Liebesbriefe aus der Zeit kurz nach dem Kennenlernen erhalten. Darin ist unter anderem die Rede von krampfartigen Schmerzen im Unterleib und daß der »Bauch wie ein Ballon aufgeblasen«[103] sei. Bemerkenswert ist übrigens in diesem Zusammenhang, daß fast zur gleichen Zeit der englische Homöopath Harris S. Dunsford mit Hahnemanns Hilfe den Marquis d'Anglesey, Lord Paget, von einer ähnlichen Symptomatik (*prosopalgia*[104]), allerdings nur die rechte Gesichtshälfte betreffend, heilte. Dieser Behandlungserfolg wurde von der Presse in England positiv vermerkt und bescherte der Homöopathie in Kreisen der englischen Aristokratie zahlreiche Anhänger.

Hahnemann vermochte auch Mélanie offenbar von ihrem lästigen Nervenleiden zu befreien. Doch was als eine ganz normale Arzt-Patient-Beziehung begann, fand bereits nach kurzer Zeit eine Fortsetzung in Form einer ungewöhnlichen Liebesgeschichte. In der Rückschau Mélanies auf die Zeit des Kennenlernens heißt es zu diesem *coup de foudre*, wie die Franzosen eine Liebe auf den ersten Blick nennen: »Sein so bedeutendes Anlitz erregte in mir ehrfürchtiges Staunen; er plauderte lange mit mir und empfand plötzlich lebhafte Freundschaft für mich.«[105] Freundschaft ist hier lediglich als eine behutsame Umschreibung für eine heftige Liebe zu verstehen. Denn anders ist es nicht zu erklären, daß Hahnemann seiner jungen, überaus charmanten und gebildeten Patientin schon nach wenigen Tagen einen Heiratsantrag machte. Mélanie zögerte, nicht nur weil der

Altersunterschied zwischen den beiden extrem groß war. Sie war erst 35, er bereits 80 Jahre alt und damit in den Augen seiner Umgebung ein Greis, der schon mit einem Bein im Grab stand. Auch auf die Töchter Hahnemanns, die ihm den Haushalt führten und zum Teil älter als die junge Geliebte waren, mußte man zunächst Rücksicht nehmen. So bezog Mélanie anstandshalber erst einmal in der Nachbarschaft Quartier, und zwar bei Hahnemanns Assistenten Dr. Lehmann. Bald schloß sie Freundschaft mit dessen Frau, die von ihrer Verliebtheit rasch Kenntnis bekam. Unter dem Vorwand einer ärztlichen Konsultation oder auch mit der Begründung, dem großen Meister bei seiner Arbeit über die Schulter schauen zu dürfen, gelang es den beiden frisch Verliebten, sich regelmäßig zu sehen, ohne dabei gegen die damaligen Anstandsregeln zu verstoßen. Den Töchtern dürfte allerdings nicht lange verborgen geblieben sein, was für eine Beziehung sich da hinter ihrem Rücken anbahnte, zumal Hahnemann auch noch häufig Briefe von Mélanie bekam. Deren Inhalt konnten die um den Ruf ihres Vaters besorgten Kinder nur ahnen. Wir können heute die glühenden, gegenseitigen Liebesbezeugungen, die da zu Papier gebracht worden sind, nachlesen.

Der erste erhaltene Brief ist auf Ende Oktober 1834 datiert. Mélanie benutzt bereits die intime Anrede »mein Freund«[106] und schildert, wie tief sie der Vorfall am selben Morgen bewegt hat. Hahnemann hatte sie offensichtlich aufgefordert zu bleiben. »Sie wünschen, daß ich bleibe, also bleibe ich. Das ist mein größter Beweis von Zuneigung, den ich Ihnen geben kann.« Sie sichert ihm zu, seiner erregten Seele wieder Ruhe zu verschaffen und ihn glücklich zu machen. »Das Glück der Engel will ich Ihnen geben«, verspricht sie ihm. Ihre Beziehung bezeichnet sie als »Seelenverwandtschaft«, wobei sie ausdrücklich betont, daß das Körperliche in dieser Beziehung keinen Raum haben dürfte. Doch bereits im nächsten Brief mit Datum 6. November ist von mehr die Rede. Sie rechtfertigt ihr Verhalten damit, daß Hahnemann sie zuerst geküßt habe und daß sie nur eingewilligt habe, weil diese Küsse »unschuldig« gewesen seien. »Wenn ich früher diese neue schreckliche Liebe erkannt hätte, die wie ein Vulkan ausbrach«, so schreibt Mélanie, »würde ich sie verborgen haben.« Aus der Freundschaft ist offenbar inzwischen eine heftige

Liebe geworden. So schildert sie Hahnemann ganz offen die »Liebesträume«, die sie nachts gehabt hat und in denen die spätere Heirat bereits ein Thema ist. Zum Beweis der gegenseitigen Zuneigung zitiert sie Hahnemann mit den Worten: »Sie haben mir gesagt: ›Niemals habe ich jemanden so geliebt wie Sie; wir werden uns bis in alle Ewigkeit lieben.‹« Entsprechend emotional fällt ihre Antwort aus: »In meinen Gedanken werden Sie für immer mein Gemahl sein, kein anderer Mann wird je seine profane Hand nach mir ausstrekken, kein anderer Mund je meinen Mund küssen. Ich schenke Ihnen mein Vertrauen und schwöre Ihnen ewige Liebe und Treue.« Um sicherzugehen, was Hahnemann fühlt, fragt sie ihn, was er mit der »Erregung« meine, die er in ihrer Gegenwart verspürt habe. Prosaischer wird dieser Liebesbrief, als vom Vermögen, das Mélanie vorzuweisen hat, die Rede ist. Sie möchte nämlich nicht als Erbschleicherin gelten. Sie gibt an, weit mehr als 100 000 französische Franc in Wertpapieren zu besitzen. Dazu kommen nach ihren Angaben noch Grundstücke in Paris im Wert von 30 000 Franc.

Im nächsten Brief, der vermutlich am 8. November geschrieben wurde, kommt Mélanie wieder auf die besagte »Erregung« zu sprechen; denn dieser Zustand ist offenbar ein Argument, das Hahnemanns Töchter gegen die ihnen nicht verborgen gebliebene Beziehung ihres Vaters ins Feld führen. Nun wird ganz klar, daß sexuelles Begehren damit gemeint ist. Mélanie zeigt sich entsetzt darüber, daß solche intimen Dinge im Hause Hahnemann besprochen werden: »Mein Gott, in die Geheimnisse der sexuellen Empfindungen seines Vaters einzudringen und vor allem seinem Vater zu zeigen, daß man darin eingedrungen ist!!!!«[107] Sie beschwört, daß sie selbst bei dem besagten Kuß nichts Erotisches verspürt habe, und bedauert, daß diese keusche Liebesbezeugung sein Blut in Wallung gebracht habe. »Wer ist der keuscheste von uns?« lautet ihre rhetorische Frage, und sie fügt gleichzeitig hinzu, daß sie ihn trotz allem »in Liebe umarmen« möchte.

Vor allem geht es in diesem Brief aber um ein Thema, das auch die weitere Korrespondenz beherrscht: Hahnemanns Verhältnis zu seinen Töchtern, insbesondere zu den beiden jüngsten, Charlotte und Louise. Mélanie wirf ihnen vor, daß sie ihren Vater nicht nur wie einen Vogel in einem Käfig gefangenhielten, sondern ihn auch als »Lustgreis« ansehen würden. Besonders ärgert sie sich über das Überwachungsregime der Töchter, die offenbar selbst bei jeder Konsultation anwesend sind. Mélanie redet Hahnemann deshalb ins Gewissen: »Oh Gott, was würde Europa sagen, das Hahnemann bewundert, wenn man wüßte, daß dieser große Arzt keine Sprechstunde abhalten kann ohne die Gegenwart seiner Töchter!!!« Sie fordert ihn auf, sich wieder den Freiraum zu verschaffen, der ihm als Mann und Hausvater traditionsgemäß zustehe. Gleichzeitig sichert sie ihm zu, daß eine Heirat mit ihm nicht bedeuten würde, daß sie sich als zukünftige Ehefrau automatisch in Haushaltsangelegenheiten einzumischen gedenke. Über solche banalen Alltagsgeschäfte wähnt sie sich erhaben: »[…] meine anspruchsvollen Arbeiten erfordern meine ganze Aufmerksamkeit, und meine Lebensweise ist die eines Geistesarbeiters.« Auch in Paris kümmere sie sich nicht um solche Dinge, schließlich gebe es dafür eine Haushälterin. Mélanies Verhältnis zu den Töchtern kommt ebenfalls zur Sprache. Dieses muß am Anfang sogar recht herzlich gewesen sein, was Mélanie auf ihr joviales, burschikoses Auftreten, das bei Charlotte und Louise anscheinend Eindruck gemacht hatte, zurückführt.

In diesem Zusammenhang gilt es, kurz auf den Vorwurf einzugehen, mit dem Mélanie auch später noch gelegentlich konfrontiert wurde, nämlich sich in Männerkleidern nach Köthen begeben zu haben. Ein solcher Kleidertausch mußte auf viele Menschen befremdlich wirken. Noch Anfang der 1870er Jahre sah sich Mélanie, damals bereits viele Jahre Witwe, als Frau von Stand gezwungen, zu dieser angeblich üblen Nachrede Stellung zu nehmen. Was sie später vehement abstritt, darüber spricht sie in ihrem Brief an Hahnemann ganz offen: »[…] selbst als ich als Mann auftrat und meine Possen machte, hütete ich mich auf das äußerste, mich dabei im geringsten indezent finden zu müssen.« Sie muß also tatsächlich in Männerkleidern angereist sein. Allem Anschein nach wurde solch ungewöhnliches Verhalten einer Frau zumindest von Teilen der Köthener Gesellschaft als weniger skandalös empfunden als später von Hahnemanns Biograph Richard Haehl, der im Wilhelminischen Zeitalter groß geworden war.

Doch zurück zu dem Brief, in dem Mélanie den Stimmungswandel der Töchter ihr gegenüber beschreibt. Wie feindselig und mißtrauisch diese geworden waren, als sie von der sich anbahnenden Liebesbeziehung Wind bekamen, macht ein beigefügter Zettel Mélanies mehr als deutlich: »Sie müssen diese Lektüre«, so fleht sie Hahnemann an, »von Zeit zu Zeit unterbrechen und mit mir französisch über meine Gesundheit sprechen, damit Ihre Tochter, die zuhört, glaubt, daß es sich darum handelt.« Dies zeigt deutlich, daß es die anwesende Tocher zu täuschen galt und Hahnemann so tun mußte, als ob er die Aufzeichnungen Mélanies zu ihrem Krankheitsverlauf lesen würde.

Am Sonntag, dem 9. November, verfaßt Mélanie eine Fortsetzung zum Brief vom Vortag. Sie ist aufgeregt, denn soeben ist sie von dritter Seite (vermutlich von Hahnemanns Assistenten Dr. Lehmann) aufgefordert worden, ihren Angebeteten zu heiraten. »Gott will die Heirat!« macht sie dem offenbar noch Zögernden Mut. Und noch ein weiteres Mal wird der Schöpfer in dieser Nachschrift bemüht: »[...] durch einen Zufall, den ich durchaus nicht gesucht habe, sehe ich mich im Besitz aller Geheimnisse Ihrer Familie. Ich weiß jetzt alles, was Sie erlitten haben, mein Gott, ja, ich bin vom Himmel gerufen, Ihre letzten Jahre glücklich zu machen – das ist meine Mission, die ich im Rausch annehme, der ich mich vollkommen widme!« Das Familiengeheimnis, auf das Mélanie hier anspielt, kann nur die »Ehehölle« mit seiner verstorbenen Frau gewesen sein, über die die Hahnemann-Forschung, teils aus Unkenntnis, teils aber auch aus Pietät, bislang den Mantel des Schweigens gebreitet hat. Daß Mélanie diese »Mission« zu ihrem Lebensziel machte und dabei äußerst erfolgreich war, bezeugen Äußerungen Hahnemanns aus seinen letzten Lebensjahren. In Briefen an Freunde in Deutschland, die längst nach der Heirat geschrieben wurden, wird er nicht müde zu betonen, daß er in seinem ganzen Leben noch nie so glücklich gewesen sei wie mit Mélanie.

Doch zunächst galt es, Hindernisse, die nach Hahnemann einer Verheiratung im Wege standen, auszuräumen. Davon ist im folgenden Brief ausführlich die Rede. Da ist zunächst der Ruf der Braut, über deren familiären Hintergrund auch der frisch verliebte Hahnemann noch zu wenig weiß. Mélanie beichtet ihm die traumatische Kindheit, die sie erlebt hat, erzählt von der labilen Psyche ihrer Mutter, unter deren Wutausbrüchen sie in jungen Jahren schrecklich leiden mußte. Ihre Mutter hatte sogar, wie sie berichtet, während einer ihrer hysterischen Anfälle versucht, sie mit einem Dolch zu töten. Diese unerträglichen Spannungen im Elternhaus waren auch der Grund, warum Mélanie im jugendlichen Alter von ihrem Kunstlehrer, Guillaume Lethière, der als politisch engagierter Historienmaler von Napoleon Bonapartes Bruder Lucien gefördert worden war, gleichsam adoptiert wurde.

Weiter handelt der Brief von den Gewissensbissen, die Hahnemann gegenüber seinen Töchtern hatte und die ihn offenbar vor einer Heirat zurückschrecken ließen. »Sie haben sich völlig der Herrschaft Ihrer beiden jüngsten Töchter untworfen«[108], wirft Mélanie Hahnemann vor und führt ihm vor Augen, daß auch die damals bereits zum zweiten Mal geschiedene Tochter Amalie, die nun ebenfalls wieder zum Haushalt gehörte, unter der Tyrannei der beiden jüngsten Schwestern zu leiden habe. In einer Nachschrift zu diesem Brief beschwört Mélanie noch einmal die gegenseitige Liebe und fordert Hahnemann auf, als Mann den ersten Schritt zu tun, ihr also offiziell einen Heiratsantrag zu machen.

Aus einem der folgenden Briefe, der das Datum 20. November trägt, erfahren wir, daß Mélanies Appell an die väterliche Autorität nicht gänzlich verhallte. Hahnemann hatte offenbar in der Zwischenzeit seinen Töchtern untersagt, das Sprechstundenzimmer zu betreten. Doch versuchten diese nun auf andere Weise, an Informationen zu kommen, indem sie vom Nebenzimmer aus lauschten, wie Mélanie in Erfahrung gebracht hatte. Deshalb ihr Rat an Hahnemann: »Geben Sie acht selbst auf das, was Sie französisch sagen.«[109]

Mélanies Glück war, daß sie das Ehepaar Lehmann auf ihrer Seite hatte. Dieses unternahm unter anderem den Versuch, den Töchtern Hahnemanns ins Gewissen zu reden. Darüber hinaus ermunterten sie Mélanie, an den einmal gefaßten Heiratsplänen trotz des großen Widerstandes festzuhalten, wie aus einem Brief vom 21. November an Hahnemann hervorgeht. Außerdem gibt Mélanie darin ein weiteres Geheimnis preis. In der »patchwork«-Familie Lethière, die sie als junges Mädchen aufgenommen hatte, gab es offensichtlich eine »Hölle anderer Art«.[110] Auch dort herrschte nach Mélanies Aussage oft Zwist zwischen den Eltern und den im Hause wohnenden Kindern aus unterschiedlichen Ehen. Dabei ging es nicht zuletzt um finanzielle Dinge, denn als Künstler hatte Lethière keine Reichtümer ansammeln können; die Familie lebte deshalb in relativ ärmlichen Verhältnissen.

In den folgenden Tagen sahen sich Mélanie und Hahnemann weiterhin nur unter dem Vorwand der ärztlichen Konsultation. Doch unter diesen Umständen war eine unbefangene Unterredung kaum möglich, denn es bestand weiterhin die Gefahr, daß die Töchter an der Tür lauschten. So mußte Mélanie Hahnemann das Heiratsversprechen auf ungewöhnliche Art abringen. In ihrem Brief, den sie ihm im Sprechzimmer am 27. November zu lesen gab, forderte sie Hahnemann auf, ihr in der Frage der Eheschließung die Wahrheit zu sagen: »Schreiben Sie mir zwei oder drei Worte auf diesem Blatt oder wenn Sie wollen auf einem anderen – sprechen Sie nicht; denn bei Ihnen ist Spionage am Werk.«[111] Das tat Hahnemann. Seine bewegenden Worte sind auf diese Weise der Nachwelt erhalten geblieben: »Ich bin der gleiche, der ich bis heute war, für ewig. Ich liebe Sie so sehr, wie ich nie im Leben liebte. Das ist die unbestreitbare Tatsache. Ich wünsche so brennend wie Sie, mich ganz mit Ihnen so früh wie möglich ehelich zu verbinden.« Es folgt Hahnemanns Vorschlag an seine Geliebte, dafür zu sorgen, daß die Töchter schwarz auf weiß dokumentiert bekommen, wie es um das Ansehen Mélanies in der Pariser Gesellschaft und ihre Vermögensverhältnisse bestellt ist. Nur so glaubte er, deren Mißtrauen auf Dauer beseitigen zu können.

Aus einem Brief, der auf den 29. November datiert ist, erfahren wir, daß Hahnemann sein öffentliches Bekenntnis zu den Heiratsplänen von mehreren Voraussetzungen abhängig gemacht hat. Dazu gehört vor allem, daß Mélanie die für die Eheschließung notwendigen Papiere (Geburtsurkunde, Bescheinigung, daß sie ledig ist) aus Paris besorgen und auch eine notariell beglaubigte Aufstellung ihrer Vermögensverhältnisse beibringen sollte. Und schließlich bedurfte es nach damaliger Sitte auch der Einverständniserklärung der Eltern. Mélanie legte allerdings großen Wert darauf, daß Hahnemann vorher offiziell bei ihrem Vater, der sich damals in Aix-en-Provence aufhielt, um ihre Hand anhielt. Sie machte ihm den Vorschlag, mit dem Hahnemann sich einverstanden erklärte, einige entsprechende Zeilen auf französisch für ihn zu entwerfen.

Am 3. Dezember schreibt Mélanie Hahnemann auf dem üblichen Wege, daß der Brief an den Vater bereits unterwegs sei und alle notwendigen Papiere in ungefähr sechs Wochen in Köthen eintreffen dürften. Bis dahin bittet sie ihn, absolutes Stillschweigen zu bewahren und gegenüber den wenigen Eingeweihten unbedingt den Anschein zu wahren, daß es sich lediglich um eine geistige Verbindung handele, auch wenn Hahnemann und sie selbst das offenbar anders sahen: »Dafür bedarf es keineswegs, daß Sie davon abgehen, wozu Sie in diesem Fall noch fähig sind.« Daß das beiderseitige Verlangen nach einer sexuellen Beziehung damit gemeint ist, macht der anschließende Hinweis auf den Kinderwunsch deutlich. Es ist nicht der einzige »Brautbrief«, der solche expliziten erotischen Bezüge enthält. Schon in dem erwähnten zweiten Brief an Hahnemann ist von der Angst Mélanies die Rede, bei ihm »zu lebhafte, unheilvolle Empfindungen« zu wecken. Und in einem undatierten Brief (vermutlich Mitte/Ende Dezember 1834 verfaßt, in dem sie sich über die eifersüchtigen Töchter Hahnemanns kokett äußert) liest man: »In unserer Hochzeitsnacht werden sie alle Qualen der Eifersucht durchleben. Ihre Töchter sind so eifersüchtig, daß sie Ihnen sogar die unschuldigen Zärtlichkeiten Ihrer anderen Kinder verbieten. Deshalb ist es notwendig, daß sie glauben, was die ganze Welt glaubt, daß es keine körperliche Leidenschaft zwischen uns gibt.«[112] In einem Brief vom 10. Dezember heißt es: »Zeigen Sie niemals Ihren Freunden ein körperliches Verlangen nach mir.«[113] Daß die vielbeschworene Seelenverwandtschaft der beiden keinesfalls eine platonische Liebe war, wie man vielleicht aufgrund der großen Altersdifferenz und des Standesunterschiedes vermuten könnte, geht zudem aus einer Bemerkung seines Lieblingsschülers Stapf hervor. Dieser erzählt in einem bezeichnenderweise erst kurz nach Hahnemanns Tod veröffentlichen Beitrag für die von ihm herausgegebene homöopathische Zeitschrift folgende Begebenheit: »[...] als ich ihn im

Herbst des Jahres 1835 in Paris zum letztenmale sah, [rühmte er sich] einer fast ungeschwächten Zeugungskraft.«[114]

Während Hahnemann seinen Freund Isensee wegen der erbrechtlichen Folgen einer möglichen Heirat konsultierte, traf in Köthen die Geburtsurkunde Mélanies ein. Damit lag schon einmal ein wichtiges Dokument vor, so daß das öffentliche Eheaufgebot nur noch eine Frage der Zeit schien. Da tauchte noch ein weiteres Hindernis auf: die unterschiedliche Religion, die Hahnemann zunächst offenbar nicht bekümmert hatte. Doch in einer Zeit, in der es noch keine standesamtliche Trauung gab, mußte eine Lösung für dieses Problem gefunden werden. Mit offenbar schlechtem Gewissen bittet Hahnemann am Ende eines Briefes, den Mélanie ihm am 5. Dezember geschrieben hatte: »Das letzte Opfer, das für unser Vereinigung notwendig sein wird, ist, daß Sie das protestantisch-lutherische Glaubensbekenntnis auswendig lernen, um dieselbe Religion wie ich zu haben.«[115] Um sie wegen dieser Zumutung zu beruhigen, fügt er gleichsam entschuldigend hinzu: »Aber Sie wissen wie ich, daß Religionen Gewänder sind, die man ab- oder anlegt, das dient nur dazu, sich den Vorurteilen der Welt anzupassen.« Hier gab sich der Begründer der Homöopathie wieder einmal als Freigeist und Kind der Aufklärung zu erkennen.

In der Folgezeit macht sich Mélanie Gedanken über die gemeinsame Zukunft. In ihrem Brief vom 10. Dezember erklärt sie nochmals ihre Bereitschaft, nach der Heirat einen separaten Haushalt zu begründen und damit das Verhältnis zu den Töchtern auf Dauer zu entspannen. In einem weiteren Brief konkretisiert sie dieses Vorhaben: »[...] Ihre Töchter müssen ruhig in Ihrem Hause ihr bisheriges Leben weiterführen können, denn ich will niemanden zu Last fallen und noch weniger Ihren Kindern das Haus Ihres Vaters zu verlassen zwingen.«[116] Zur Entspannung des Verhältnisses sollte auch eine klare vermögensrechtliche Regelung beitragen, die zu erarbeiten sich Hahnemanns Freund Isensee bereit erklärt hatte. Er und das Ehepaar Lehmann unterstützten die geplante Eheschließung und halfen ihr nach Kräften, dieses Ziel zu erreichen. Frau Lehmann schickte ihr beispielsweise aus eigenem Antrieb zwei Tauben, die Mélanie nicht zu unrecht als »Sinnbild der Liebe«[117] deutete.

Um ihre finanzielle Selbständigkeit unter Beweis zu stellen, legte Mélanie, wie sie am 20. Dezember schreibt, auch großen Wert darauf, Hahnemann für die ärztliche Konsultation zu bezahlen. Das war für sie zugleich eine Frage der Ehre und des Charakters, wie sie ausdrücklich betonte.

Kurz vor Erreichung ihres ersehnten Zieles gab es für Mélanie noch einmal einen Moment des Schreckens. Aus ihrem Brief vom 26. Dezember erfahren wir, daß Hahnemann ohne Vorankündigung eine Reise nach Leipzig unternommen hatte. Sie macht ihm deshalb heftige Vorwürfe, auf die Hahnemann nach seiner Rückkehr zu seiner Rechtfertigung anführt: »Selbst wenn ich durch eine Stafette diese wichtigen Papiere hätten expedieren wollen, hätten der Postmeister und das Publikum geschrieen, daß ich Millionen verschickt hätte.«[118] Es ging offenbar bei dieser bislang nicht bekannten Unternehmung Hahnemanns um die Neuregelung der Erbschaft, bei der absolute Vertraulichkeit gewahrt werden sollte. Mélanie grollt ihm deswegen zwar ein wenig und erwähnt in ihrem darauffolgenden Brief im Scherz, was sich die ihr sehr geneigte Frau Lehmann als Strafe für Hahnemanns ungehöriges Verhalten ausgedacht hatte: »Um ihn zu bestrafen, lassen wir ihn in der Hochzeitsnacht allein schlafen!«[119] Hahnemann versteht den Wink und antwortet ebenfalls mit Humor auf dieses Ansinnen.

Am 18. Januar 1835 war es schließlich soweit. Der Pfarrer der St. Agnus-Kirche in Köthen, Johann Gottlob Schmidt, traute das ungleiche Paar in Hahnemanns Haus am Wallgraben. Mehrere Freunde des Bräutigams und der Braut waren anwesend, wie der Trauschein vermerkt. Die Heirat wurde zunächst aus guten Gründen geheimgehalten. Zuvor war die Braut zum evangelischen Glauben übergetreten. Erst Anfang Februar erschien eine Vermählungsanzeige in den Zeitungen. Die Überraschung im Freundes- und Schülerkreis hätte nicht größer sein können. Zu den ersten Gratulanten gehörten sein Jugendfreund in Meißen, Dr. Anton Friedrich Fischer, sowie Prinzessin Louise, die Frau des preußischen Kronprinzen, seine langjährige und treue Patientin. Einer seiner ältesten Freunde, Freiherr von Gersdorff in Eisenach, machte dagegen aus seinen gemischten Gefühlen in dem Glückwunschschreiben, das er

Hahnemann am 1. Juni 1835 übersandte, keinen Hehl: »Ich werde ihm [dem homöopathischen Arzt Dr. Mauro in Neapel, R.J.] schreiben, wie glücklich Sie sind und wünschte, Sie könnten mir noch zuvor melden, daß auch Ihr Körper sich wohl dabei befindet, da die Feinde meinen, es werde wenigstens Ihr baldiges Ende zur Folge haben.«[120]

Nicht nur dieser Brief eines Getreuen deutet an, daß damals die wildesten Gerüchte über die Eheschließung Hahnemanns kursierten. Im kollektiven Gedächtnis der kleinen Residenzstadt hielt sich lange das Bild einer *femme fatale*, die es auf ältere Männer abgesehen hatte und durch ihr burschikoses Auftreten (»eifrige Reiterin und Schwimmerin«, geübt auch im »Pistolenschießen und dazu noch Malerin«) die kleinstädtische Gesellschaft schockierte. Die Gerüchteküche wurde zudem durch die ›Dorfzeitung von Sachsen-Meiningen‹ angeheizt, in der bald nach der Verheiratung folgender hämischer Artikel erschien: »Der große Vater der Homöopathie, Dr. Hahnemann in Köthen, um der Welt zu zeigen, wie sich seine Kunst an ihm verherrlicht, hat am letzten 18. Januar in seinem 80. Lebensjahre abermals geheiratet – eine junge katholische Dame, Tochter eines Gutsbesitzers, aus Paris. Der junge Mann ist noch in rüstiger Kraft und fordert alle Allopathen auf: Macht's mir nach, wenn ihr könnt! Außer andern Pretiosen schenkte der alte Bräutigam seiner jungen Braut, die frühe als Kranke in Männerkleidern zu ihm gekommen war, einen Ring für 500 Thaler und vermachte ihr 40000 Thaler, jedem seiner Kinder aber 32000 homöopathische Thaler. Dem Vernehmen nach sollen sich mehrere Allöopathen zur Homöopathie zu wenden geneigt sein.«[121] Die Anspielungen auf seine Manneskraft im hohen Alter hätte Hahnemann dem anonymen Autor sicherlich noch durchgehen lassen, doch den Vorwurf, daß seine frisch angetraute Ehefrau eine Erbschleicherin sei und er seine Kinder finanziell benachteiligt hätte, wollte und konnte der Begründer der Homöopathie nicht auf sich sitzenlassen. So erschien wenig später im ›Allgemeinen Anzeiger der Deutschen‹ eine öffentliche Erklärung seines Anwalts Isensee. Darin weist dieser die üble Nachrede zurück und betont, daß Madame Hahnemann selbst über ein ansehnliches Vermögen verfüge. Außerdem habe Hahnemann in seinem Ehevertrag sich ausdrücklich ausbedungen, daß sein vorhandenes Vermögen zum allergrößten Teil (die Rede ist von 48 000 Talern) den Kindern gleich nach der Verheiratung zufließt. Lediglich 15 000 Taler sollten den leiblichen Kindern zu Lebzeiten noch nicht ausgezahlt werden, sondern dazu dienen, den Unterhalt des Erblassers zu sichern. Die Erklärung schließt mit der Versicherung des Justizamtmanns, der schon früher als Hahnemanns Rechtsbeistand tätig gewesen war: »Madame Hahnemann hat außer dem ganz einfachen, goldenen gewöhnlichen Trauringe nicht das Mindeste an Sachen und keinen Pfennig Geld von dem Vermögen ihres Gatten erhalten.«[122]

Daß es sich in der Tat um üble Nachrede handelt, belegt Hahnemanns Schenkungsvertrag an seine Kinder vom 17. Februar 1835, der sich heute im Archiv des Instituts für Geschichte der Medizin der Robert Bosch Stiftung in Stuttgart befindet. Sogar für das Enkelkind, das sein verschollener Sohn Friedrich bei der Mutter zurückgelassen hatte, sorgte Hahnemann bei diesem Anlaß, indem er vertraglich zusicherte, dessen Ausbildung im Nadlerhandwerk zu finanzieren. Da der Schenkungsvertrag einige unklare Punkte enthielt, sah sich Hahnemann genötigt, im Juni 1835 sein Testament noch einmal zu ändern. Darin setzte er seine Kinder und deren Nachkommen als Universalerben zu gleichen Teilen ein. Als Vorgriff auf die spätere Erbschaft sollten die beiden jüngsten Töchter das Haus in der Wallstraße Nr. 270 bekommen, das Hahnemann 1834 vorsorglich für seine Töchter erworben hatte. Seine Tochter Amalie (»weil sie mich immer in kindlicher Ehrerbietung und Zärtlichkeit geliebt«) erhielt das in der unmittelbaren Nachbarschaft gelegene Anwesen überschrieben. Die weiteren Details dieses komplizierten Erbschaftsvertrages müssen hier nicht interessieren. Zu erwähnen ist jedoch, daß Mélanie einen Teil der persönlichen Habe Hahnemanns erben sollte, wozu nicht zuletzt seine wertvollen Manuskripte und Aufzeichnungen gehörten. Ansonsten achtete Hahnemann aber im Sinne seiner Kinder auf strenge Vermögenstrennung in der neueingegangenen Ehe, der damals kaum jemand wegen des Alters des Bräutigams einen langen Bestand zutraute.

Das Testament zog gleichzeitig auch einen Schlußstrich unter die

Erbstreitigkeiten und die Querelen, die im Hause Hahnemann nach der plötzlichen Eheschließung ausgebrochen waren. Der »Letzte Wille« des Begründers der Homöopathie spricht gegenüber seinen Erben eine deutliche Sprache: »Ich will mit einem Worte, daß meine Familie sie [Mélanie, R. J.] gänzlich in Ruhe lasse […].«[123] Hahnemann hoffte also auf einen Neufang an der Seite seiner geliebten Frau, auf einen zweiten Frühling sozusagen, nicht in Köthen, wo böse Zungen ihm und seiner jungen Frau weiter zu schaffen machen würden, sondern in einer neuen Umgebung, in Paris, der Hauptstadt des 19. Jahrhunderts.

In der »großen Weltstadt«: Paris (1835–1843)

In den ersten Monaten nach ihrer Eheschließung, die Samuel Hahnemann und Mélanie d'Hervilly in Köthen des weiterhin gespannten Verhältnisses zu den Töchtern wegen in getrennten Haushalten zubrachten, war zunächst von einem Umzug nach Frankreich keine Rede. Geplant war lediglich, wie Hahnemann am 22. Mai 1835 seinem Freund Bönninghausen schrieb, eine gemeinsame Reise nach Paris, da Mélanie dort angeblich Vermögensangelegenheiten zu regeln hatte und er seine frisch angetraute Gattin (»ohne die ich keine 2 Stunden dauern kann«[1]) nicht allein fahren lassen wollte. Außerdem wollte er sich dort »hauptsächlich ausruhen und fast keine Kranken besorgen«. Doch es sollte anders kommen. Der Abschied aus Köthen war keiner auf Zeit, sondern auf Dauer, wie seine Töchter vermutlich schon geahnt hatten, als er Ende Mai/Anfang Juni 1835 den Großteil seines beweglichen Vermögens unter ihnen aufteilte. Amalie erhielt neben silbernen Tee- und Eßlöffeln »2 Bilder vom guten Vater«[2], also ihrem Großvater, sowie zahlreiche Werke aus der Feder Hahnemanns, darunter das ›Organon‹ in der vierten und fünften Auflage. Friederike mußte sich im wesentlichen mit einer »Pfeife mit weißen Kopf« sowie einer gläsernen Takakdose und einem staatswissenschaftlichen Handbuch, das Hahnemanns früherer Patient Klockenbring verfaßt hatte, begnügen. Eleonore bekam dagegen unter anderem acht goldene Ringe, zwei silberne Hahnemann-Gedenkmünzen, eine silberne Taschenuhr sowie Wäsche und Kleidung. Charlotte wurde ebenfalls mit einer silbernen Taschenuhr bedacht. Zusätzlich erhielt sie noch eine goldene Damenuhr, wie überhaupt Hahnemann ausweislich eines erhaltenen Verzeichnisses seines beweglichen Vermögens eine kleine Uhrenkollektion besessen haben muß. Auch ein Mikroskop war unter den Dingen, die der Vater Charlotte bereits zu Lebzeiten überließ.

Louise, die damals bereits geschieden war, erhielt neben Musikinstrumenten, Ölporträts von Hahnemann und seiner ersten Frau, die der Künstler Julius Schoppe gemalt hatte, noch weitere Bilder und Drucke, vor allem aber Hahnemanns größten Schatz: »sämtliche Krankenjournale vom Vater selbst geschrieben« – ein Zeichen dafür, daß der Begründer der Homöopathie zu jenem Zeitpunkt offenbar entschlossen war, seine langjährige Praxis aufzugeben und sich tatsächlich zur Ruhe zu setzen. Auch sein verschollener Sohn Friedrich ging bei der Verteilung nicht leer aus. Ihm wurde eine mit Brillanten verzierte goldene Dose zugedacht, die Hahnemann einst vom Herzog von Anhalt-Köthen verehrt worden war.

Am 7. Juni war es endlich soweit. Das jungvermählte Ehepaar verließ Köthen in Richtung Paris. Nach einer »14-tägige[n], sehr angenehme[n] Reise«[3], wie Hahnemann seinem Freund Bönninghausen mitteilte, traf man am 21. Juni 1835 in der französischen Hauptstadt ein. Dort herrschte damals eine große Sommerhitze, so daß die beiden schon bald nach ihrer Ankunft beschlossen, Mélanies kleine Wohnung in der Rue des Saints-Pères Nr. 26, mitten im Quartier Latin gelegen, gegen ein geräumigeres Domizil zu tauschen. Dieses befand sich weiter südlich, in der Rue Madame Nr. 7, in unmittelbarer Nähe zum Jardin du Luxembourg. Hahnemann gefiel die neue, ruhig gelegene Wohnung außerordentlich, wie er Bönninghausen Anfang Januar 1836 wissen ließ: »[…] unsre großen Fenster aber gehen in einen hübschen Garten, zu unserem Gebrauche bestimmt, und mit einer Hinterthür, die sich in [den Jardin du] Luxembourg öffnet, einen eine Stunde langen, öffentlichen Garten, mit Bäumen bepflanzt. Da leben wir in der reinsten, freien Luft (seit 15. Jul.), wie auf dem Lande, als ein Paar zärtliche Täubchen […].«[4]

Hahnemann genoß nicht nur das idyllische Stadtquartier, das ihm Gelegenheit zu seinen geliebten Spaziergängen bot, Hand in Hand mit seiner jungen, charmanten Frau, die ihm jeden Wunsch von den Augen abzulesen schien. Mélanie, die aus altem, wenn auch nicht mehr sehr wohlhabendem französischem Adel stammte und sich auch als Künstlerin einen Namen gemacht hatte, führte ihn sogleich in die Pariser Gesellschaft ein. Er war nicht einmal ein halbes Jahr in Paris, da hatte David d'Angers Hahnemanns Kopf in Bronze gegossen. Dieser bedeutende Bildhauer, stilistisch Antonio Canova und dem Klassizismus verpflichtet, strebte in seinen Kunstwerken nach Natürlichkeit des Ausdrucks und Ungezwungenheit der Haltung. Er schuf berühmte Kolossalbüsten, unter anderem von Napoleon, Goethe und Schelling. Zu seiner Spezialität gehören Bildnismedaillons – eine Kunstgattung, für die er richtungsweisend wurde.

Nicht nur ihn, auch viele andere zeitgenössische Künstler und Literaten kannte Mélanie persönlich. Zu ihren Freunden zählte beispielsweise der Theaterautor François-Guillaume-Jean-Stanislas Andrieux. Der Herausgeber einer wichtigen Literaturzeitschrift ›La Décade‹, der noch den französischen Kaiser gut gekannt hatte, war allerdings kurz vor der Rückkehr Mélanies nach Paris verstorben. Ein anderer Schriftstellerfreund aus alten Tagen lebte dagegen 1835 noch: Népomucène Lemercie. Er zählt zu den brillantesten Dramatikern des ersten Kaiserreichs und war bereits 1810 in die berühmte Académie française aufgenommen worden. Vor allem lernte Hahnemann schon bald einen weiteren aufstrebenden Literaten kennen, der mit Mélanie eng befreundet war und der ihr später ein hymnisches Liebesgedicht (»Hymne à Sainte Mélanie«) widmete: Ernest Legouvé. Obwohl ihre intellektuellen Ziehväter (darunter der Politiker Louis-Jérôme Gohier und der Maler Guillaume Guillon-Lethière) bereits einige Jahre vor der Ankunft des Paares in Paris gestorben waren, verfügte Mélanie also über glänzende Kontakte in den führenden Kreisen der Pariser Gesellschaft.

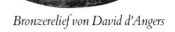

Bronzerelief von David d'Angers

Keine andere Stadt zog damals so viele Künstler, Musiker, Intellektuelle und vergnügungssüchtige Adlige an wie die heimliche Hauptstadt Europas. Niccolò Paganini gab zu Hahnemanns Zeit regelmäßig Gastspiele in der Seine-Metropole, der Komponist Jacques Offenbach stand damals am Anfang seiner Karriere und eroberte wenige Jahre später das Publikum der Hauptstadt im Sturm. Doch die größten musikalischen Erfolge feierte ein französischer Kapellmeister, der heute nahezu in Vergessenheit geraten ist und der wenig später zu Hahnemanns Patienten gehören sollte: Philippe Musard, der ungekrönte König der rauschenden Bälle, in denen zur Zeit des Bürgerkönigs Louis Philippe (also in den Jahren 1830–1848) das *juste milieu*, die auf Vergnügen und politische Grabesruhe bedachte großbürgerliche Schicht, schwelgte. Vom Tanzfieber, das ganz Paris damals ergriffen hatte, dürfte Hahnemann aufgrund seines Alters eher verschont geblieben sein, wenngleich er sich damals, wie er Freunden in Deutschland schrieb, um zwanzig, dreißig Jahre jünger fühlte. Er ging mit seiner jungen Frau lieber in die Oper, und zwar einmal in der Woche. Seine Vorliebe galt dem Théâtre Italien, wo vor allem Werke von Verdi und Rossini erklangen. Es störte ihn auch im hohen Alter nicht, wie wir aus einem Brief an seine Kinder wissen, daß die Vorstellungen oft erst um Mitternacht endeten. Die Comédie Française und andere Bühnen besuchten die beiden regelmäßig und sahen sich dort nicht nur Klassiker an, sondern auch Stücke zeitgenössischer Autoren, die zum Bekannten- und Freundeskreis Mélanies gehörten. Zu den damals vielbejubelten Schauspielern gehörte beispielsweise die jungverstorbene Mime Rachel, die mit der Rolle der Roxanne in Racines Stück ›Bajazet‹ berühmt wurde. Außerdem waren solche Theater- und Opernbesuche damals weitaus mehr als heute gesellschaftliche Ereignisse. Man traf bei dieser Gelegenheit einflußreiche Persönlichkeiten. Anläßlich einer Aufführung von Donizettis Oper ›Lucia di Lammermoor‹ in der Comédie Française im Winter 1835 sollen Samuel und Mélanie Hahnemann beispielsweise mit dem französischen Erziehungsminister François Pierre Guillaume Guizot, der ebenfalls in der ersten Reihe saß, ins Gespräch gekommen sein. Bezeichnenderweise war es derselbe Politiker, der fast zur selben Zeit über Hahnemanns

Erlaubnis, in Paris eine homöopathische Praxis zu eröffnen, entschied.

Aus dem eher häuslich gesinnten Arzt, der lediglich der Gesundheit zuliebe in seiner Leipziger und Köthener Zeit ausgiebige Spaziergänge unternahm und abends zur geselligen Runde im Familienkreis einlud, war zwar kein Flaneur geworden, aber doch ein Sinnenmensch, der das kulturelle Angebot der Weltstadt in vollen Zügen genoß. Dazu gehört auch, daß Hahnemann die Pariser Wohnung mit Gemälden aus dem Besitz seiner Frau schmückte. In einem Brief an seinen Freund Gersdorff vom 14. Juni 1836 spricht er von der »ansehnlichen Gemälde-Sammlung«, worunter sich ebenfalls Mélanies eigene Werke (einschließlich des berühmten Ölgemäldes von Samuel Hahnemann, das sie noch in Köthen kurz nach der Eheschließung fertiggestellt hatte) befanden. Ausweislich des Verkaufskatalogs aus dem Jahre 1878 war die Kunstsammlung, die im Laufe der Jahre sicherlich noch erweitert wurde, in der gemeinsamen Pariser Wohnung durchaus erlesen, wenngleich bunt zusammengewürfelt. Neben Gemälden heute eher unbekannter Künstler, wie z.B. Gabriel François Doyen, dessen Entwurf eines Tafelbildes mit dem Titel ›La peste des ardents‹ das Ehepaar Hahnemann-Hervilly besaß, waren unter anderem zwei Männerporträts von Tintoretto vorhanden und, nicht zu vergessen, ein Bild mit einer religiösen Thematik, das kein geringer als Tizian gemalt hatte. Insgesamt umfaßt der Verkaufskatalog 161 Kunstobjekte, darunter auch antike Skulpturen, Renaissance-Büsten, römische Mosaike, kunstvolle Vasen und wertvolles Porzellan. Doch nicht alles kam damals unter den Hammer. Insbesondere Mélanies Porträts von Familienmitgliedern blieben im Besitz der Erben und befinden sich heute größtenteils im Institut für Geschichte der Medizin der Robert Bosch Stiftung in Stuttgart. Von der begabten Malerin und Kunstsammlerin existiert dagegen kein Selbstporträt, sondern lediglich eine zeitgenössische Lithographie, die den Eindruck bestätigt, den die amerikanische Schauspielerin Anna Cora Mowatt bei ihrer ersten Begegnung mit Mélanie d'Hervilly im Jahre 1839 erhielt, als diese Ende dreißig war: »Die Dame war ein elegant aussehendes Frauenzimmer von mehr als mittlerer Größe und schön abgerundeter Form. Ihre Gesichtszüge waren nicht diejenigen einer Schönheit, aber man konnte sie doch mit Recht hübsch (*handsome*) nennen. Sie hatte eine volle hohe Stirn, deren große Dimensionen (*expansive proportions*) durch das zurückgekämmte Haar um so deutlicher zu Tage traten. Ihre üppigen Haarflechten von hellem, flachsartigem Aussehen, waren zum Theil auf dem Hinterkopf in einem großen Knoten vereinigt, zum Theil hingen dieselben in langen Locken hinter den Ohren herunter. Ihre Gesichtsfarbe war hell und so farblos wie Alabaster. In ihren großen, blauen Augen lag ein Ausdruck tiefen Nachdenkens, der ihrem Anlitz etwas Feierliches verliehen haben würde, wenn es nicht durch das wohlwollende Lächeln ihrer Lippen aufgehoben worden wäre.«[5] Vom auffallend blonden Haar Mélanies, das auch in anderen zeitgenössischen Schilderungen hervorgehoben wird, haben sich aller Wahrscheinlichkeit nach Teile in der aus Menschenhaar geflochtenen Uhrkette für Samuel Hahnemanns Taschenuhr erhalten. An deren einem Ende befindet sich ein Medaillon aus rotem Achat, das eine Liebeserklärung auf französisch enthält, die in der deutschen Übersetzung lautet: »Mein Platz ist in Deinem noblen Herzen und dies ist der einzige Ort, für den ich mir das wünsche. Ich widme es Deinem Glück. Bei Dir habe ich meinen Platz für's Leben gefunden.«[6]

Das ungewohnte luxuriöse Leben, das reich an Abwechslungen und sinnlichen Eindrücken war, bekam dem damals bereits über 80jährigen Hahnemann offenbar recht gut. In Briefen wurde er nicht müde zu betonen, daß er sich wie in einem Jungbrunnen fühle. An seinen Freund Gersdorff schrieb er: »Daher kennen mich Bekannte, die mich sonst vor Jahren gesehen, fast nicht mehr, und versichern mich um 10 Jahre verjüngt anzutreffen, sowie ich mich denn auch selbst so kräftig, munter und ohne Beschwerden fühle, als in meinem dreißigsten, vierzigsten Lebensjahre.«[7] Und selbst von Alterskrankheiten scheint Hahnemann weitgehend verschont geblieben zu sein. Bezeichnend ist, was er 1840, also im Alter von 85 Jahren, nach Deutschland vermeldet: »Man sagt mir oft, daß ich mit jedem Jahr jünger werde, so wohl, spricht man, sähe ich aus. Wenigstens weiß ich selbst, daß ich in diesem Jahre noch keinen Anstoß von Krankheit gespürt habe, was seit 10 Jahren noch nicht der Fall war, wo ich wenigstens Frühlings an anhaltendem bösen Katarrh und Husten litt mit Fieber verbunden.«[8] Hahnemann schrieb dieses Aufblühen im hohen Alter vor allem der nicht nachlassenden Liebe zu seiner jungen Frau zu. Ihr habe er zu verdanken, so erwähnt er in einem Brief, daß er sich in seinem langen Leben niemals »gesünder und glücklicher befunden hätte als in Paris«.[9]

Daß sich Hahnemann überglücklich fühlte, durchzieht wie ein roter Faden die Korrespondenz der Pariser Jahre. Wie wirkte aber der Mann, der nach damaligem Verständnis bereits ein Greis war, auf die Menschen seiner Umgebung? Auch hierzu finden sich Quellenzeugnisse, die belegen, daß der Begründer für sein hohes Alter auf andere Menschen einen erstaunlich frischen und dynamischen Eindruck machte. Als die bereits erwähnte amerikanische Schauspielerin Anna Cora Mowatt im Winter 1839/40 Hahnemann begegnete, fiel auch ihr die jugendliche Ausstrahlung des berühmten Arztes sogleich ins Auge: »Den Scheitel seines schönen, wohl proportionirten Hauptes bedeckte ein schwarzes Sammetkäppchen, unter welchem spärliche Silberlöckchen sich hervorstahlen, die seine edle Stirne umrahmten und sein hohes Alter verriethen, welche sonst die ihm gebliebene frische, blühende Gesichtsfarbe zu widersprechen schien. Seine Augen waren dunkel und tiefliegend, aber leuchtend (*glittering*) und voller Leben.«[10] Wenn man diese Schilderung liest, fühlt man sich sogleich an das Ölgemälde erinnert, das Mélanie 1835 von ihrem frisch angetrauten Mann gemalt hat und das auf den Betrachter den gleichen Eindruck macht wie die leibhaftige Person, die der amerikanischen Schauspielerin in Paris gegenübertrat und bei ihr Respekt und Bewunderung erweckte. Und ein weiterer amerikanischer Besucher, ein homöopathischer Arzt, brachte den frappierenden Eindruck, den Hahnemann im hohen Alter auf seine Mitmenschen machte, auf den Punkt, indem er ihn treffend als »jugendlichen Greis«[11] bezeichnete.

Es fehlte in der Tat nicht an Besuchern und Gästen im Hause Hahnemann-Hervilly, um die sich neben dem Gastgeberehepaar das Dienstpersonal kümmerte, das zu einem standesgemäßen Haushalt, der im übrigen – wie wir aus Briefen an Freunde in Deutschland wissen – erhebliche Kosten verursachte, einfach dazugehörte.

Jeden Montagabend um 8 Uhr versammelte sich beispielsweise ein Kreis homöopathischer Ärzte in der Rue de Milan Nr. 1 (damals noch im ersten, mittlerweile im 9. Bezirk gelegen), wo Hahnemann seit Ende 1836 mit seiner Frau in einem herrschaftlichen Anwesen, ganz in der Nähe des 1842 gebauten Bahnhofs Saint-Lazare, in fast noch ländlicher Umgebung residierte. Auch durchreisende Homöopathen aus aller Welt waren zu diesem Meinungs- und Erfahrungsaustausch, der häufig die Form einer Lehrstunde des »Meisters« für Fortgeschrittene angenommen haben dürfte, willkommen. Der Pariser Arzt Dr. Simon Felix Camille Croserio, Mitherausgeber der Zeitschrift ›Annales de la Médecine Homoeopathique‹ und häufiger Gast in dieser Runde, erwähnt in einem Brief, daß die auswärtigen Gäste vor allem aus Ungarn, Italien, Deutschland, England und von der Iberischen Halbinsel kamen. Zu den Besuchern im Hause Hahnemann-Hervilly, die von weit her anreisten, gehörte beispielsweise der amerikanische Homöopath Heinrich (Henry) Detwiller. Er machte 1836 Hahnemann zweimal die Aufwartung, um ihm etwas über die damals gerade gegründete homöopathische Lehranstalt in Allentown/Pennsylvania zu berichten und auch Spendengelder einzuwerben. Er zog aber mit leeren Händen wieder davon, wie Detwiller in seinen Erinnerungen an den damaligen Besuch festhielt. Der Grund, den Hahnemann ihm für die Abschlagung der Bitte um materielle Unterstützung mitteilte, war in den Worten des amerikanischen Homöopathen, »daß es ihm augenblicklich nicht möglich sei, für unser Unternehmen finanzielle Hilfe zu erlangen, oder selbst ein Opfer dafür zu bringen, dagegen wolle er uns seine lebensgroße Marmorbüste schicken, die damals von dem berühmten Bildhauer David in Paris angefertigt wurde«. Hahnemann hielt übrigens dieses Versprechen, doch ging die Büste bei einem Schiffbruch verloren und kam nie am Bestimmungsort an. Ob Hahnemann aufgrund seines aufwendigen Lebensstils (allein die Hausmiete betrug nach seinen Angaben 6000 Franc im Jahr) oder aufgrund der Tatsache, daß ein Großteil seines Vermögens in Deutschland geblieben war und zur Versorgung der Kinder diente, der wiederholten Bitte um eine Geldspende nicht entsprochen hat, bleibt Spekulation. Nicht zuletzt könnte es sein, daß ihm die schlechte Erfahrung mit dem Leipziger homöopathischen Krankenhaus, an dessen Finanzierung er sich ja bekanntlich beteiligt hatte, damals noch in den Knochen saß.

Doch nicht nur homöopathische Ärzte aus aller Welt waren im mondänen Pariser Domizil Hahnemanns gerngesehene Gäste. Auch »berühmte Männer aus allen Teilen Europas« erwiesen dem Begründer der Homöopathie ihre Reverenz. Zu ihnen gehört der britische Diplomat, Kunstsammler und Antikenfreund Lord Elgin, der den Parthenon-Fries nach England brachte. Wie aus einem Tagebucheintrag Mélanies hervorgeht, kam der hohe englische Gast um 5 Uhr nachmittags auf Besuch. Später findet sich sein Name in den Krankenjournalen aus der Pariser Zeit. Um 8 Uhr abends am selben Tag, so erfahren wir weiter aus Mélanies Tagebuchauszug, unternahmen die beiden Gastgeber, wie so häufig, einen gemeinsamen Spaziergang im Garten. Man redete über die Sterne am Abendhimmel und den schönen Ort. Genau die richtige Gelegenheit für eine weitere Liebeserklärung, die Mélanie so berührte, daß sie diese Szene schriftlich festhielt: »Seit dem ich Dich kenne, bewundere ich Gott [...], wie perfekt er Dich geschaffen hat.«[12] Die so gepriesene junge Frau, zu Tränen gerührt, fällt ihm daraufhin zu Füßen, umfaßt seine Beine, während Hahnemann ihre Arme sanft streichelt. Auch dieses Dokument belegt die große Liebe und die in der Öffentlichkeit gelebte Zweisamkeit des altersungleichen Ehepaares, die wir außerdem in Hahnemanns Selbstzeugnissen aus jenen Jahren immer wieder beschrieben finden.

Zu den eher seltenen Besuchern gehörten Familienangehörige aus Deutschland. Lediglich seine mittlerweile zum zweiten Mal geschiedene Tochter Amalie kam ein- oder zweimal in Begleitung ihres Sohnes Leopold an die Seine. Die anderen, ebenfalls längst erwachsenen Kinder tröstete Hahnemann damit, daß sich ihr Wunsch nach einem Wiedersehen in naher Zukunft erfüllen könnte, wenn die lange Reise von Köthen nach Paris durch den fortschreitenden Eisenbahnbau nicht mehr so beschwerlich sein würde. Ansonsten beschränkte man sich auf den Austausch von brieflichen Glückwünschen und kurzen Dankesschreiben anläßlich Hahnemanns Geburtstagen oder der Feier seiner Promotion. Gelegentlich fügte

Mélanie einige freundliche Zeilen auf deutsch an die angeheiratete Verwandtschaft hinzu. Sogar mit den beiden Töchtern, die ihr in Köthen das Leben so schwergemacht hatten, Charlotte und Louise, korrespondierte Hahnemanns zweite Frau aus Paris. Erst nach Hahnemanns Tod, als es wieder einmal um das Erbe ging, sollten die Beziehungen zwischen Stiefmutter und Stieftöchtern wieder auf den Nullpunkt sinken.

Zu den Besuchern im Hause Hahnemann gehörten auch französische Politiker. Sie kamen gelegentlich zu Unterredungen in das von Hahnemann und seiner Frau angemietete herrschaftliche Anwesen in der Rue de Milan. Aus einem Brief Mélanies aus dem Jahre 1838 erfahren wir beispielsweise Näheres über ein geplantes Treffen mit einem namentlich nicht genannten »monsieur le conseiller«[13], bei dem über die Finanzierung eines homöopathischen Krankenhauses in Paris gesprochen werden sollte.

Mélanie verstand sich darauf, Feste zu organisieren, wenn sich der Anlaß dazu bot. Sie war sich der gesellschaftlichen Verpflichtungen, die sich aus dem Ruhm ihres Mannes ergaben, durchaus bewußt. In den Kreisen, in denen das Ehepaar Hahnemann-Hervilly verkehrte, durfte man nicht kleinlich sein, wenn es darum ging, den erreichten Status zur Schau zu stellen. Das entsprach der Mentalität des französischen Großbürgertums, das sich mit der Regierung Louis Philippe arrangiert hatte und der Revolution keine Träne nachweinte. Das erste Fest, bei dem Mélanie Regie führte, fand bereits wenige Monate nach der Ankunft Hahnemanns in Paris statt. Anlaß war die Anwesenheit französischer Homöopathen in Paris, die Hahnemann auf ihrer Jahresversammlung feierlich begrüßt und zu ihrem Ehrenpräsidenten ernannt hatten. Der Begründer der Homöopathie erwiderte die ihm widerfahrene große Ehrung mit einem Empfang in seinem damaligen Domizil. Einer der anwesenden Gäste, Dr. Peschier, war voll des Lobes über diese feierliche Veranstaltung im Hause Hahnemann: »Wir können nicht genug rühmen,« so schreibt er in einem Artikel für die von ihm herausgegebene homöopathische Zeitschrift, »mit welcher Freundlichkeit und Grazie sie [Mélanie, R. J.] die Honneurs bei diesem Feste machte. Hahnemann selbst empfing uns, als ob er von jeher grand seigneur gewesen wäre.«[14]

Sein Bericht schließt mit einer Prophezeihung, die sich schon bald als richtig erweisen sollte: »Er [Hahnemann, R.J.] wird so schnell nicht nach Cöthen zurückkehren.«

Anlässe, die es zu feiern gab, waren vor allem Hahnemanns Geburtstage. Besonders aufwendig wurde der 10. April 1838 begangen. Es muß ein glänzendes Fest gewesen sein, wie wir einem in einer deutschen Zeitung, dem ›Frankfurter Journal‹, veröffentlichten Korrespondentenbericht entnehmen können: »Die Straße de Milan, wo Hahnemann wohnt, stand, wie dies bei großen Soiréen der Fall ist, links und rechts voll von Equipagen und Mietkutschen. ›Der Vater der Homöopathie‹, sagt mein Freund, ›wohnt, wie Sie sehen, nicht schlecht!‹ Wir kamen durch ein Hoftor und einen Hof nach einem von Gartenanlagen umgebenen Hotel, das Hahnemann allein bewohnt, und trafen im ersten Stock in einem von beau monde angefüllten Salon, in dessen Mitte eine mit einem goldenen Lorbeerkranze gezierte Büste von Marmor stand. ›Dies‹, sagte Cannabich [der Begleiter, R. J.] ist die Büste Hahnemanns und mit diesem goldenen Lorbeerkranze ward sie zur Feier seines heutigen Geburtstages von seinen dankbaren Jüngern und Freunden geziert.‹ Auf den beiden über die Schultern herabhängenden Enden des Kranzes waren bedeutende Namen aus allen Ländern eingegraben.«[15] Wie der deutsche Leser weiter erfährt, war sogar der Bildhauer selbst bei dieser Geburtstagsfeier anwesend und erklärte dem überraschten deutschen Journalisten, daß er stolz darauf sei, die Bildnisse zweier großer Deutscher der Nachwelt zu überliefern. Er meinte Hahnemann und Ludwig Börne. Der eigentliche Höhepunkt des Festes war erreicht, als Hahnemann an der Hand seiner jungen Gattin den Salon betrat und die Gäste einzeln mit Händedruck begrüßte. Anschließend geleitete ihn einer der anwesenden französischen Homöopathen zu der bekränzten Büste und hielt eine Geburtstagsrede, in der dem Jubilar die »Unsterblichkeit« gewünscht wurde. »Ihm folgten«, so heißt es in dem Zeitungsbericht weiter, »französische und italienische Dichter mit Festgedichten, worauf deutsche Tonkünstler, wie Kalkbrenner, Panofka u.a., die Gesellschaft mit ihrem Spiele entzückten.« Bei den beiden Musikern, die hier erwähnt werden, handelt es sich um den Klavierspieler und Tonsetzer Friedrich Wilhelm Kalkbrenner, einen der brillantesten Pianisten seiner Zeit und gleichzeitig geschäftstüchtiger Mitinhaber des Pariser Klavierherstellers Pleyel, sowie um den Violinisten Heinrich Panofka, der sich auch als Komponist einen Namen machte und in den Jahren 1834 bis 1844 als Paris-Korrespondent für die von Robert Schumann begründete ›Neue Zeitschrift für Musik‹ arbeitete. Kunst, Literatur und Musik, das war also die neue Welt, in der Hahnemann sich in Paris rasch einlebte. Die Verehrung und Anerkennung, die der Begründer der Homöopathie auch in diesen Kreisen fand, genoß er im hohen Alter in vollen Zügen.

Groß wurde nicht zuletzt das 60. Doktorjubiläum im Jahre 1839 gefeiert. Über den Ablauf der Feier unterrichtet uns ein Brief, den Hahnemanns Tochter Amalie, die sich damals in Paris aufhielt, an ihre daheimgebliebenen Geschwister schickte: »Zuerst bekamen Mütterchen und Väterchen, welcher sehr wohl vergnügt war, eine sehr schöne silberne und vergoldete Tasse, an der Obertasse steht: ›Santé‹ und in der unteren steht ›zum 60. Doctorat‹. So begann dieser Tag, voller Lust und Freude; dann kam einer der größten Violoncellisten Europa's, Namens Bohrer, welcher uns den ganzen Tag so versüßte, bis am Abend, wo dann die ganze Gesellschaft zusammenkam, viele Damen und Herren, welche schöne Blumen und vortreffliche Gedichte brachten. So dann hatten wir die schönste Musik: die berühmte Klara Wieck, welche sich jetzt in Paris befindet, machte uns das Vergnügen, uns ihr schönes Talent hören zu lassen. Sie und der genannte Violoncellist ergötzten uns so, daß wir ganz bezaubert waren. Väterchen war überglücklich und zufrieden, er blühte wie eine Rose.«[16] Bei der Pianistin handelt es sich bekanntlich um keine Geringere als die spätere Frau Robert Schumanns, die nur zwei Monate nach ihrem vielbeachteten Auftritt bei den Feierlichkeiten zu Hahnemanns 60. Doktorjubiläum an das Kammergericht in Leipzig appellierte, um ohne väterliche Zustimmung heiraten zu können. Der in der besagten Heiratsangelegenheit unnachgiebige Vater war, wir erinnern uns, Friedrich Wieck, einer von Hahnemanns Patienten in der Leipziger Zeit. Und bei dem von Amalie lobend erwähnten Cellisten handelt es sich um Max Bohrer, Mitglied des unter anderem in München und Paris auftretenden Bohrer-Trios, zum dem noch der Geiger Anton Bohrer und dessen Frau Fanny Dülken, eine Pianistin, gehörten. Eine Tochter von Anton und Fanny Bohrer mit Namen Maria Sophie Barbara, die Hahnemann angeblich als kleines Mädchen »noch auf seinen Knieen tanzen ließ«[17], wurde 1851 von Mélanie an Kindes Statt angenommen und sechs Jahre später mit dem viertältesten Sohn des Münsteraner Freiherrn Clemens von Bönninghausen verheiratet.

Doch nicht nur Musiker ehrten durch ihre Darbietungen den berühmten Arzt aus Deutschland anläßlich des ungewöhnlichen akademischen Jubiläums, das nur wenigen Gelehrten vor ihm vergönnt gewesen war. Auch Homöopathen aus ganz Europa fanden sich ein, um Hahnemann mit Worten und Geschenken zu ehren, wie Amalie ihren daheimgebliebenen Geschwistern sichtlich stolz in einem Brief berichtete: »Der große Salon, in dem wir uns befanden, war herrlich aufgeputzt mit den schönen Ölgemälden, welche Mütterchen verfertigt hat, und schön beleuchtet. Es brannten über 100 Wachslichter. Unter anderen war auch ein junger Arzt aus Lyon da, Namens Mure, welcher ein vortreffliches Gedicht auf Väterchen gedichtet hatte. Er deklamirte es auch so herrlich, daß ich ganz tief davon bewegt war [...]. Kurz, es war ein ausgezeichnet schöner Tag.« Der besagte Dr. Benoît Mure, der später als Begründer der Homöopathie in Brasilien berühmt werden sollte, veröffentlichte das Gedicht einige Jahre nach diesem Ereignis mit der Begründung, daß es die Anwesenden »zu Tränen gerührt«[18] habe.

Ein Jahr später gab es erneut einen würdigen Anlaß zum Feiern: Hahnemanns 85. Geburtstag. Dieses Ereignis war der ›Leipziger Allgemeinen Zeitung‹ einen Korrespondentenbericht wert: »Vorgestern feierte Hahnemann«, so beginnt der am 12. April verfaßte Artikel, »seinen 85. Geburtstag. Abends waren in seinen Salons die Elite der hier lebenden Deutschen und viele tüchtige Franzosen versammelt, um den ergrauten Heerführer der alle Tage sich vermehrenden homöopathischen Phalanx zu beglückwünschen [...]. Die Kunst und Wissenschaft hatten sich vereinigt, um diesen Festtag würdig zu feiern. Daß gerade Deutsche bei diesem Feste die Hauptrolle spielten, erklärt sich von selbst. Gleich unten in einem Vorzimmer war eine neue Statue Hahnemanns von Herrn Woltreck aus Dessau (wie ich glaube) ausgestellt, in Auffassung und Ausführung ein tüchtiges Werk.« Der Korrespondent fährt mit einer ausführlichen Beschreibung der Hahnemann-Büste fort: »Auf einem Felsen sitzend, bekleidet mit einem einfachen und schön drapierten Mantel, offener Brust, sind diese Einzelheiten und Nebensachen so aufgefaßt, daß sie befriedigen und beruhigen, ohne den Blick zu fesseln und so von der Hauptsache, dem schönen ausdrucksvollen, Milde und Geisteskraft vereinigenden Kopf, abzulenken.«[19]

Wie schon bei früheren Festen im Hause Hahnemann-Hervilly folgten bei der Feier des 85. Geburtstages auf die exzellenten musikalischen Darbietungen zahlreiche Gedichtvorträge und Reden, wie der Leipziger Korrespondent weiter berichtet, ohne darauf aber im einzelnen einzugehen. Sein Fazit, das er dem Leser nicht vorenthält, lautet: »Genug, das Fest war vollkommen und des tüchtigen Mannes, dem es galt, ganz und gar würdig.« So dürften es auch die Festgäste gesehen haben, die sich an diesem denkwürdigen Abend in der Rue de Milan eingefunden hatten. Die steinerne Erinnerung an dieses Ereignis, die Statue, die der Bildhauer Franz Woltreck von Hahnemann angefertigt hatte, hat die Zeiten jedoch nicht überdauert. Nur eine Nachbildung aus der Hand des Künstlers, die der Beschreibung durch den Leipziger Korrespondenten entspricht, befindet sich heute in der Anhaltinischen Gemäldegalerie in Dessau. Von einer Büste Hahnemanns, die derselbe Bildhauer vermutlich aus dem gleichen Anlaß hergestellt hat, sind dagegen zwei Abgüsse erhalten.

Von weiteren Feierlichkeiten in Hahnemanns Pariser Domizil haben sich leider keine Berichte erhalten. Eine entsprechende Feier dürfte es auch zu seinem 86. Geburtstag gegeben haben, als der sächsische Gesandte in Paris ihm die Ehrenbürgerurkunde der Stadt Meißen überreichte – eine Geste, die Hahnemann offensichtlich sehr gerührt hat, wie aus seinem Dankesschreiben an den Magistrat hervorgeht.

Ungefähr ein Jahr vor Hahnemanns überraschendem Umzug nach Paris traf in Köthen die Nachricht ein, daß ihm die Gallikanische homöopathische Gesellschaft das Ehrendiplom verliehen hatte. Diese Vereinigung französischer Homöopathen mit Sitz in Lyon war 1832 mit dem Ziel gegründet worden, einen nationalen Interessenverband zu bilden. Zwei Jahre später kam es zur Gründung der Société Homéopathique de Paris, die mehr als nur ein lokaler Zusammenschluß von Homöopathen sein wollte. Auch diese Vereinigung hatte Hahnemann bereits vor seiner Ankunft in Paris durch die Verleihung der Ehrenpräsidentschaft geehrt. Es gab also in Frankreich zu Beginn der 1830er Jahre bereits eine durchaus beachtliche homöopathische Bewegung, die sich vor allem aus so unterschiedlichen Milieus wie dem der Saint-Simonisten und dem strenggläubiger Katholiken rekrutierte. So stand beispielsweise der Lyonnaiser homöopathische Arzt Toussaint Rapou, der Hahnemann bereits in Köthen aufgesucht hatte, dem Trappisten-Orden nahe, während einer der frühen Anhänger und Propagandisten der Homöopathie, der Sozialreformer und erfolgreiche Geschäftsmann François Barthélémy Arlès-Dufour, zu den französischen Sozial-Utopisten gehörte, die ihren Namen von dem Begründer dieser Bewegung, Claude Henri Graf von Saint-Simon, ableiten. Als ein wichtiger Vorkämpfer der Homöopathie in Frankreich gilt ein neapolitanischer Arzt mit Namen Graf Sébastien des Guidi. Er war bereits in den 1820er Jahren in seiner Heimat zur Homöopathie »bekehrt« worden und gehörte nach seiner Niederlassung in Lyon im Jahre 1830 zu den eifrigsten und erfolgreichsten Schülern, die Hahnemann zu seinen Lebzeiten jenseits des Rheins hatte.

Trotz beachtlicher Erfolge (vor allem im Cholerajahr 1832) und dem organisatorischen Rückhalt, den die genannten Vereine boten, blieben die homöopathischen Ärzte, die auch in Frankreich heftigen Anfeindungen seitens der etablierten Medizin ausgesetzt waren, lange Zeit ein kleines Häuflein. 1860 waren es im ganzen Lande knapp 400 Ärzte, die sich zur neuen Heilweise bekannten (bei einer Gesamtzahl von mehr als 17000 Ärzten). Auch zeigt sich bereits in den Anfangsjahren der homöopathischen Bewegung in Frankreich eine Entwicklung, die man in Deutschland schon etwas früher beobachten konnte: interne Richtungskämpfe.

Daß Hahnemann 1835 mit offenen Armen von den französischen Homöopathen aufgenommen wurde, hatte zweierlei Gründe. Zum einen versprach sich jede der beiden konkurrierenden homöopathischen Gesellschaften, die Hahnemann bereits vor seiner Ankunft Ehrungen hatten zuteil werden lassen, einen Prestigegewinn von der Tatsache, daß der Begründer der Homöopathie sein Vaterland verlassen hatte und den Lebensabend an der Seite seiner jungen Frau aus besten Kreisen der französischen Gesellschaft an der Seine verbringen wollte. Zum anderen glaubte man, keine Konkurrenz von seiten des Meisters befürchten zu müssen, der ja angekündigt hatte, sich in Paris zur Ruhe zu setzen und nur noch wissenschaftlich zu arbeiten, aber keine Patienten mehr zu behandeln. Doch wurden die Erwartungen bald enttäuscht. Nicht nur mischte sich Hahnemann schon früh in den Richtungsstreit der französischen Homöopathen ein, er machte auch das, was die wenigsten wohl voraussehen konnten, nämlich eine eigene, überaus florierende Praxis auf. Und zwar mit tatkräftiger Unterstützung seiner Frau Mélanie, die sich schon bald selbst erfolgreich als Heilerin betätigte und tagtäglich eine nicht geringe Zahl ärmerer Menschen kostenlos behandelte.

Am 15. September 1835, als die Gallikanische homöopathische Gesellschaft Hahnemann als Ehrengast zur ihrem Treffen in Paris einlud, schien die homöopathische Welt in Frankreich noch in Ordnung zu sein. Alsbald zeigten sich jedoch die ersten dunklen Wolken am Himmel. Der Begründer der Homöopathie machte nämlich keinen Hehl aus seiner Absicht, das Steuer im hohen Alter noch einmal selbst in die Hand zu nehmen. Nach einigen freundlichen und wohlgesetzten Worten kam Hahnemann in seiner Begrüßungsansprache vor den versammelten Homöopathen gleich zur Sache: »Wenn man bisher finden mußte, daß die Paris Gesellschaft [gemeint ist die konkurrierende homöopathische Vereinigung, R. J.], unbeschadet einiger Ausnahmen [...] eine tiefere Einsicht in unsere Kunst zu wünschen übrig ließ, so liegt die Schuld ohne Zweifel davon in der Neuheit der Erscheinung der Homöopathie zu Paris.«[20] Er tadelte also das geringe Wissen der Mehrzahl der Pariser Homöopathen, was die anwesenden homöopathischen Ärzte, die überwiegend aus der Provinz in die Hauptstadt gekommen waren, sicherlich mit Genugtuung erfüllt haben dürfte. Doch schon im nächsten Satz hob Hahnemann seinen drohenden Zeigefinger auch gegen diejenigen, die sich zuvor indirekt gelobt fühlen mußten. Sie sollten sich noch fleißiger als bisher der Verbesserung ihrer Kenntnisse auf dem Gebiet der Homöopathie widmen. Das war der Wink mit dem Zaunpfahl, der seine Wirkung nicht verfehlte. In einem leider nicht datierten Briefentwurf Mélanies heißt es im Rückblick, daß Hahnemanns Ankunft in Paris zum »Schisma« unter den französischen Homöopathen geführt habe und sich ein gewisser Dr. Pétroz selbst gerne »als Papst der wahren Hahnemannianer«[21] gesehen hätte. Bei dem genannten »Rivalen« Hahnemanns um die Meinungsführerschaft unter den französischen Homöopathen handelt es sich um den Arzt Dr. Antoine Pétroz, den Präsidenten der Pariser homöopathischen Gesellschaft, der anfangs im Hause Hahnemann-Hervilly ein häufiger und gerngesehener Gast war.

Gegenüber seinem Freund Bönninghausen fand Hahnemann allerdings noch sehr viel deutlichere Worte über die französischen Homöopathen: »Unsre Kunst zählt weit mehr ächte Schüler in den Provinzen (sie waren großentheils hier am 15. Sept. aus allen Gegenden zu einer Hauptversammlung gegenwärtig) als in Paris, was hierin hinter jenen weit zurücksteht, denn es haben sich der homöopathischen Praxis viele Charlatane bemächtigt, die der Kunst durch ihre Einmischung alten Sauerteigs, folglich durch viele Mißkuren großen Nachtheil und Schande gebracht haben. Jetzt bei meinem Hierseyn fangen sie nach vielem Widerstreben an, kleinlaut zu werden, da meine Gegenwart ihnen imponirt und das Publikum ihren falschen Kram von der wahren, reinen, helfenden Homöopathik unterscheiden lernt.«[22] Und Hahnemann vergißt in diesem Zusammenhang nicht zu erwähnen, daß er bereits ein kleines »Häuflein ächter Schüler und Nachfolger (5 an der Zahl)« um sich geschart habe, mit denen er die Homöopathie in Frankreich auf das höchstmögliche Niveau zu bringen gedenke. Zu ihnen zählten neben Georg Heinrich Gottlieb Jahr, der Hahnemann nach Paris gefolgt war und einer seiner engsten Mitarbeiter wurde, der französische Arzt Léon Simon und vor allem der bereits im anderen Zusammenhang erwähnte Dr. Simon Felix Camille Croserio, der aus Savoyen stammte und nach Hahnemanns Tod zu einer großen Stütze für Mélanie wurde. Diese drei waren es auch, die 1845, also nur zwei Jahre nach Hahnemanns Tod, die Société hahnemannienne de Paris gründeten und die Zeitschrift ›L'Hahnemannisme‹ herausgaben. Ab 1839 stieß der bereits erwähnte Dr. Mure, aus Palermo kommend, zu diesem engsten Pariser Schülerkreis.

Die Vergangenheit hatte Hahnemann also an der Seine wieder eingeholt. Der Streit zwischen den verschiedenen Richtungen in der Homöopathie, der ihm bereits in Köthen so viel Kummer, Ärger und Sorgen gemacht hatte, war somit ebenfalls in Frankreich seit Mitte der 1830er Jahre in vollem Gange.

Es ging jedoch nicht nur um die Meinungsführerschaft, sondern auch um den Zulauf an Patienten, wie schon sehr bald deutlich wurde. Hier mußte Hahnemann als übermächtige Konkurrenz gelten. Denn wer wollte sich nicht vom Begründer der Homöopathie behandeln lassen, wenn dazu die Gelegenheit bestand. Die Möglichkeit, daß Hahnemann in Paris selbst praktizieren würde, schien zunächst aus vielen Gründen eher unwahrscheinlich. Dabei spielte als Argument nicht nur sein hohes Alter eine Rolle. Doch von der Vitalität des über 80jährigen hatten sich die Pariser Homöopathen gleich nach seiner Ankunft überzeugen können. So versuchte Dr. Peschier bei seinen homöopathischen Kollegen mit den folgenden Worten entsprechende Befürchtungen zu zerstreuen: »Seine Frau will nicht, daß die köstlichen Augenblicke, die der wackere Greis noch auf Erden zu leben hat, durch individuelle Krankeninteressen noch fürderhin zersplittert würden. Die konsultierenden Patienten werden nicht mehr ohne Unterschied zugelassen, und die Audienzen müssen begehrt werden. Hahnemann fühlt, was er der gelehrten Welt schuldig ist, und die Zeit, die zu Kopfarbeiten erforderlich ist, mag er nicht an Kranke vergeuden.« Doch genau das Gegenteil war der Fall. Mélanie tat alles, um Hahnemann alsbald die Fortsetzung seiner homöopathischen Praxis zu ermöglichen, und nutzte ihre guten Beziehungen zu Regierungskreisen dazu, die erforderliche Genehmigung für die ärztliche Tätigkeit einzuholen. Bereits am 12. Oktober 1835 konnte die ›Allgemeine Preußische Staatszeitung‹ ihren Lesern vermelden: »Durch eine königliche Verordnung vom 21. August ist dem Herrn Hahnemann, der sich bereits seit mehreren Monaten in Paris aufhält, die Erlaubnis zum Praktizieren erteilt worden.«[23] In der französischen Presse konnte man dagegen etwas über die Hintergründe erfahren. Die populäre Zeitung ›Temps‹ verband ihren Bericht über die Approbationserlaubnis für Hahnemann mit einer politischen Spitze, die sich sowohl gegen die französische Regierung als auch gegen die Homöopathie richtete: »Um aber seine Künste in Paris auszuüben, bedurfte Hahnemann der Erlaubnis der Regierung. Diese ist ihm jetzt durch die Vermittlung des Herrn Guizot auf eine äußerst zuvorkommende Weise zuteil geworden. Niemand darf sich darüber wundern, denn Herr Hahnemann ist so gut ein Do[c]trinär wie Herr Guizot. Seine Doctrin besteht darin, daß er seinen Patienten die Medikamente in so kleinen Dosen verschreibt, als das doctrinäre Ministerium dem Lande die Freiheit.«[24] Guizot war als Erziehungsminister, in dessen Ressort auch das Gesundheitswesen fiel, wegen seines autokratischen Stils und seiner Politik nicht nur in linksliberalen Kreisen damals sehr umstritten. So wurde er häufig Zielscheibe der politischen Satire, die in Frankreich im 18. Jahrhundert nicht nur von Journalisten, sondern auch von Künstlern wie Honoré Daumier, dem wir eine Karikatur Guizots verdanken, gepflegt wurde. Daß bei der Entscheidung nicht zuletzt persönliche Beziehungen eine Rolle gespielt haben könnten – wir erinnern uns an das Zusammentreffen Hahnemanns mit Guizot während einer Opernaufführung im Jahre 1835, dürfte den französischen Presseleuten, die für ihren Enthüllungsjournalismus schon früh bekannt und berüchtigt waren, allerdings entgangen sein. Ihnen reichte offenbar, auf der metaphorischen Ebene ein auf die Politik anwendbares Simile-Prinzip in der Entscheidung der Regierung für die Zulassung Hahnemanns zur ärztlichen Praxis entdeckt zu haben.

Nachdem Hahnemann trotz Eingaben von seiten der Medizinischen Akademie in Paris die Approbation erhalten hatte, stand fest: Der Begründer der Homöopathie würde nie mehr nach Deutschland zurückkehren. In einem Brief an seinen Freund Bönninghausen findet sich die Bemerkung: »Selbst wenn ich 50, 60 Jahre weniger zählte, würde ich mirs nicht einfallen lassen, je wieder nach Deutschland zurückzukehren. [...] Ich befinde mich hier gesünder und glücklicher als je in meinem Leben, und wünsche Ihnen Gleiches.«[25] Ja,

Hahnemann macht in diesem Brief seinem Lieblingsschüler sogar den Vorschlag, sich ebenfalls in der französischen Hauptstadt als homöopathischer Arzt niederzulassen, und rät ihm zum Kauf eines »Doktor-Diplom[s]«, um die Zulassung zur medizinischen Praxis in Frankreich zu erlangen. Bönninghausen entschied sich bekanntlich gegen einen solchen Ortswechsel und behandelte lieber die zahlreichen Patienten, die von nah und fern zu ihm nach Darup bei Münster kamen.

Für Hahnemanns Patienten jenseits des Rheins war die Ankündigung, nicht mehr nach Deutschland zurückzukehren, eine große Enttäuschung. Nur wenige nahmen fortan die Mühen einer Reise nach Paris in Kauf. Auch die brieflichen Konsultationen mit deutschen Patienten nahmen ab, je länger Hahnemann von Köthen fort war. Unter den enttäuschten Patienten war die Prinzessin Luise von Anhalt-Bernburg, die Frau des preußischen Prinzen Friedrich Wilhelm, die über viele Jahre seine treueste Patientin gewesen war und die noch im März 1835 in einem Brief der Hoffnung Ausdruck verliehen hatte, Hahnemann möge doch bald wieder in die anhaltinische Residenzstadt zurückkehren. Hahnemanns per Anzeige verbreiteten Rat an seine Patienten in Deutschland, sich zukünftig an seinen langjährigen Gehilfen Dr. Lehmann in Köthen zu wenden, dürfte die empfindsame und eigenwillige Prinzessin, die trotz eines eigenen homöopathischen Hausarztes immer wieder bei Hahnemann um Rat nachgesucht hatte, wohl kaum befolgt haben.

Mit der Entscheidung, nicht nach Köthen zurückzukehren, verlor Hahnemann also den größten Teil seiner ursprünglichen Klientel, wenngleich es in den Jahren nach 1835 noch einige wenige Patienten deutscher Herkunft gab. Ansonsten dominierten ausweislich der Auswertung eines der 17 erhaltenen Pariser Krankenjournale naturgemäß die französischen Patienten (78,4 Prozent). Das zweitgrößte Kontingent an Patienten stellen übrigens die Briten (16,9 Prozent), die sich vermutlich nicht nur wegen Hahnemann in Paris aufhielten und die dortige Bohème um den Typus des englischen Dandy bereicherten. Mit dem Umzug in die Weltstadt Paris änderte sich allerdings nicht grundsätzlich das Einzugsgebiet der Hahnemannschen Praxis, wenn man die Entfernung zwischen Wohnort der Patienten und dem Ort der Behandlung als Vergleichsmaßstab zugrunde legt. Weiterhin finden sich viele Auswärtige unter seinen Patienten, und die vielen anglo-amerikanischen, italienischen und deutschen Familiennamen machen darüber hinaus deutlich, wie international Hahnemanns Pariser Klientel war.

Bemerkenswert sind auch die Veränderungen in der sozialen Zusammensetzung seiner Klientel. Ausweislich des Krankenjournals DF5 stammten allein zehn Prozent seiner Patienten aus dem französischen Hochadel. Ansonsten finden sich unter den relativ wenigen Patienten (N = 21), für die nähere Angaben überliefert sind, die folgenden Berufe: Künstler (6), Offizier (4), Beamter (3), Arzt (2), Kaufmann (2), Handwerker (2), Kellner (1) und Student (1). Unter den zahlreichen Prominenten, die Hahnemann während seiner Pariser Zeit behandelte, waren beispielsweise der Künstler David d'Angers, der Schriftsteller Eugène Sue, der Geiger Niccolò Paganini und der Bankier James Meyer Rothschild.

Wie sehr Hahnemann in Paris in dem Ruf stand, ein »Modearzt« für die *haute volée* zu sein, zeigt der bereits erwähnte Bericht im ›Frankfurter Journal‹, der anläßlich der Feier von Hahnemanns 85. Geburtstag erschien. Darin zitiert der Korrespondent die stolze Äußerung seines Freundes, der ihn zu diesem Fest eingeladen hatte: »Sie haben gesehen, wie viele Italiener, Engländer und Amerikaner diesem Feste beiwohnten und welche Klasse der Franzosen an die Homöopathie glaubt.« Da er jedoch noch den Rest eines Zweifels bei dem befreundeten Journalisten bemerkte, riet er diesem, sich doch am besten selbst ein Bild von dem Andrang zu Hahnemanns Sprechstunden zu machen. Als der Korrespondent am anderen Tag in die Rue de Milan zurückkehrte, bot sich ihm folgendes eindrucksvolles Bild: »[…] fand ich den Vorplatz und die Treppe mit armen Leuten angefüllt, die Hahnemann umsonst behandelt, und in den Vorzimmern zählte ich nicht weniger als 15 Personen.«[26] Daß in Hahnemanns Praxis damals nicht nur die Reichen und Berühmten, sondern Mittellose und weniger Begüterte behandelt wurden, bestätigt ein Brief Hahnemanns an seinen Schüler Dr. Ernst Stapf aus dem Jahre 1838. »Im Laufe des letzten Halbjahres«, heißt es dort, »ist durch die große Zahl der Heilungen, die mir und meiner lieben

Gattin gelungen sind, ein reges Interesse unter den jüngeren Ärzten für die Homöopathie wachgerufen worden. Meine Frau hat nämlich unter den Armen, selbst bei den gefährlichsten Krankheiten, mehr Heilungen erzielt, als mir unter den Reichen gelungen sind. 10 bis 20 Kranke füllen täglich das Vorzimmer und selbst die Treppen unseres kleinen Hauses [sic! R. J.], das wir allein bewohnen.«[27] In einem nur zwei Jahre später verfaßten Brief an den Geheimrat Heinrich August von Gersdorff in Eisenach spricht Hahnemann sogar von 20 bis 40 armen Patienten, die täglich Mélanies Sprechstunde aufsuchen.[28] Daneben vergißt Hahnemann in diesem Zusammenhang nicht, das interessante Detail zu erwähnen, daß sich jeder Kranke, der nicht bettlägerig war, zu ihm in die Sprechstunde begeben mußte. Hausbesuche – sowohl bei armen als auch bei reichen Patienten – machte Hahnemann auch in Paris weiterhin nur in Ausnahmefällen bei bettlägerigen Kranken, und zwar in der Regel abends.

Wie es in Hahnemanns Pariser Sprechstunde zuging, schildert uns die bereits in anderem Zusammenhang erwähnte amerikanische Schauspielerin Anna Cora Mowatt. Ihrem Augenzeugenbericht entnehmen wir beispielsweise, daß vor der Einfahrt zu Hahnemanns prachtvollem Domizil in der Rue de Milan sich eine so lange Schlange von Pferdedroschken gebildet hatte, daß sie in ihrer Kutsche fast 20 Minuten warten mußte. Nach der Vorfahrt auf den Hof bot sich ihr folgendes Schauspiel: »Drei oder vier Livreebediente, welche in der weiten Halle beisammen waren, führten die Ankömmlinge nach der breiten Haupttreppe. Oben angekommen, wurden sie wiederum von einigen aufgeputzten Herren in Empfang genommen und in einen eleganten und splendid möblirten Salon eingelassen, der mit einer Reihe von Zimmern, die weniger geräumig waren, in Verbindung stand. Der Salon war von fashionable gekleideten Damen und Herren besetzt sowie auch von Kindermädchen mit ihren Kindern, und hie und da lag ein Schwerkranker auf einem sammetnen Ruhebett oder einer gestickten Ottomane. Dieser unerwartete Zudrang von Patienten, das Geräusch flüsternder Stimmen, das Gelächter spielender Kinder, und die Unmöglichkeit, sich setzen zu können, setzte mich einigermaßen in Verlegenheit.«[29] Die Besucherin fand schließlich doch noch in einem Nebenzimmer eine Sitzgelegenheit und wurde nach mehr als drei Stunden Warten endlich in das Sprechzimmer vorgelassen, wo sie von Hahnemann und seiner Frau Mélanie, die zu dieser Zeit bereits seine Mitarbeiterin war und in eigener Verantwortung Sprechstunden für bedürftige Patienten abhielt, empfangen wurde.

Für die Pariser Jahre bestätigen die Krankenjournale, soweit sie bereits ausgewertet worden sind, den Eindruck, den wir bereits aus dem anschaulichen Bericht der amerikanischen Schauspielerin gewonnen haben, nämlich daß die Praxis Hahnemanns in der französischen Metropole noch erheblich an Umfang zugenommen haben muß. In seinen letzten Lebensjahren hat Hahnemann im Durchschnitt 16 Patienten pro Tag behandelt. Bemerkenswert ist weiterhin der Befund, daß die Zahl der Konsultationen in den Sommermonaten immer erheblich zurückging, weil sich der größere Teil der wohlhabenden Klientel des Pariser »Modearztes« in dieser Zeit auf dem Land, wo es kühler und angenehmer als in der Großstadt war, aufhielt.

Zu den berühmten Persönlichkeiten, die sich einen der gefragten Konsultationstermine in der Rue de Milan besorgten und auch in Kauf nahmen, in für sie ungewohnter Weise im Wartezimmer Platz nehmen zu müssen, gehört beispielsweise der Violinvirtuose Niccolò Paganini. Er traf am 21. Juni 1837 in Paris ein. Es war nicht sein erster Besuch in der französischen Metropole. In dieser Stadt hatte er bereits einige Jahre zuvor große musikalische Triumphe gefeiert. Allein sein erstes Pariser Konzert im Frühjahr 1831 hatte ihm über 19 000 Franc an Einnahmen beschert. Unter dem begeisterten Publikum in der Académie Royale de Musique waren viele Vertreter des musikalischen und intellektuellen Paris: Neben so bekannten Schriftstellern und Künstlern wie Eugène Delacroix, George Sand und Théophile Gautier waren auch die Komponisten Gioacchino Rossini, Luigi Cherubini, Daniel François Auber, Giovanni Pacini und Giacomo Meyerbeer zugegen. Die Kritiker in der Seine-Metropole waren hellauf begeistert.

Paganini befand sich damals bereits seit längerem in ärztlicher Behandlung, konsultierte einen medizinischen Experten nach dem anderen, hörte immer wieder andere Diagnosen und wurde therapeutischen »Wechselbädern« ausgesetzt. Die Absage eines geplanten

Konzertes kam also für seine Freunde und Bekannten nicht überraschend; denn bereits kurz nach seiner Ankunft in Paris im Sommer 1837 fühlte sich der Virtuose wieder einmal derart körperlich heruntergekommen und von Beschwerden geplagt, daß er bei Hahnemann ärztlichen Rat suchte. Angesichts des Ansehens, das dieser bereits nach kurzer Zeit in den gehobenen Kreisen der Pariser Gesellschaft genoß, dürfte es kaum überraschen, daß Paganini auf der Suche nach einem Arzt, der ihn von seinem hartnäckigen Leiden befreien konnte, auf Hahnemann stieß. Mit der Homöopathie (oder besser gesagt: mit einem Homöopathen) war er allerdings bereits früher in Verbindung gekommen, und zwar im Jahre 1828. Damals hielt er sich in Wien auf und litt immer noch unter den Folgen einer massiven Quecksilberbehandlung, die man ihm sechs Jahre zuvor angeraten hatte, vielleicht weil der behandelnde Arzt Syphilis vermutete. Neben vielen anderen Ärzten konsultierte der von Schmerzen gepeinigte Künstler auch den vom österreichischen Kaiser an die Josephs-Akademie berufenen Mediziner Dr. Matthias Marenzeller, den wir bereits im Zusammenhang mit Hahnemanns Behandlung des Fürsten Schwarzenberg kennengelernt haben. Dieser erfahrene Militärarzt stand

Krankengeschichte Niccolò Paganinis

bereits seit langem der Homöopathie aufgeschlossen gegenüber und kämpfte wie Hahnemann gegen den Mißbrauch des Aderlasses und Purgierens. Marenzeller riet Paganini damals aber nicht zu einer homöopathischen Behandlung, sondern gab ihm die Empfehlung, die starken Abführmittel, die dieser regelmäßig einnahm, abzusetzen und sich zur Kur nach Karlsbad zu begeben. Erst neun Jahre später sollte Paganini am eigenen Leib Erfahrungen mit der umstrittenen neuen Heilkunde machen.

Wir können ziemlich sicher sein, daß Paganini als Patient Hahnemanns keine Vorzugsbehandlung erhielt. Vermutlich mußte auch er sich am 12. Juli 1837 zunächst im Wartezimmer (immerhin ein vornehmer Salon) gedulden, bevor er zum Altmeister der Homöopathie vorgelassen wurde. Hahnemann konnte es sich leisten, sogar seine reichen und berühmten Patienten warten zu lassen. Was Paganini dem greisen Arzt anvertraute, als er schließlich im Sprechzimmer Platz nehmen konnte, war lange unbekannt. Die zahlreichen Paganini-Biographien erwähnen den Besuch bei Hahnemann entweder gar nicht oder nur am Rande, da man von der Existenz einer homöopathischen Krankengeschichte keine Kenntnis hatte.

Das Gespräch mit dem berühmten Kranken wurde – wie so häufig in dieser damals ungewöhnlichen homöopathischen »Gemeinschaftspraxis« von Mélanie bestimmt und gelenkt. Sie notierte akribisch Namen und Anschrift des Patienten. Die Berufsbezeichnung erübrigte sich in diesem Fall wohl aufgrund des Bekanntheitsgrades. Nur bei der Altersangabe scheint ihr ein Irrtum unterlaufen zu sein. Paganini war damals bereits 55 Jahre alt und nicht 50, wie im fünften französischen Krankenjournal irrtümlich festgehalten ist. Daß Paganini sein Alter zu niedrig angegeben hat – wie gegenüber seinem ersten Biographen – ist unwahrscheinlich, denn auch früher schon hatte er seinen Ärzten das richtige Geburtsjahr (1782 statt 1784) nie verschwiegen. Es kann also sein, daß Mélanie ihn vielleicht falsch verstanden hat oder ihr ein Schreibfehler unterlaufen ist. Wie von Hahnemann im ›Organon‹ mustergültig beschrieben, folgt nach der Erhebung der Patientendaten die in der homöopathischen Praxis so detailliert ausfallende Anamnese, bei der vor allem der Kranke das Wort hat. Und so besitzen wir eine ausführliche Krankengeschichte von Paganini, die zunächst noch von Mélanies Hand stammt, dann aber vom Meister selbst weitergeführt worden ist. Die Eintragungen sind kein wortwörtliches Protokoll des Gesprächs zwischen Arzt und Patient, sondern fassen die Angaben des Kranken zusammen, und zwar in der Reihenfolge, in der sie geäußert wurden, wobei Hahnemann zumindest in der Theorie großen Wert darauf legte, daß alles »mit den nämlichen Ausdrücken auf[geschrieben wird], deren der Kranke und die Angehörigen sich bedienen« (›Organon‹, 6. Aufl., § 84). Im Falle Paganinis sah das Bild der Krankheit, das so vor den Augen des homöopathischen Arztes entstand, wie folgt aus:

»Die Nerven und die Einbildungskraft wurden stark überanstrengt = im Alter von 14 und 16 Jahren anfällig – hustete oft – zuvor und später hat er sich überanstrengt und von 12 Jahren an begann er zu husten | dann 4 Blutegel an den After, das nahm ihm den Husten für einen Monat – und er ist von dieser Zeit an immer noch geblieben. Dann hat man ihm mehrmals sehr viele Blutegel an die Seite der Leber gesetzt, danach 5 Monate lang quecksilberhaltige Einreibungen, die ihm die Zähne ruinierten, die verdorben sind – ein langer Speichelfluß – und es schädigte die Augen. Danach eine 3-monatige Milchdiät, wovon er sehr zunahm. Aber je besser er sich fühlte, um so mehr und stärker spürte er den Husten. Wenn er einen kleinen, sich häufig wiederholenden Husten hat, dann hat er keine starken Anfälle.«[30]

Außerdem erfährt Hahnemann von dem schwerkranken Musiker: »Vor 10 Jahren richtete er sich mit Frauen zugrunde, nicht so sehr durch den Koitus, sondern durch den Anblick von Frauen, dieser hielt ihn während des ganzen Tages in der Erektion fest. Nach der Milchdiät hat man ihn 4mal zur Ader gelassen. Seit 6 Jahren ist die Harnröhre enger geworden, er muß sich für jeden Harnaustritt katheterisieren – der Katheter ist dick (Paralyse der Blase und Spasmus im Blasenhals).«[31]

Vieles, was hier in der Anamnese angesprochen wird, ist in der Paganini-Forschung bereits mehr oder weniger bekannt: Die Erkrankung im jugendlichen Alter, der chronische Husten, die Quecksilberkur, die Probleme beim Harnlassen. Völlig neu ist jedoch die Erklärung, die ein bezeichnendes Licht auf das geheimnisumwitterte Sexualleben des berühmten Geigers wirft. Denn dieser übte nicht nur wegen seiner wunderbaren Musik, sondern auch trotz oder gerade wegen seiner ungewöhnlichen physiognomischen Erscheinung eine starke Faszination auf Frauen aus. Paganini litt offenbar über viele Jahre, wie wir nur aus dieser Krankengeschichte wissen, an Priapismus (Dauererektion), die von dem bloßen Anblick einer Frau ausgelöst werden konnte.

Hahnemanns detaillierte Aufzeichnungen geben ebenfalls über die aktuellen Krankheitssymptome Auskunft. Gleichwohl scheinen in der Zusammenfassung der Antworten Paganinis immer wieder frühere Krankheitsepisoden und Therapieversuche durch. Auch das spricht dafür, daß Hahnemann den Redefluß seines Patienten nicht oder nur selten unterbrach oder lenkte; denn er legte bekanntlich auf den spontanen Bericht des Kranken großen Wert. Und so lesen wir weiter in der Krankengeschichte:

»Die Stuhlgänge gehen gewöhnlich jeden Tag und mehrmals in kleinen Mengen. Er schläft bis $4^1/_2$, dann muß er urinieren. Morgens nach dem Stuhlgang muß er sich wieder hinlegen, wegen des Kopfes. Husten? Jede Hinwendung zu lesen und selbst zu plaudern, zwingt ihn zu Stuhl zu gehen oder zu urinieren, und ermüdet auch den Kopf. Er hat seit einigen Jahren stechende Schmerzen in den Schenkeln und den Beinen, im Fleisch. Gegen die Schmerzen und vor allem gegen den Tenesmus [schmerzhafter Krampf in den Schließmuskeln, R. J.] nahm er $1^1/_2$ Jahre le Roy [ein starkes Abführmittel, R. J.] ein, beinahe jeden Tag. Aber schon vor 8 Jahren hatte er davon von Zeit zu Zeit eingenommen. Le Roy hat ihm jede Kraft freiwillig zu urinieren entzogen, hat ihn sowohl geschwächt, als auch die Krämpfe vermehrt, sowie die Blutverluste. Gegenwärtig tritt mehr Blut aus dem After, 3, 4 Tage ununterbrochen, bis zu 4 Eßlöffel voll auf einmal. Bleibt für gewöhnlich 14 Tage ungehindert. Nach dem Frühstück spürt er eine Schläfrigkeit, er muß sich hinlegen und 2 Stunden schlafen. Wenn er sich aufrichtet, ist er genötigt zu Stuhl zu gehen. Er macht immer nur wenig Stuhl, beinahe nie Durchfall. Vor allem morgens fühlt er sich außerstande zu arbeiten. Wenn er üben will, muß er plötzlich zu Stuhl gehen, sogar ohne Erfolg 8, 10mal, oder pissen gehen 8, 10mal. Beim Gehen, sowohl vor, als auch nach dem Frühstück, muß er entweder zu Stuhl gehen oder mit Katheter urinieren. Schläft tagsüber von 11, 12 Uhr – 1, 2 Uhr. Um die Krämpfe zu verringern, muß er den Urin ziehen. Wegen dieser Leiden hat er keine Lust etwas zu sprechen, nichts anzusehen, nicht einmal die Zeitungen zu lesen. Ißt um 5 Uhr | durch seinen Eifer Geige zu spielen und durch seine Reizung der Geschlechtsteile, hat er sich einen Husten zugezogen | weitsichtig, er trägt eine sehr starke Brille. Alle 3 Tage dieser Husten, der ihm den Atem nimmt, vor 8, 9 Jahren, durch einen Duft und sogar einen Traum beim Schlafen, und wenn er sich am besten fühlt und er mehr Kraft hat. Er wünscht sich, den kleinen Husten zu behalten, weil er ihn vor diesen großen Anfällen bewahrt. Wenn er von einer katarrhalischen Erkältung erfaßt wird, kann er nicht einschlafen, ohne außer Atem zu kommen.«[32]

Mitleid erfaßt den Leser dieser Krankengeschichte angesichts des bedauernswerten Zustands, in dem Paganini sich damals befand. Die Verrichtung der elementarsten menschlichen Bedürfnisse bereitete ihm offenkundig große Schmerzen. Nicht einmal im Schlaf fand er Erholung. Und das wichtigste: Er konnte nicht mehr richtig arbeiten, das heißt Geige spielen. Sein ganzer Lebensinhalt war damit bedroht. Er hatte – so scheint es – die Freude am Leben, das zu einer Qual geworden war, schon fast verloren. Und so war er sicherlich mehr als gespannt, was ihm der berühmte deutsche Arzt, von dessen Heilerfolgen damals Patienten und Ärzte in ganz Europa und sogar in Amerika schwärmten, verordnen würde.

Das Mittel, das Hahnemann in dieser Phase seiner medizinischen Praxis auch bei anderen Patienten zu Beginn der Behandlung in der Regel verabreichte, war *Sulphur*, Schwefel, und zwar in einer hohen Verdünnung (C30, d.h. ein Dezilliontel). Wie die genauen Anweisungen an Paganini andeuten, erwartete Hahnemann, daß sich der Patient die Arznei selbst zubereitete. Und zwar sollte ein Tropfen der bereits verdünnten oder »potenzierten« Ausgangssubstanz mit dreißig Eßlöffeln Wasser vermischt werden. Das Ganze mußte dann zehnmal geschüttelt werden, um die von Hahnemann gewünschte

»Dynamisation« zu erreichen. Von der auf diese Weise zubereiteten Arznei sollte der Kranke an jedem Abend einen Kaffeelöffel voll einnehmen und erst nach der Einnahme des vierten Löffels wiederkommen. Außerdem verschrieb ihm Hahnemann die bewährte Diät: Kein Kaffee, kein Tee und nur stark verwässerten Wein.

Am 19. Juli 1837, also exakt sieben Tage später, kam Paganini wieder zu Hahnemann in die Sprechstunde. Er mußte ausführlich über die eingetretenen Veränderungen in seinem Befinden berichten. Eine durchschlagende Besserung seines Zustands ließ sich jedoch nicht feststellen. An einem Tag war es ihm sogar gar nicht gut gegangen. Doch handelt es sich dabei vermutlich nicht um die in der Homöopathie bekannte »Erstverschlimmerung«. Hahnemann vermutete als Ursache vielmehr den Umstand, daß der Patient, wie er eigens vermerkte, »auswärts gegessen« habe. An Symptomen, die ihm bislang nicht bekannt waren, erfuhr der behandelnde Arzt, daß Paganini an einigen Tagen im Monat Blut im Stuhl hatte. Hahnemann gab dem Kranken den Auftrag mit auf den Weg, die Häufigkeit des Harndrangs in den nächsten Tagen zu beobachten. Ansonsten wollte er noch die Wirkung des verdünnten Schwefels abwarten und steigerte ein wenig die tägliche Dosis.

Am 25. Juli kam Paganini zum letzten Mal in die Praxis Dr. Hahnemanns. Wiederum notierte zunächst Hahnemanns »Assistentin« Mélanie die Symptome, die sich in den vergangenen fünf Tagen bei dem berühmten Patienten gezeigt hatten. Paganini schlief mal schlechter, mal besser. Die Stuhlgänge kamen immer noch häufig (4 bis 6 pro Tag). Auch träumte er schlecht. Der Husten trat immer noch auf, und auch die Stiche in den Beinen waren nicht verschwunden. Der Kranke wurde weiterhin von Krämpfen geplagt. Im Bauch verspürte er einen Druck. Da es ihm nicht entscheidend besser ging, hatte er sogar seinen Wohnungsgeber Loveday um Rat gefragt und von ihm ein anderes homöopathisches Arzneimittel (*Ipecacuanha*, also Brechwurz) bekommen. Dieses hatte bei ihm aber offensichtlich keine Wirkung gezeigt.

Schließlich kam die Reihe des Fragens an den Meister selbst. Er hatte vermutlich, wie wir es aus anderen Patientenschilderungen aus jener Zeit wissen, im Hintergrund gut zugehört. Er fragte noch einmal nach einzelnen Symptomen. Besonders scheint ihn der Stuhlgang des Patienten interessiert zu haben. Er notierte die charakteristischen Zeichen, die ihm bei der Wahl des richtigen »Simile«, des passendsten homöopathischen Arzneimittels, leiten sollten. Dahinter schrieb er die von ihm und seinen Schülern in Versuchen am Gesunden festgestellten Arzneimittelbilder. Zweimal taucht das Mittel *Pulsatilla* (Wiesenküchenschelle) auf, einmal ist es sogar unterstrichen, das heißt, Hahnemann hat es in die engere Wahl gezogen. Als Medikation steht denn auch am Ende des Eintrags im Krankenjournal: »heute Puls(atilla) 1 Streukügelchen C30 in 15 Eßlöffel, 1 Kaffeelöffel morgens und abends«.

Wie dieses Mittel auf Paganini gewirkt hat, wissen wir nicht. Jedenfalls taucht sein Name in Hahnemanns Krankenjournalen nicht mehr auf. Über die Gründe konnte man lange Zeit nur spekulieren. Von der Homöopathie scheint der »Teufelsgeiger« nicht grundsätzlich enttäuscht gewesen zu sein; denn er setzte, wie wir aus anderen Quellen wissen, die Behandlung bei dem mit Hahnemann befreundeten französischen Homöopathen Dr. Croserio eine Zeitlang fort. Doch vermochte auch einer der besten Schüler Hahnemanns in Paris ihm offensichtlich nicht zu helfen.

Der Grund aber, warum Paganini nicht mehr zum Begründer der Homöopathie selbst ging, war, wie wir durch einen glücklichen Archivfund wissen, sehr viel banaler. Die Arzt-Patient-Beziehung wurde in diesem Falle nämlich durch die Tatsache schwer belastet, daß Paganini sich gleich bei der ersten Konsultation unsterblich in Hahnemanns junge Frau verliebt hatte. Ein geharnischter Brief Mélanies an den verliebten Patienten, in dem sie ihm jede Hoffnung auf eine Erwiderung seiner Liebe nahm, führte dazu, daß beide Seiten es vorzogen, die Behandlung nicht weiter fortzusetzen. Erhalten ist nur Paganinis Antwortbrief, der erahnen läßt, was in der Sprechstunde bei Hahnemann vorgefallen sein muß: »Möge ich endlich etwas wissen und möge ich endlich in der Lage sein«, diktiert der schwerkranke Geiger seinem Sohn in die Feder, »mich von diesem Gewicht, von diesen Verpflichtungen, deren Anzahl ich nicht kenne, zu befreien. Harrend – Madame – ob es mir höflicherweise erlaubt war, Ihnen einen Rat anzubieten, so wäre es, daß Sie nicht mit Waffen umgehen, von denen Sie vielleicht nicht die richtige Handhabung kennen. – Welches auch immer die Höflichkeit und die Schicklichkeit deren Sie sich rühmen sind, die Ausdrücke; ›geschwächte Hände‹, ›ein so kranker Mann wie ich‹, ›das leidende Wesen, das Sie durch Ihre Nachsicht schonen‹, ›das Objekt des öffentlichen Gespötts‹, sind unangebracht und manchmal, sogar an Kranke im allgemeinen gerichtet, gefährlich.«[33] Der Brief schließt mit den bewegenden Worten: »Ich bediene mich, Madame, der Hand meines Sohnes, denn wie ich Ihnen schon sagte, erschöpft sich meine Geduld, aber nein, meine geschwächte Hand, durch reichliche Federstriche, deren Opfer sie war [...]. Ich bin bestraft, da Sie dachten, ich hätte mir eine Unhöflichkeit Ihnen gegenüber zu Schulden kommen lassen.«

Und so wandte sich Paganini, von Hahnemanns junger Frau in menschlicher Hinsicht gekränkt und nach erfolgloser Kur durch Dr. Croserio auch von der Homöopathie enttäuscht, an den bekannten Pariser Arzt François Magendie, einen der Pioniere auf dem Gebiet der experimentellen Physiologie. Wie schon so viele andere Kollegen vor ihm versprach auch dieser Arzt dem kranken Geiger baldige Heilung. Doch schon am 3. August 1837 teilte Paganini seinem Freund Germi mit, daß ihn jede Nacht Fieber, Husten und rheumatische Schmerzen in den Beinen quälten und alle Ärzte nichts taugten. Bald darauf begann die letzte Phase seines langen Siechtums, von dem Paganini erst am 27. Mai 1840 in Nizza durch den Tod erlöst wurde. Siebzehn Jahre zuvor hatte er an Germi geschrieben: »Glücklich ist der, dem es gegeben ist, von dieser Welt Abschied zu nehmen, ohne in die Hände der Ärzte zu gelangen. Es ist ein wahres Wunder, daß ich noch lebe ...«[34]

Zu den Patienten, denen Hahnemann aus anderen Gründen nicht helfen konnte, entweder weil ihr Leiden zu schwer war oder sich homöopathisch nur schlecht behandeln ließ, gehört der Mann von Anna Cora Mowatt. Ihm zuliebe war die amerikanische Schauspielerin im Dezember 1838 nach Paris gefahren und in die Sprechstunde gekommen. Hahnemann hatte jedoch darauf bestanden, daß sich ihr an einem schweren Augenleiden erkrankter Gatte zu ihm in die Rue de Milan begebe. Doch auch die direkte Konsultation brachte dem Patienten keine Besserung, eher noch eine Verschlimmerung ein. Obwohl überzeugter Anhänger der Homöopathie, brach er daraufhin die Behandlung ab und begab sich in die Hände des amerikanischen Chirurgen Dr. Valentine Mott, der sich damals gerade in Paris aufhielt. Dieser führte eine Augenoperation durch und verhalf dadurch dem Kranken wieder zu seiner Sehkraft.

Daneben sind einige Krankengeschichten aus der Pariser Zeit dokumentiert, die Heilerfolge Hahnemanns belegen und die später dazu dienten, seinen Ruhm als erfolgreicher Therapeut, auch in aussichtslosen Fällen, der Nachwelt zu überliefern. Dazu gehört die erfolgreiche Behandlung eines zwölfjährigen Knaben namens John B. Young aus Schottland, den die Ärzte aufgegeben hatten. Doch Wunder dauerten auch bei Hahnemann manchmal etwas länger. So bedurfte es fast neun Monate homöopathischer Behandlung, bevor der Junge seine Gesundheit wiedererlangt hatte. Jahrzehnte später berichtete der bereits erwachsene Patient vor amerikanischen Homöopathen über seine erfolgreiche Behandlung durch Hahnemann. Weiterhin bezeugte er, daß der Begründer der Homöopathie noch vielen anderen Patienten geholfen habe, die sich zur gleichen Zeit in Behandlung befunden hätten: »Ich sah in der Tat mehrere, die Hahnemann vom Tode errettete und gesund machte, wie dies auch bei mir der Fall gewesen ist.«[35] Daß ihm als junger Patient und auch noch Jahre danach Hahnemann wie ein »göttlicher Mensch« erschien, überrascht kaum angesichts des Heilerfolges, den der schottische Junge, dem eine reiche Dame die Behandlung ermöglicht hatte, selbstverständlich auf die homöopathische Behandlung zurückführte. Im übrigen ist John B. Young ein wichtiger Zeuge dafür, daß Hahnemann sich spätestens seit seinem Umzug nach Paris nicht nur auf die homöopathische Anamnese verließ, sondern auch dem Fortschritt der »schulmedizinischen« Diagnostik in Form des Stethoskops, das 1819 erfunden wurde, durchaus aufgeschlossen gegenüberstand.

Hahnemann behandelte in Paris nicht nur weiterhin Patienten nach der von ihm entwickelten Methode, er bemühte sich zudem im hohen Alter noch, diese ständig zu verbessern und aus der Erfahrung am Krankenbett für die Homöopathie etwas zu lernen. Dazu zählt vor allem die Entwicklung der sogenannten Q-Potenzen. Was es damit auf sich hat, blieb lange Zeit ein Geheimnis; denn die sechste Auflage des ›Organon‹, in der Anwendung und Herstellung beschrieben werden, gelangte erst 1921 zum Druck. Wir müssen daher den Dingen etwas vorgreifen.

Am 28. Juli 1856, 13 Jahre nach Hahnemanns Tod, erschien eine in der Homöopathiegeschichte bislang nicht beachtete Notiz in der ›Allgemeinen Homöopathischen Zeitung‹. Der unbekannte Verfasser versteckt sich hinter einem Kürzel *(-NE)*. Was er den Lesern zur Kenntnis gibt, brachte jenseits des Rheins Mélanie d'Hervilly, Hahnemanns Witwe, in Rage. In der Tat: Der Autor hatte etwas Sensationelles zu vermelden. Selbst der heutige Leser begreift die Brisanz des lediglich in Form einer Nachricht Dargebotenen sofort: »Die Nachricht, dass wir bald in den Besitz der hinterlassenen Schriften unseres Meisters gelangen werden, wird gewiss das Herz eines jeden, der von der Wahrheit unserer Lehre durchdrungen und, wie der Schreiber dieser Zeilen, von der größten Ehrfurcht für deren Begründer erfüllt ist, erfreut haben. Unzweifelhaft liegen manche schöne Heilungen in den Krankenjournalen Hahnemann's verborgen, die, an das Licht der Welt gezogen, von dem größten Nutzen für die jetzige und künftige Generation der Homöopathen sein wird. Aber auch manche neue theoretische Erfahrung lässt sich von der Herausgabe der nachgelassenen Schriften dieses scharfen und geistvollen Denkers und Beobachters erwarten, dessen Sinne selbst das hohe Alter nicht trüben konnte. Nur in einer Beziehung scheint Hahnemann in den letzten Jahren seines Lebens etwas zu weit gegangen zu sein, ich meine hinsichtlich der Potenziertheorie.«[36]

Nach der salvatorischen Klausel (treuer und ehrfurchtsvoller Schüler etc.) sowie der eher vorsichtigen Andeutung einer berechtigten Kritik an Hahnemanns Potenzierungsverfahren rückte der Verfasser dann mit einem der bestgehüteten Geheimnisse der damaligen Homöopathie heraus: »Durch Zufall nämlich habe ich die Einsicht in einige seiner letzten schriftlichen Verordnungen erlangt und mit Staunen daraus wahrgenommen, dass er sich zu dieser Zeit nicht mehr mit der 30. Potenz und der gebräuchlichen Verdünnungsweise begnügte, sondern viel höher hinaufgestiegen ist. So verordnete er in dem einen Briefe »ein Arzneikügelchen in 15 Theelöffel Wasser aufzulösen, hiervon wiederum einen Theelöffel mit einer großen Flasche voll Wasser zu mischen und zu schütteln und von dieser letzten Mischung erst dem Patienten einen Theelöffel voll zu geben.«

Der Verfasser hatte also angeblich durch Zufall Einblick in die Krankenjournale Hahnemanns bekommen, die Mélanie d'Hervilly in Paris wie ihren Augapfel hütete und in die niemand einen Blick werfen durfte, mit Ausnahme von Hahnemanns Lieblingsschüler Clemens Maria von Bönninghausen. Über ihn dürfte der unbekannte Autor dieser Notiz also auch Auszüge aus den Krankenjournalen zu Gesicht bekommen haben. Diesen Verdacht mußte jedenfalls Mélanie schöpfen; denn die Veröffentlichung in einer der ältesten homöopathischen Fachzeitschriften war ihr natürlich zur Kenntnis gebracht worden. In einem bislang noch nicht publizierten französischsprachigen Brief an Bönninghausen vom 8. September 1856, also nur wenige Wochen nach Erscheinen des betreffenden Zeitschriftenhefts, machte sie ihrem Ärger Luft und warf dem Schwiegervater ihrer Adoptivtochter vor, diese vertraulichen Informationen an Dritte weitergegeben zu haben. In diesem Brief werden die Q-Potenzen, wie sie mittlerweile genannt werden, erstmals mit einem Namen belegt: »divisions infinitésemales« (unendliche Verdünnungen).[37]

Die brisante Notiz in der ›Allgemeinen Homöopathischen Zeitung‹ endet mit dem Wunsch, daß die schon lange angekündigte 6. Auflage des ›Organon‹ hinsichtlich der neuen Potenzierungslehre endlich Klarheit bringen werde, und bringt die Hoffnung zum Ausdruck, daß die geplante Veröffentlichung bei Bönninghausen, dessen Kenntnisse und »Klarheit im Denken« ausdrücklich gerühmt werden, in besten Händen sei. Hier jedoch täuschte sich der unbekannte zeitgenössische Autor dieser Zeilen. Was andere Homöopathen ebenfalls versuchten, gelang auch Bönninghausen nicht, nämlich Mélanie davon zu überzeugen, Hahnemanns literarisches Vermächtnis den Anhängern seiner Lehre zugänglich zu machen. 1859, drei Jahre nach dem besagten Vorfall, veröffentlichte Bönninghausen einen Beitrag über die homöopathische Gabenlehre (»Dosologie«), in der er seine guten Erfahrungen mit den Hochpotenzen (höher als C30) beschreibt und in einer Anmerkung den Wunsch ausspricht, daß Hahnemanns Witwe endlich die sechste Auflage des ›Organon‹ zum Druck bringe; denn darin werde eine »neue Dynamisationsmethode« dargestellt, die sich auf Hochpotenzen beziehe, »die [...] an Kräftigkeit alle bisherigen Präparate übertreffen«.[38]

Zwei Jahre später erschien in der gleichen Zeitschrift ein weiterer Artikel aus der Feder Bönninghausens, in dem dieser erneut die von ihm und anderen Homöopathen angeblich mit großem Erfolg angewandten Hochpotenzen verteidigte und sich dabei ausdrücklich auf Hahnemann berief. Was für stark verdünnte Arzneidosen Hahnemann aber in seinem letzten Lebensjahrzehnt den Patienten im Einzelfall verschrieb, dazu macht Bönninghausen leider keine Angaben, sondern beschränkt sich auf den sybillinischen Hinweis: »Welche Fortschritte er in dieser Beziehung in späteren Jahren bis zu seinem Tod gemacht hat, ist nur seinen näheren Freunden bekannt, wozu wir das Glück haben, zu gehören.«[39] Und dabei blieb es, denn Mélanie d'Hervilly fand bis zu ihrem Tod immer wieder neue Gründe, die oft in Aussicht gestellte Veröffentlichung der sechsten Auflage von Hahnemanns ›Organon‹ hinauszuzögern, nicht zuletzt aus Furcht, die Angriffe auf die Homöopathie könnten durch das Bekanntwerden der ultrahohen Potenzen zunehmen und dem Ruf ihres verstorbenen Mannes bleibenden Schaden zufügen.

Das Geheimnis, das sich seitdem um diese sogenannten »médicaments au globule« oder (auf deutsch) Fünfzigtausender-Potenzen rankt, wurde erstmals von dem Hahnemann-Biographen Richard Haehl teilweise gelüftet, als er 1921 die ›Organon‹-Ausgabe letzter Hand aus dem Nachlaß herausgab. Der berühmte Zusatz zum § 270 enthält nämlich eine detaillierte Beschreibung des Herstellungsverfahrens. Danach verringert sich »das Materielle der Arznei [...] bei jedem Dynamisationsgrad um 50000 mal« und nimmt »dennoch unendlich an Kräftigkeit zu«.[40] Auch über die Bedeutung dieser Q-Potenzen (abgekürzt aus lateinisch *quinquagintamilia*), wie sie heute meist genannt werden, für die therapeutische Praxis in Hahnemanns letzten Lebensjahren hat sich Haehl – wenn auch an anderer Stelle – geäußert. In seiner Hahnemann-Biographie heißt es dazu:

»Arzneipotenzen, die auf diese neue Weise gewonnen wurden, bezeichnete Hahnemann als ›médicaments au globule‹, zum Unterschied von den nach dem früheren System hergestellten ›médicaments à la goutte‹, deren Potenzstufen er stets in römischen Zahlen auszudrücken pflegte; die neuen Arzneipräparate aus Streukügelchen bezeichnete er mit arabischen Ziffern, über die er ein Ringlein setzte (also $\mathring{1}, \mathring{2}, \mathring{3}, \mathring{5}$ usw.).«[41]

Wann und wie Hahnemann zum ersten Mal die geheimnisvollen Q-Potenzen nachweislich anwandte, kann also nur ein Blick in die 17 noch vorhandenen Krankenjournale aus der Pariser Zeit klären. Leider hat Hahnemann weder in den späten Krankenjournalen noch in der über viele Jahrzehnte nur handschriftlich überlieferten sechsten Auflage des ›Organon‹ eindeutige Hinweise hinterlassen, wie er diese Form der Medikation in seinen Aufzeichnungen abzukürzen pflegte. Einer der ersten Patienten, der nach Rima Handley, der Verfasserin einer Doppelbiographie über Samuel und Mélanie Hahnemann, mit der neuen Methode behandelt wurde, war angeblich der Musiker Rousselot. Dieser kam erstmals im Oktober 1837 zu Hahnemann, weil er Probleme mit seinem Gehör hatte. Er wurde zunächst mit einer ganzen Reihe von homöopathischen Arzneimitteln in Centesimal-Potenzen behandelt. Am 16. Dezember 1840 bekam er dann laut Handley ein Streukügelchen Schwefel in der zehnten Q-Potenz, gelöst in einem Glas Wasser. Die Notation »o« bezieht sich also ihrer Meinung nach ganz eindeutig auf Hahnemanns neue Gewohnheit, zur weiteren Verdünnung Globuli statt Tropfen zu verwenden. Und die »Verwendung von Globuli steht«, so Handley, »für das, was wir heute LM-Potenzen nennen [gemeint sind die Q-Potenzen, R. J.]«.[42] Allerdings bleibt die Autorin dem Leser den einwandfreien Nachweis schuldig, ob es sich bei dieser Schreibweise tatsächlich um eine Abkürzung für die Q-Potenzen handelt. Als Arzneimittel, die ihrer Meinung nach von Hahnemann in seinen letzten Lebensjahren in dieser extremen Verdünnung gegeben wurden, nennt Handley neben *Calcium carbonicum* (Austernschalenkalk), *Graphites* (Reißblei), *Silicea* (Kieselsäure), *Lycopodium* (Bärlapp), *Natrium muriaticum* (Kochsalz), *Nux vomica* (Brechnuß), *Phosphor*, *Hepar sulphuris* (Kalkschwefelleber), *Belladona* (Tollkirsche) und *Bryonia* (Zaunrübe) vor allem *Sulphur* (Schwefel). Handley behauptet außerdem, daß Hahnemann die Q-Potenzen nicht nur – wie in der sechsten Auflage des ›Organon‹ empfohlen – in aufsteigender, sondern auch in absteigender Reihenfolge verabreicht habe. Sie führt dazu das Fallbeispiel des französischen Bildhauers und Künstlers Joseph-Théodore Richom(m)e an. Dieser habe zunächst die elfte und anschließend die zehnte Q-Potenz zur Einnahme erhalten; dann habe Hahnemann nach Überspringung einiger Stufen wieder mit einer aufsteigenden Reihe (Q7, Q8, Q9) fortgefahren. Handley kommt zu dem Schluß, daß Hahnemann die Q-Potenzen vor allem bei der Heilung von chronischen Krankheiten eingesetzt habe, wobei eine extreme Bevorzugung von *Sulphur* zu beobachten sei. Bei akuten Symptomen habe er dagegen C-Potenzen bevorzugt.

Diese Hypothese ist nicht unwidersprochen geblieben. Auch andere Homöopathen haben sich daran versucht, dem Geheimnis der Q-Potenzen in Hahnemanns Krankenjournalen auf die Spur zu kommen. Ob jedoch jemals eine überzeugende Antwort gefunden wird, bleibt fraglich. Auch stellt sich die Frage, ob es nicht müßig ist, sich bei der Interpretation der französischen Krankenjournale fast ausschließlich auf die Suche nach den Q-Potenzen zu fixieren. Eine solche einseitige Betrachtungsweise führt dazu, andere spannende Aspekte der Hahnemannschen Praxis in den Pariser Jahren zu vernachlässigen. Es sollen hier nur einige wenige Punkte genannt werden: Das Experimentieren mit Kohle statt mit Wasser oder Alkohol bei der Verdünnung oder der häufigere Einsatz von Placebo (sprich Milchpulver) in der Pariser Praxis; auch die diätetischen Anweisungen für die Patienten sowie das Riechen an Arzneien, das in dieser Zeit sehr häufig vorkommt, wären lohnende Gegenstände homöopathiegeschichtlicher Forschung. Das gleiche gilt für Hahnemanns Experimente mit den Schüttelschlägen sowie für die recht unterschiedlichen Anweisungen, die Patienten erhielten, um die Arzneien zu Hause zubereiten zu können.

Nicht allein Hahnemanns Arbeit an der sechsten Auflage des ›Organon‹ spiegelt die ständige Verbesserung der homöopathischen Praxis und den bis ins hohe Alter wachen Forschergeist des Verfassers wider. Auch lag dem Begründer der Homöopathie bis zuletzt die Weiterentwicklung und Verbreitung seiner Theorie von den chronischen Krankheiten am Herzen. Noch im September 1836 fürchtete Hahnemann in einem Brief an Bönninghausen um diesen Teil seines Lebenswerkes: »Ich habe nur einen Wunsch noch«, so schreibt er ihm aus Paris, »den ich hier nicht wohl erfüllt sehen kann – die Herausgabe der übrigen Theile meiner chronischen Krankheiten, nachdem mein Verleger, seit 25 Jahren Arnold in Dresden, durch seine Schuld bankrott geworden ist, und nur die beiden ersten Theile hat herausgeben können. Ich scheue mich auch, die übrigen vier Theile einem deutschen Buchhändler in meinen Jahren noch anzubieten und werde dieß sehr mühselige und reichhaltige Werk wohl meinen Nachkommen als Manuskript zurücklassen müssen, der Nachwelt entzogen [...].«[43] Doch seine Befürchtungen erwiesen sich bekanntlich als unbegründet.

In der Vorrede zum dritten Teil der ›Chronischen Krankheiten‹ (1837) beschreibt Hahnemann unter anderem Verbesserungen hinsichtlich der Herstellung und Verabreichung homöopathischer Medikamente, darunter auch die Wirkungen von leichten Veränderungen des Dynamisationsgrades, sprich der Verringerung oder Erhöhung der notwendigen Schüttelschläge bei der Verdünnung.

Ein Jahr später kam der vierte Band dieses selbst unter seinen Schülern nicht unumstrittenen Werkes heraus, dem Hahnemann erneut ein ebenfalls in Paris verfaßtes Vorwort vorausschickte. Darin versucht er die Wirkung homöopathischer Arzneien mit der positiven Beeinflussung der jedem Menschen innewohnenden Lebenskraft zu erklären. Hahnemann machte also das damals sehr verbreitete Vitalismus-Konzept für seine Lehre fruchtbar. Das brachte ihm sogar Lob von seiten eines der bekanntesten Ärzte seiner Zeit ein, nämlich von Christoph Wilhelm Hufeland, der im übrigen zu den eher milden Kritikern der Homöopathie zählte: »In der That,« so äußerte sich der Arzt Goethes in einem Aufsatz in der von ihm begründeten Zeitschrift, »hierin besteht eben das wesentliche Verdienst der Homöopathie, die Lebenskraft gerade in dem leidenden Organ zur Thätigkeit und Hülfe aufzurufen, und die Mittel aufzusuchen und anzuwenden, welche diesem Organe und diesem

Krankheitszustande am nächsten verwandt sind.«⁴⁴ Heute spricht man nicht mehr von »Lebenskraft«, sondern von den Selbstheilungskräften des Körpers, die durch eine Regulationstherapie wie die Homöopathie angestoßen werden. Bemerkenswert ist in diesem Zusammenhang der Versuch Hahnemanns, nachträglich ein Wirkprinzip für die Homöopathie zu finden, nachdem er zuvor viele Jahre die Vorgänge im kranken wie auch gesunden menschlichen Organismus als dem menschlichen Intellekt »verborgen« bezeichnet hatte.

Als letztes literarisches Vermächtnis in gedruckter Form erschien 1839 in Düsseldorf dann der fünfte Teil der ›Chronischen Krankheiten‹. Im Vorwort, das das Datum 19. Dezember 1838 trägt, stimmt Hahnemann noch einmal ein Loblied auf die kräftige Wirkung hochverdünnter und gleichzeitig »dynamisierter« homöopathischer Arzneien an: »Homöopathische Dynamisationen sind wahre Erweckungen der in natürlichen Körpern während ihres rohen Zustandes verborgen gelegenen, arzneilichen Eigenschaften, welche dann fast geistig auf unser Leben […] einzuwirken fähig werden.«⁴⁵ Und seine Eloge auf die Homöopathie schließt unter anderem mit den Worten: »Die Vervollkommnung unsrer einzigen Heilkunst und das Wohl der Kranken scheint es wohl zu verdienen, daß der Arzt sich die nöthige Mühe nehme, seinen Arzneien die gehörige, die möglichste Wirksamkeit zu verschaffen.«⁴⁶

Aus der Korrespondenz wissen wir, daß Hahnemann bis unmittelbar vor seinem Tode neben seiner umfangreichen Praxis weiterhin wissenschaftlich tätig war und Texte für den Druck vorbereitete. Allerdings fiel ihm im letzten Lebensjahr das Schreiben immer schwerer. Seit 1842 diktierte Hahnemann die Briefe an Freunde und Kollegen und unterschrieb nur noch mit eigener Hand. Der letzte Brief Hahnemanns an seine Töchter in Deutschland trägt das Datum 5. Januar 1843, erwidert Grüße zum Jahreswechsel und schließt mit dem Wunsch: »Lebt gesund, wohl und zufrieden, Ihr lieben Kinder.«⁴⁷ Das letzte erhaltene Schreiben Hahnemanns richtete sich bezeichnenderweise an seinen Freund Bönninghausen. Es stammt vom 24. März 1843. Er erwähnt darin, daß er keinen anderen Sekretär habe »als meine liebe Gattin«. Die Unterschrift ist diesmal nicht so klar und geschwungen wie sonst. Die Hand muß ihm gezittert haben. Georg Heinrich Gottlieb Jahr, der damals bei Hahnemann ein- und ausging, berichtete, daß Hahnemann kurz nach seinem 88. Geburtstag erkrankte. Zunächst hatte es offenbar den Anschein, daß es sich wieder einmal um den von Hahnemann zur Frühjahrszeit bereits häufiger ausgestandenen »Bronchialkatarrh« handelte. Doch das »Frühlingsleiden«, wie es Jahr nennt, wollte offenkundig nicht weichen. Während des fast sechs Wochen dauernden Krankenlagers wurde Hahnemann immer schwächer. Am Ende kam vermutlich noch eine Lungenentzündung hinzu, bei der auch eine homöopathische Behandlung keinen Erfolg zeitigte. Hahnemann muß geahnt haben, daß es ans Sterben ging. Sein Schüler Dr. Croserio, der nicht von seinem Krankenbett wich, schildert die letzten Tage Hahnemanns in einem Brief an einen englischen Homöopathen: »Wieviel Gleichmut, Geduld und unerschütterliche Güte trug Hahnemann während seiner letzten Krankheit zur Schau! Obgleich er eine Vorahnung von seinem nahen bevorstehenden Ende hatte, entschlüpfte ihm keinerlei Äußerung, die seine Frau hätte beunruhigen können. Er traf seine letzten Anordnungen mit größter Ruhe und umarmte jeden seiner Freunde zärtlich, so wie man es bei einem letzten Abschied gewöhnt ist, aber mit standhaftem Gleichmut. Um 5 Uhr morgens trat der Tod ein. Zwei Stunden später besuchte ich seine ehrwürdigen Überreste. Der Tod konnte nicht das geringste von der engelgleichen Güte wegnehmen, die seinem Gesichtsausdruck zu eigen war.«[48] Auf einem leider im Zweiten Weltkrieg zerstörten Bild, das Hahnemann auf dem Totenbett zeigt und bei dem in Paris lebenden deutschen (nicht holländischen, wie Haehl vermutete) Historienmaler Friedrich Bouterwek von Mélanie noch am Todestag in Auftrag gegeben wurde, erkennt man in der Tat, daß Hahnemann friedlich eingeschlafen sein muß. Nach einer anderen Überlieferung soll dagegen der Begründer der Homöopathie in der Todesstunde seine Schmerzen stoisch ertragen haben. Es wird berichtet, daß er auf die Klage Mélanies, warum die Vorsehung ihn, den großen Arzt, so leiden lasse, da er doch in seinem Leben so vielen Menschen geholfen habe, geantwortet haben: »Gott schuldet mir nichts. Ich schulde ihm alles.«[49]

Für Mélanie war jedenfalls der Tod ihres über alles geliebten Gatten ein Schock, da sie den Gedanken an das Sterben über alle die Jahre, in denen sie mit Hahnemann in Paris zusammenlebte, aus naheliegenden Gründen verdrängt hatte. Um so heftiger fiel die Reaktion auf das Leid, das ihr nun plötzlich zuteil wurde, aus. Hahnemanns Töchter und auch der Großenkel, Leopold Süß-Hahnemann, haben ihr die Art und Weise, wie sie mit ihrem Schmerz umging, übelgenommen und ihr den Vorwurf gemacht, sie habe nicht dafür gesorgt, daß Hahnemann ein seinem Ruhm und seiner Bedeutung für die Medizin angemessenes Begräbnis bekommen habe. Doch hängt diese Sicht zweifellos mit den späteren Erbschaftsstreitigkeiten zusammen. Mélanie dürfte gute Gründe für ihr damals auf Unverständnis stoßendes Verhalten gehabt haben. Zu ihrer Rechtfertigung läßt sich unter anderem anführen, daß sie gleichsam am Boden zerstört war und offenbar in ihrer tiefen Trauer allein gelassen werden wollte. In einem Brief vom 30. Juli 1843 an einen deutschen homöopathischen Arzt, Christoph Hartung, der unter anderen den österreichischen Generalstabschef Johann Josef Graf Radetzky geheilt hatte, erwähnt sie die »schreckliche Hoffnungslosigkeit«[50], in der sie sich unmittelbar nach dem Tode Hahnemanns befand. Sie vermochte nicht, sich von ihrem toten Gatten zu trennen. Deshalb erwirkte sie eine Sondergenehmigung, um den Verstorbenen noch bis zu vierzehn Tage bei sich zu Hause behalten zu dürfen. Gleichzeitig gab sie die Einbalsamierung der Leiche mittels eines Spezialverfahrens, die den stolzen Betrag von 2000 Franc verschlang, in Auftrag. Niemand durfte das Trauerhaus betreten. Auch nicht die aus Deutschland angereisten Verwandten. Erst am 11. Juli zog bei strömendem Regen ein kleiner Trauerzug zum Friedhof Montmartre. Bitter bemerkte der Enkel, der mit seiner Mutter als einziger Verwandter aus Deutschland bei der Beerdigung dabei war, zu dieser in seinen Augen unwürdigen Trauerfeier: »Der unsterbliche Begründer der Homöopathie wurde wie der ärmste Schlucker früh kurz nach 5 Uhr begraben; ein ganz gewöhnlicher Leichenwagen fuhr den Leichnahm fort und ihm folgten zu Fuß nur seine Frau, seine Tochter, die verwitwete Frau Dr. Süß mit ihrem Sohne und ein Dr. Lethière. Der Sarg wurde von seiner ›getreuen‹ Gattin in ein altes

Grabgewölbe beigesetzt, wo Madame Hahnemann bereits zwei alte ›Freunde‹ aufgehoben hatte.«[51]

Es sollte nicht die endgültige Ruhestätte für die Gebeine des Begründers der Homöopathie sein. Auch der letzte und zunächst aus welchen Gründen auch immer nicht beachtete Wunsch Samuel Hahnemanns, auf seinem Grabstein möge später »non inutilis vixi« (ich habe nicht umsonst gelebt) stehen, ist schließlich doch noch in Erfüllung gegangen. Der Nachruhm Hahnemanns kannte bald und kennt immer noch keine Grenzen.

»[…] die Ehre des Standbildes zuzuerkennen«: Der Kult um Samuel Hahnemann

Am 11. August 1856, einen Tag nach der traditionell von Homöopathen in aller Welt jährlich begangenen Feier der Verleihung des Doktortitels an Samuel Hahnemann und 13 Jahre nach dem Hinscheiden des Begründers der Homöopathie, erschien ein Leitartikel in der ›Allgemeinen Homöopathischen Zeitung‹ aus der Feder Clotar Müllers. Unter dem vielsagenden französischen Titel »Hahnemann's ›d'Outre-tombe‹« (Hahnemann von jenseits des Grabes) beklagt sich der Leiter der Leipziger Poliklinik darüber, wie der »Schatten Hahnemann's aus seinem Grabe«[1] heraufbeschworen werde. Zu jener Zeit häuften sich nämlich Gerüchte, daß bislang noch unveröffentlichte Schriften des Begründers der Homöopathie (darunter eine neue ›Organon‹-Auflage) erscheinen und folglich nicht ohne Wirkung auf den damaligen Richtungsstreit bleiben würden. Müller, dessen Vater Moritz bereits gegen den Vorwurf kämpfen mußte, ein »Halb-Homöopath« zu sein, sprach abschätzig von der Rolle des »Poltergeistes«, die man Hahnemann übertragen habe. Mit der Bevormundung und Gängelung müsse nun, mehr als ein Jahrzehnt nach dem Ableben des großen alten Mannes, endlich Schluß sein.

Kein Zweifel, auch nach seinem Tode blieb der Begründer der Homöopathie eine Autorität, die noch »jenseits des Grabes« wirkmächtig war. Dazu trug nicht zuletzt der Hahnemann-Kult bei, der bereits zu Lebzeiten eingesetzt hatte – nicht ganz ohne Hahnemanns Zutun. Im Unterschied zu anderen großen Persönlichkeiten hatte es dieser aber zeitlebens abgelehnt – wenn man von einer kurzen Selbstbeschreibung aus den Jahren 1791 einmal absieht –, durch eine Autobiographie das Bild, das sich die Nachwelt von ihm machen sollte, zu prägen. Einen Vorschlag seines Schwiegersohnes aus dem Jahre 1834, er möge doch sein Leben in Buchform zusammenfassen und mit einem Bildnis von ihm in Umlauf bringen, da doch »die Biographien [...] großer Männer« bekanntlich voneinander abwichen, griff der damals fast 80jährige Hahnemann – aus welchen Gründen auch immer – nicht auf. Er überließ dieses Geschäft jedenfalls anderen. Die ersten biographischen Darstellungen erschienen bereits zu seinen Lebzeiten, verfaßt von Personen, die ihn kannten. Zu ihnen gehört der Köthener Seminardirektor Franz Albrecht, dessen »biographisches Denkmal« den Zweck verfolgte, Hahnemann im rechten Licht (nämlich dem der hinterbliebenen Töchter) erscheinen zu lassen. Die erste quellenkritische biographische Studie, von dem ebenfalls als Homöopathica-Sammler bekannten Arzt Richard Haehl verfaßt, sollte erst 1922 erscheinen, die Doppelbiographie von Rima Handley über Mélanie und Samuel Hahnemann sogar erst 1990. Was bei einer Biographie des Begründers der Homöopathie zu beachten ist, das hatte bereits Constantin Hering, einer der bedeutendsten Schüler Hahnemanns, 1847 künftigen Biographen ins Stammbuch geschrieben: »Nach seinen Schriften, nach den gedruckten und den vielen ungedruckten Briefen und andern Nachrichten und Zeugnissen, werde vor allen Dingen als Hauptsache der innere, moralische Mensch dargestellt, sein Herz und seine Gefühle. Hier, wo uns, wie bei allen Menschen, die Gefahr des Irrthums, ja die größte Gefahr: ungerecht zu sein, begegnet, gerade da, wo wir am allerwenigsten ungerecht sein dürfen, wäre die größte Aufmerksamkeit und die größte Vorsicht, nur Erfüllung der allerniedrigsten, allergemeinsten Pflicht. Hier darf nichts verloren gehen, was Zeugniss werden könnte, hier darf aber nicht, was Andere sagen, geglaubt werden, sondern was er selber sagte, was er über sich sagte und Andere, das richte ihn.«[2] Gegen dieses Gebot ist in der Hahnemann-Biographik in den letzten 200 Jahren häufig verstoßen worden, sowohl von Gegnern als auch von Befürwortern der Homöopathie.

Hahnemann war ausweislich von Zeitzeugenberichten und seiner schriftlich überlieferten Äußerungen kein eitler Mensch, der nur seinen Nachruhm im Sinn hatte. Erst relativ spät, gegen Ende der 1820er Jahre, machte er sich Gedanken darüber, wie man ihn nach seinem Ableben in Erinnerung behalten würde. An seinen Schüler Friedrich Rummel, der sich von ihm ein Konterfei gewünscht hatte, schrieb er 1829: »Sollte ich noch leben und es käme mir ein guter Gesichtsmaler vor, so werde ich mich nochmals und zwar in größerem Formate, wie man wünscht, malen lassen [...]. Sollte sich dies aber nicht ereignen, so lassen wir es – lassen mich nur nach den geistigen Zügen der Gestalt meines innern Ich's der Nachwelt überliefern, die nicht undeutlich in dem, was ich schrieb, zu erkennen sind. Höher versteigt sich meine Eitelkeit nicht.«³ Hahnemann wollte also, wie so viele große Forscher und Gelehrte, vor allem durch seine Werke weiterleben. Andere Formen der Erinnerung waren ihm zunächst fremd.

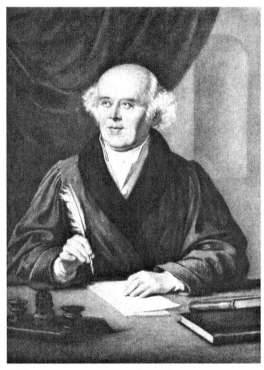

Hahnemann-Porträt von Julius Schoppe

Doch das sollte sich schon bald ändern. Noch im selben Jahr machten sich zwei Künstler daran, ein Hahnemann-Bildnis zu schaffen, das vor den strengen Augen des Porträtierten Gnade fand. Anlaß waren die Feierlichkeiten zum 50. Doktorjubiläum. Sowohl mit dem von seinen Schülern in Auftrag gegebenen Ölgemälde des Leipziger Malers Julius Schoppe, das als Lithographie große Verbreitung fand, als auch mit der Büste Dietrichs (»eines jungen, recht braven Künstlers«) war Hahnemann zufrieden; denn ihm lag sehr daran, wie er Rummel in einem weiteren Brief mitteilte, »daß keine Fratze von mir der Welt überliefert wird«.⁴

1831 gab Hahnemann die Erlaubnis, ein »kleines best getroffenes Bildniß (in Oel gemahlt)«[5] für einen Stahlstich zu verwenden, um durch den Verkauf die damals in Gründung befindliche Leipziger homöopathische Klinik zu finanzieren. Es war an eine Auflage von 70000 Exemplaren gedacht. Später war dann von einer sehr viel geringeren Anzahl an Blättern, nämlich 1000, die Hahnemann auf eigene Kosten bei einem Wiener Stahlstecher in Auftrag gab, die Rede. Als es darum ging, ob er auf dem Stahlstich mit oder ohne seine Lieblingskopfbedeckung, dem schwarzen Käppchen, abgebildet werden sollte, akzeptierte der Begründer der Homöopathie das Votum des Künstlers und billigte ausdrücklich, mit seiner »ehrlichen Glatze vor dem Publikum« zu stehen.[6] Da sich der ursprünglich geplante Einzelverkauf dieses Hahnemann-Porträts aber als schwierig erwies, kam Hahnemann schließlich auf die Idee, seinem Verleger Arnold die Platte gegen eine Zahlung von 6000 Talern für die Illustrierung weiterer Auflagen und Ausgaben zur Verfügung zu stellen. Offenbar hatte er sich über die Nachfrage getäuscht. In einem Brief an seinen Wiener Schüler Anton Schmit schob er die Schuld auf die Homöopathen, die nur an sich denken und für sich sorgen würden: »Nicht zwei Prozent denken daran, sich einiges Verdienst um die [homöopathische, R. J.] Kunst zu machen.«[7]

Getreue Anhänger der Homöopathie, Freunde sowie einflußreiche Patienten konnten gelegentlich damit rechnen, von Hahnemann Erinnerungsstücke in Form von Kameen, Porträts, Siegelringen oder gar Haarlocken vom immer lichter werdenden Haupt verehrt zu bekommen. Empfänger solcher besonders geschätzter Souvenirs waren beispielsweise sein Freund Clemens von Bönninghausen (Porträt, Haarlocke), der französische Homöopath Graf des Guidi (Ring) und der in der Lombardei praktizierende homöopathische Arzt Christoph Hartung (Kamee). Der Hahnemann House-Trust in London besitzt heute ein ledernes Souvenir-Mäppchen, das einen Brief Hahnemanns vom 18. Dezember 1836 enthält, der besagt, daß die beigefügte Haarlocke die Empfängerin (eine Mrs. Ramsay) ständig an ihn und seine Frau Mélanie erinnern möge. Der Erinnerungskult begann also längst zu Lebzeiten Hahnemanns.

Nach Hahnemanns Tod sorgte seine Witwe, die wegen Verstoßes

gegen die Approbationsordnung mit den Behörden in Konflikt geriet und deshalb von 1857 an bis 1870 die homöopathische Praxis formell ihrem Schwiegersohn Carl Anton Bönninghausen überließ, durchaus mit Geschick dafür, daß der Begründer der Homöopathie nicht in Vergessenheit geriet. Gleichwohl machten ihr die Verwandten in Deutschland und einige Schüler den Vorwurf, Hahnemann ein prachtvolles Grabdenkmal als einen möglichen Ort der Erinnerung und die Veröffentlichung nachgelassener Schriften verweigert zu haben. Bereits kurz nach dem Ableben ihres zutiefst geliebten Samuel dachte sie über ein »bleibendes Denkmal«[8] für ihren Gatten in Form einer Medaille nach und führte deswegen Gespräche mit dem Bildhauer David d'Angers. Auch ließ sie zu, daß Hahnemann auf dem Totenbett noch eine Haarlocke als Erinnerungsstück abgeschnitten wurde.

Wie sehr Homöopathen in aller Welt daran interessiert waren, ein Souvenir vom verstorbenen Meister zu besitzen, zeigt unter anderem die um 1850 geäußerte Bitte eines unbekannten Briefschreibers an Mélanie d'Hervilly, ihm ein Andenken an S. Hahnemann (Kamee, Feder, Autogramm, Zigarre oder Haarlocke) zukommen zu lassen, mit der Begründung: »Diese Gegenstände, die an sich nicht viel wert sind, haben einen großen Wert für diejenigen, die wie Sie und ich sein Andenken ehren.«[9] Was die Witwe als Antwort gab, geht aus dem Briefentwurf leider nicht hervor. Es ist zu vermuten, daß sie ablehnte; denn ein Besucher, dem kurz nach Mélanies Tod im Jahre 1878 (sie starb im Alter von 78 Jahren an einem Lungenkatarrh) ihr Sterbezimmer gezeigt wurde, hatte den Eindruck, ein Museum zu betreten: »Als ein Erinnerungsgegenstand nach dem andern vor mich hingestellt wurde, war es mir, als ob ich tatsächlich seine Gegenwart fühle. Hier ist eine Locke seines Haares, dort sein Taschentuch, sein Hemdkragen und seine Halsbinde, die er zuletzt getragen hatte. Auf der einen Seite war ein großer Pack von Krankenbriefen mit Randbemerkungen Hahnemanns über die verordneten Arzneimittel. Vor mir hing ein prächtiges Ölgemälde, das ihn im 60sten Lebensjahr darstellt. In der Ecke stand eine große Marmorbüste von David, kurzum, alles um mich her war Hahnemann und von Hahnemann...«[10] Glücklich konnten sich somit diejenigen schätzen, die im Besitz eines Briefes aus der Feder Hahnemanns waren. Sie hatten ein wertvolles Erinnerungsstück in der Hand, das sich später sogar teuer verkaufen ließ. Die Preise, die für Hahnemann-Autographen bereits zu Beginn des 20. Jahrhunderts gezahlt wurden, sind ein Zeichen für die große Nachfrage und die anhaltende Verehrung für den Begründer der Homöopathie.

Neben diesen individuellen Formen des Erinnerns sind es vor allem Denkmäler, die das kollektive Gedächtnis an seine Person prägen. Und in der Tat fehlt es nicht an solchen Gedächtnisorten in aller Welt. Den Anfang machte Leipzig. Kaum war die Kunde von Hahnemanns Tod nach Deutschland gedrungen, beschlossen die am 10. August zu Dresden versammelten Homöopathen, ihrem Meister ein Denkmal zu setzen und mit der Spendensammlung zu beginnen. Doch die Umsetzung dieses Beschlusses verzögerte sich. Erst 1847 wurde vom Zentralverein homöopathischer Ärzte ein Denkmalausschuß eingesetzt, der über vier verschiedene Entwürfe zu befinden hatte. Man entschied sich für den Entwurf des Bildhauers Carl Johann Steinhäuser, da dieser der einzige unter den am Wettbewerb beteiligten Künstlern war, der Hahnemann persönlich gekannt hatte. Man wollte also eine möglichst lebensechte Statue. An dem ursprünglich vorgesehenen Standort kam jedoch Kritik auf, vor allem von seiten ausländischer Geldgeber, die Köthen als zu abseits gelegen empfanden. So machte schließlich Leipzig das Rennen. Der Verkauf eines Spendentalers mit der Abbildung des geplanten Denkmals sollte helfen, die Kosten zu decken. Die lebensgroße Statue aus Bronze wurde vom Bildhauer Carl Johann Steinhäuser in Rom geformt und in Leipzig gegossen. Am 10. August 1851 war es endlich soweit: Das Hahnemann-Denkmal wurde in Leipzig an der damaligen Promenade (heute Richard-Wagner-Platz) feierlich enthüllt. Zu diesem Festakt kamen Ärzte aus Spanien, England, Frankreich, Italien und verschiedenen Teilen Deutschlands. Nur Mélanie d'Hervilly hatte sich entschuldigen lassen. In seiner Festrede betonte der Hahnemann-Schüler Rummel, daß zwar einige Homöopathen Zweifel hegen würden, ob es nicht verfrüht sei, »Hahnemann die Ehre des Standbildes zuzuerkennen«.[11] Doch in seinen Augen war es höchste Zeit, Hahnemann mit einem Monument zu ehren, da

Deutschland, das Geburtsland der Homöopathie, sich gegenüber dem Ausland nicht nachsagen lassen dürfe, daß es die historische Bedeutung dieser Arztpersönlichkeit nicht recht würdige.

Das erste Hahnemann-Denkmal der Welt, das von einem gußeisernen Geländer mit Motiven einiger in der Homöopathie verwendeter Pflanzen umgeben war, hat die Stürme der Zeit überdauert. Als nach der Machtübernahme durch die Nationalsozialisten »Judendenkmäler« verschwinden sollten, kam wegen des verdächtigen Vornamens auch dieses Denkmal zunächst ins Visier antisemitischer Bilderstürmer. Doch nach biographischen Nachforschungen ließ man 1937 von diesem Vorhaben ab. Sogar von der »Metallspende des deutschen Volkes an den Führer« wurde das Hahnemann-Denkmal ausgenommen.

Doch auch Köthen, Hahnemanns langjährige Wirkungsstätte, sollte alsbald ein Denkmal für den Begründer der Homöopathie bekommen. 1855 ließ der frühere Postsekretär und als erfolgreicher homöopathischer Laienheiler zu Geld gekommene Arthur Lutze im Garten hinter seiner Heilanstalt unweit von Hahnemanns Wohnhaus ein Standbild errichten, das 1910 allerdings abgebrochen wurde. 1897 bekam die anhaltinische Residenzstadt noch ein pompöses Hahnemann-Lutze-Denkmal, das der Kommerzienrat Louis Wittig, der mit dem von Lutze propagierten Gesundheitskaffee ein Vermögen gemacht hatte, finanzierte. Es ist noch heute im Park der ehemaligen Lutzeschen Heilanstalt zu sehen und erinnert in der Form und im Ausmaß an ein Hahnemann-Monument, das nur drei Jahre später in Washington D.C. eingeweiht wurde.

Dieses wohl beeindruckendste Hahnemann-Denkmal zeugt davon, daß die Homöopathie in der zweiten Hälfte des 19. Jahrhunderts zweifellos eine starke Stellung im Gesundheitswesen der Vereinigten Staaten erreicht hatte, die sie allerdings wenige Jahrzehnte später wieder verlor. Das Monument wurde am 21. Juni 1900 in Washington D.C. feierlich eingeweiht. Doch die Planungen dazu gehen bereits auf das Jahr 1892 zurück. Damals begannen die amerikanischen Homöopathen, Gelder für ein Denkmal an einem zentralen Ort zu sammeln. In wenigen Jahren kamen 75000 Dollar, eine beträchtliche Summe, zusammen, so daß mit dem Bau hätte begonnen werden können, wenn es nicht das Problem gegeben hätte, daß Denkmäler in der Bundeshauptstadt der Vereinigten Staaten nur mit Zustimmung des Gesetzgebers und des Präsidenten errichtet werden dürfen. Da Hahnemann kein Amerikaner war, bedurfte es beträchtlicher Lobby-Arbeit, um das Ziel zu erreichen. 1897 lag die Zustimmung beider Häuser des Senats vor, doch Präsident Cleveland verweigerte seine Unterschrift. So konnte das Denkmal an der Ostseite des Scott-Circle, wo die auf das Weiße Haus hinführende Massachussetts Avenue die Sixteenth Street kreuzt, erst unter seinem Nachfolger William McKinley, einem Anhänger der Homöopathie, errichtet werden. An der feierlichen Enthüllung nahmen mehrere tausend Menschen teil, darunter auch viel Prominenz aus der Politik. So ließ es sich der Präsident nicht nehmen, zusammen mit seiner Frau an dem Festakt teilzunehmen. Der amerikanische Justizminister John W. Griggs betonte in seiner Ansprache, daß Samuel Hahnemann zwar kein Amerikaner gewesen sei, sein wissenschaftliches Vermächtnis aber der ganzen Welt gehöre. Aus diesem Grund habe man auch einen der schönsten Plätze der Hauptstadt für die Errichtung eines Denkmals zu Ehren dieses bedeutenden Mannes zur Verfügung gestellt. Seiner Rede voraus ging die Rezitation einer feierlichen Ode, die der bekannte amerikanische Homöopath und Gelegenheitsdichter Dr. William Tod Helmuth zu diesem Anlaß verfaßt hatte und die mit den Zeilen endet: »And all the nations of the earth shall sing / The grand Te Deum – Homoeopathy!«[12]

Vorlage für das Hahnemann-Denkmal, das halbkreisförmig, wie eine griechische Exedra, angelegt wurde und in der Nische des Mittelbaus den sitzenden, sich nachdenklich auf eine Hand stützenden Hahnemann zeigt, war die uns bereits bekannte Büste von David d'Angers. Der würfelförmige Unterbau trägt die Inschrift *similia similibus curentur*. Auf dem Fries über dem Standbild steht der Name: Hahnemann. Die Flachreliefs zu beiden Seiten der Statue, über den steinernen Sitzbänken angebracht, zeigen Szenen aus dem Leben des Begründers der Homöopathie. Ausführender Bildhauer war Charles Henry Niehaus, von dem auch die Bronzestatue des US-Präsidenten James A. Garfield (1885) stammt.

Die Wallfahrtsstätte für Homöopathen aus aller Welt ist allerdings nicht das Washingtoner Hahnemann-Monument, das heute kaum noch ein Taxifahrer oder Reiseführer kennt, sondern das Denkmal, das die endgültige Ruhestätte Hahnemanns auf dem Pariser Prominenten-Friedhof Père Lachaise markiert. Doch dazu mußten erst einmal die Überreste des Verstorbenen vom Friedhof Montmartre an den neuen Ort überführt werden. Die Initiative dazu ging bezeichnenderweise ebenfalls von amerikanischen Homöopathen aus, die in den 1890er Jahren daran Anstoß genommen hatten, daß Hahnemanns Grab in der Gemeinschaftsgruft, in der Mélanie ihren Mann zusammen mit ihrem Ziehvater Lethière hatte beisetzen lassen, nicht eindeutig zu identifizieren war. Deshalb hielten viele durchreisende Homöopathen, die dem toten Meister die Ehre erweisen wollten, versehentlich das prächtigere und zudem gepflegte Grab Mélanies gleich nebenan für die Begräbnisstätte Hahnemanns. An der feierlichen Exhumierung der sterblichen Überreste Hahnemanns am 24. Mai 1898 nahmen 35 Personen teil, darunter der Enkel Dr. Leopold Süß-Hahnemann, der 55 Jahre zuvor den Trauerzug zum Montmartre-Friedhof begleitet hatte und der einzige noch lebende Augenzeuge des damaligen Begräbnisses war. Die Identität des Toten konnte anhand verschiedener Indizien eindeutig festgestellt werden. Man fand sogar den Trauring mit der Inschrift »Samuel Hahnemann, Mélanie d'Hervilly, verbunden Cöthen, 18. Januar 1835«. Weiterhin entdeckte man noch eine versiegelte Flasche, in der sich eine goldene Gedenkmünze mit dem Profil Hahnemanns, ein detaillierter Bericht über die Einbalsamierung sowie ein Abschiedsbrief Mélanies befanden. Dieser enthält in französischer und lateinischer Sprache die bewegenden Zeilen: »Christian Friedrich Samuel Hahnemann, geboren in Meißen in Sachsen am 10. April 1755, gestorben in Paris am 2. Juli 1843. Seine Frau, Marie Mélanie d'Hervilly, wird im Grabe sich mit ihm vereinigen, so wie er es sich gewünscht hat, und man wird die Worte einmeißeln, die von ihm geschrieben sind: In diesem unserm Grab sind Asche mit Asche, Gebein mit Gebein vereinigt, wie die Liebe die Lebenden vereint hat.«[13]
Dieser gemeinsame Wunsch Samuels und Mélanies wurde auch von der Gruppe amerikanischer und französischer Homöopathen,

die sich für die Verbringung der Gebeine Hahnemanns auf den Friedhof Père Lachaise eingesetzt und auch Spenden für die Errichtung eines würdigen Denkmals für den Begründer der Homöopathie gesammelt hatte, respektiert. Die Überreste der Witwe wurden in einem kleinen Sarg zu Füßen Hahnemanns am neuen Ort beigesetzt. Zwei Jahre später, am 21. Juli 1900, wurde das Hahnemann-Denkmal, das noch heute ein zentraler Ort des Gedächtnisses für Homöopathen ist, enthüllt. Es ist aus feinpoliertem schottischem Granit. Die Büste Hahnemanns steht auf einem Sockel, daneben finden sich links und rechts zwei Platten mit Inschriften, welche die Titel der wichtigsten Werke Hahnemanns sowie den Wortlaut des Ähnlichkeitsprinzips wiedergeben. Am Sockel findet sich der Hinweis, daß dieses Denkmal durch Spenden von Homöopathen aus der ganzen Welt zustande kam. Unweit von Hahnemann und seiner Frau Mélanie ruhen andere berühmte Persönlichkeiten aus Kunst, Literatur, Musik, Medizin und Wissenschaft, wie beispielsweise die Komponisten Rossini und Donizetti, die Schriftsteller Racine und Molière, der Arzt Franz Joseph Gall, der Begründer der Phrenologie, sowie sein Standeskollege Joseph Ignace Guillotin, der weniger durch seinen Einsatz für die Pockenschutzimpfung als durch die Erfindung einer Maschine zur angeblich schmerzfreien Hinrichtung berühmt-berüchtigt wurde.

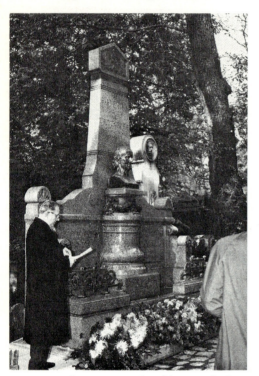

Hahnemanns Grab auf dem Friedhof Père Lachaise

»Sobald ein Mensch endgültig seinen Einfluß verloren hat, setzt man ihm ein Denkmal«, lautet ein vielzitiertes Wort des Schriftstellers Robert Musil. Auf Hahnemann trifft das sicherlich nicht zu. Dazu hat auch die vielfältige, manchmal sogar kultische Züge annehmende Erinnerungskultur im homöopathischen Milieu beigetragen. In Indien, wo über eine halbe Million homöopathischer Ärzte und Heiler registriert sind, feiert man bis heute weiterhin Hahnemanns Geburtstag, bekränzt Hahnemann-Büsten mit Blumengirlanden. Besonders verhaftet im kollektiven Gedächtnis blieben die Feiern zu den »runden« Geburtstagen, wie beispielsweise der Festakt, den die Stadt Meißen zum 100. Geburtstag im Jahre 1855 ausrichtete und an dem die Bevölkerung großen Anteil nahm. Feiern fanden damals auch in London, Paris, Philadelphia und an anderen Orten, wo es homöopathische Ärztevereinigungen gab, statt. In Wien ließ sich der Vorsitzende des dortigen Vereins homöopathischer Ärzte zu den Worten hinreißen: »Wenigen Menschen ist es beschieden, daß der Ruf und der Ruhm ihres Namens schon bei ihren Lebzeiten über Welttheile sich verbreitet, noch wenigeren, daß ihr Andenken nach Jahrhunderten noch unter allen der Sitte und der Wissenschaft zugänglichen Völkern der Erde gefeiert wird, und daß sie als Wohlthäter der Menschheit ein Recht auf unvergänglichen Ruhm gewinnen.«[14] Auch 100 Jahre später, anläßlich der Feier des 200. Geburtstages, trafen diese salbungsvollen Worte zweifellos immer noch den Kern der Hahnemann-Verehrung in aller Welt. Ausdruck dieser Wertschätzung war der internationale Hahnemann-Jubiläums-Kongreß, der 1955 in Stuttgart stattfand, da Meißen auf dem Gebiet der ehemaligen DDR lag und somit der Ost-West-Konflikt seine Schatten über diese Veranstaltung warf. In einem der vielen Grußworte war bezeichnenderweise davon die Rede, daß jede Zusammenkunft des Weltverbandes homöopathischer Ärzte, der bis heute bestehenden »Liga medicorum homoeopathica internationalis«, »im Geiste Hahnemanns« stehe.

Noch wichtiger als steinerne Monumente oder mit viel Aufwand begangene Jubiläen sind allerdings für die Homöopathie, die ihre Wissensbestände in erster Linie sichern und nicht – wie ansonsten in der Medizin üblich – unbedingt ständig erneuern muß, andere Formen des kollektiven Gedächtnisses. Das hat bereits der homöopathische Arzt Bernhard Hirschel 1851 in seiner Rede zur Einweihung des Leipziger Hahnemann-Denkmals selbstkritisch angemerkt. Man müsse nämlich vor allem für die Zukunft, das heißt für Nachwuchs sorgen. Als Mittel, um dieses vordringliche Ziel zu erreichen, zählte er in seiner damaligen Ansprache im einzelnen auf: »Schriften, Prüfungen von Arzneimitteln, Kliniken, Lehrstühle, Errichtung von Apotheken, Vereine zur Förderung der Homöopathie, Reisen u.s.w.«[15] Diese Wunschvorstellung ist in vielen Ländern inzwischen Wirklichkeit geworden. Es gibt Schriftenreihen, Zeitschriften, Kliniken, Ausbildungsstätten, Apotheken, Ärzte- und Laienvereine, Stiftungen und Institute, die den Namen des Begründers der Homöopathie tragen und den Nachruhm Hahnemanns mehren – ganz abgesehen davon, daß auch zahlreiche Straßen (nicht nur in Deutschland) nach ihm benannt sind. – Oder um ein Wort des Komponisten Carl Orff, das ursprünglich auf den vergänglichen Ruhm in der Musik zielt, abzuwandeln: »Das beste Denkmal für einen Arzt ist, wenn er im Spielplan bleibt.« Daß Hahnemanns Lehre auch heute noch im Gesundheitswesen weltweit eine (vielleicht sogar zunehmende) Rolle spielt, ist vielen Faktoren zu verdanken. Doch das ist eine andere Geschichte.

Anmerkungen

Die medizinische Welt des ausgehenden 18. Jahrhunderts

1 Vgl. Hahnemann, GKS, S. 151ff.
2 Vgl. Imhof, Jahre, S. 80, Figur 10.
3 Vgl. Loetz, Patienten, S. 341, Tab. 11.
4 Vgl. z. B. Fischer, Versuch, S. 95, 183. Vgl. Lachmund/Stollberg, Patientenwelten, S. 48ff.
5 A.W.C. Ruhstrat, zitiert nach Loetz, Patienten, S. 125.
6 Vgl. dazu Jütte, Krankenhaus, S. 25–43 (mit weiterführender Literatur).
7 Vgl. dazu u. a. Stolberg, Heilkunde, S. 88ff.
8 Vgl. Döhner, Krankheitsbegriff, S. 38ff.; Loetz, Patienten, S. 227ff.; Lindemann, Health, S. 289ff.
9 Vgl. dazu die »klassische« Studie von Jewson, Patronage-System, S. 369–385. Für die wechselhafte Beziehung zwischen Leibarzt und Patient vgl. Treue, Leibärzte.
10 Vgl. Göckenjan, Kurieren, S. 217.
11 Hufeland, Armenverpflegung, S. 10f.
12 Loetz, Patienten, S. 105. Vgl. dazu auch Frevert, Krankheit, S. 100ff.
13 Vgl. Fischer, Gesundheitswesen, Bd. 2, S. 69.
14 Vgl. Drees, Ärzte, S. 234ff.
15 Diesen Eindruck von seinen Kollegen hatte jedenfalls der bekannte Berliner Arzt Ernst Ludwig Heim; vgl. Huerkamp, Aufstieg, S. 28.
16 Vgl. dazu u. a. Wiesing, Romantik, S. 44ff.; Hess, Entstehung, S. 119ff.
17 Hahnemann, GKS, S. 505f.
18 Sprengel, Semiotik, S. 69.
19 Vgl. Lachmund, Erfindung, S. 235–251.
20 Sprengel, Semiotik, S. 69.
21 Vgl. Lieutaud, Praxis, S. 38.
22 Vgl. Cullen, Materia Medika, Bd. 2, S. 18.
23 Unzer, Curen, S. 605.
24 Vgl. Ridder, Arznei, S. 41.
25 Vgl. dazu Jütte, Geschichte der Alternativen Medizin, S. 66ff.
26 Vgl. z. B. Ego, Animalischer Magnetismus.

Geboren »[...] in einer der schönsten Gegenden Deutschlands« (1755–1779)

1 Kant, Schriften, Bd. 1, S. 431.
2 Vgl. Landmann/Sauer, Meißen, S. 8.
3 Zitiert nach Haehl, Hahnemann, Bd. 1, S. 10.
4 Zitiert nach Haehl, Hahnemann, Bd. 2, S. 2, Anlage 2.
5 Rückert, Manufakturisten, S. 154.
6 Hahnemann, GKS, S. 116.

7 Hahnemann, GKS, S. 116.
8 Hahnemann, GKS, S. 116.
9 Vgl. Walcha, Porzellan, S. 142.
10 Hahnemann, GKS, S. 117.
11 Hahnemann, GKS, S. 116.
12 Zitiert nach der deutschen Übersetzung in Landmann/Sauer, Meißen, S. 23.
13 Wagner, Matrikel, S. 220.
14 Rabl, Anatomie, S. 64.
15 Hahnemann, GKS, S. 117.
16 Vgl. Senefelder, Brüder, S. 33.
17 Die folgenden Angaben zum Aufenthalt in Siebenbürgen nach Tischner, Hermannstadt, S. 349; Crisan, Hermannstadt, S. 17ff.; Lux, Siebenbürgen, S. 27ff.
18 Hahnemann, GKS, S. 117.
19 Hahnemann, GKS, S. 117.
20 Germanisches Nationalmuseum Nürnberg, Archiv Autographen K 3.
21 Haehl, Hahnemann, Bd. 2, S. 13, Anlage 9.
22 Archiv IGM A 1620, A 1621.
23 Vgl. Hoede, Hahnemann, S. 22.
24 Vgl. Deuerlein, Erlangen, S. 282.
25 Hahnemann, GKS, S. 17.

»Als zöge ich in der Welt umher« – Ein Arzt auf der Suche (1780–1805)

1 Hahnemann, GKS, S. 118.
2 Archiv IGM A 1209.
3 Hahnemann, GKS, S. 36.
4 Hahnemann, GKS, S. 118.
5 Albrecht, Denkmal, S. 111.
6 Brunnow, Hahnemann, S. 31.
7 Landeshauptarchiv Sachsen-Anhalt, Abt. Wernigerode, Rep. D Gommern II, XVII Nr. 6, Blatt 3v.
8 Universitätsarchiv Halle Rep. 1 Nr. 4911.
9 Universitätsarchiv Halle Rep. 1 Nr. 4911.
10 Universitätsarchiv Halle Rep. 1 Nr. 4911.
11 Hahnemann, GKS, S. 118.
12 Landeshauptarchiv Sachsen-Anhalt, Abt. Wernigerode, Rep. D Gommern I, I Nr. 30, Blatt 267v-268r.
13 Archiv IGM A 1157.
14 Hahnemann, GKS, S. 118.
15 Archiv IGM A 1158.
16 Archiv IGM A 1160.
17 Archiv IGM A 1189.
18 Archiv IGM A 1201.
19 Evangelisch-Lutherischer Kirchengemeinde Verband Dresden, Kirchenbuchamt, Taufregister Lockwitz, Jg. 1789, S. 218.
20 In den Dresdner Taufregistern aus jener Zeit, die im Kirchenbuchamt erhalten sind, konnte das Geburtsdatum, das bei Haehl, Hahnemann, II, S. 194, falsch angegeben ist, eindeutig nachgewiesen werden. Der Taufname des Kindes lautet allerdings ›Samuel‹. Bei ›Friedrich‹ dürfte es sich um den späteren Rufnamen handeln, um eine Verwechslung mit dem Vater auszuschließen.
21 Hahnemann, GKS, S. 71.
22 Archiv IGM A 1188.
23 Albrecht, Denkmal, S. 112.
24 Albrecht, Denkmal, S. 112.
25 Brief vom 29.8.1790, abgedruckt in LPZ 22 (1891), S. 159.
26 Brief vom 29.8.1791, abgedruckt in LPZ 22 (1891), S. 159.
27 Ebenda.
28 Cullen, Abhandlung, Bd. 1, S. 290.
29 Ebenda, Bd. 2, S. 108f.
30 Vgl. Tröhler, Evidence, S. 3.
31 Bayr, Selbstversuch, S. 65.
32 Haehl, Hahnemann, Bd. 2, S. 30, Anlage 18.

33 Hahnemann, GKS, S. 149f.
34 Archiv IGM A 8.
35 Hahnemann, GKS, S. 150.
36 Bemerkungen auf einer Reise von Jena nach Altenburg, Dresden, Königstein und Meißen. In: Deutsche Monatsschrift 1793, Nr. 1, S. 309–342, Zitat S. 320.
37 Zitiert nach Mettenleiter, Juliusspital, S. 308.
38 Zitiert nach Schott, Chronik, S. 241.
39 Jetter, Irrenhaus, S. 32.
40 Hahnemann, GKS, S. 158.
41 Zitiert nach Haehl, Hahnemann, Bd. 2, S. 35.
42 Hahnemann, GKS, S. 206.
43 Hahnemann, GKS, S. 208.
44 Hahnemann, GKS, S. 211.
45 Uhde, Reinhardt, S. 317.
46 Tauf-, Hochzeits- und Beerdigungsbuch der evangelischen Pfarrgemeinde Georgenthal, Bd. 4 (1785–1808). Ich danke Herrn Roland Scharff, Georgenthal, für einen Auszug aus dem Taufregister.
47 AHZ 128 (1894), S. 171.
48 Archiv IGM A 539.
49 Archiv IGM A 540.
50 Selle, Matrikel, S. 351 Nr. 17026.
51 Pfaff, Lebenserinnerungen, S. 68.
52 Universitätsarchiv Göttingen, Best. Universitätsgericht A XLVII, 45.
53 Frankenau, Pyrmont, S. 74.
54 Abgedruckt bei Lohoff, Braunschweig, S. 124.
55 Abgedruckt ebenda, S. 128.
56 Hahnemann, GKS, S. 206.
57 Hahnemann, GKS, S. 223. Hervorhebung im Original.
58 Abgedruckt bei Lohoff, Braunschweig, S. 139.
59 Archiv IGM A 1204.
60 Hahnemann, GKS, S. 272.
61 Übersetzung nach Wettemann, Fragmenta, S. 201.
62 Zitiert nach Haehl, Hahnemann, Bd. 2, S. 52.
63 Zitiert nach Schuchardt, Briefe, S. 55, Anm. 2.
64 Archiv IGM A 1209.
65 Archiv IGM A 545.
66 Goethe- und Schiller-Archiv Weimar 06/4770.
67 Zitiert nach Bärnighausen, Schriftsteller, S. 116.
68 Abgedruckt bei Haehl, Hahnemann, Bd. 2, S. 42.
69 Abgedruckt bei Haehl, Hahnemann, Bd. 2, S. 70.
70 Abgedruckt bei Haehl, Hahnemann, Bd. 2, S. 73.
71 Abgedruckt bei Haehl, Hahnemann, Bd. 2, S. 74.
72 Archiv IGM A 1211.
73 Archiv IGM A 548.
74 Goethe- und Schiller-Archiv Weimar 06/4770.
75 Archiv IGM A 549.
76 Archiv IGM A 551.
77 Archiv IGM A 551.
78 Laut Kirchenbucheintrag im Stadtarchiv Mölln.
79 Archiv IGM A 552.
80 Hahnemann, GKS, S. 299.
81 Zitiert nach Haehl, Hahnemann, Bd. 1, S. 69.
82 Archiv IGM A 555.
83 Archiv IGM A 556.
84 Hahnemann, GKS, S. 350.
85 Vgl. Hörsten, Kommentarband, S. 75.
86 Hahnemann CK 1835, S. 311.
87 Archiv IGM A 699.
88 Transkription im Archiv IGM A 1801, die Original-Akte befindet sich in Privatbesitz.
89 Staatsbibliothek Berlin, Sammlung Darmstadt 3a 1790.
90 Sächsisches Staatsarchiv Leipzig, Bestand Schildau Nr. 1308. Die einzige

Ausnahme in der biographischen Literatur zu Hahnemann ist Lange, Hahnemann, S. 11.

91 Sächsisches Staatsarchiv Leipzig, Bestand Schildau Nr. 1310.

Von der ›Heilkunde der Erfahrung‹ (1805) zum ›Organon‹ (1810)

1 Sammlung Deutsche Homöopathie Union (DHU) Nr. 56, Karlsruhe.
2 Hahnemann, KJ D 6, Edition Bußmann, S. 333.
3 Archiv IGM A 1631.
4 Hahnemann, GKS, S. 371.
5 Hahnemann, GKS, S. 390.
6 Hahnemann, GKS, S. 393.
7 Hahnemann, GKS, S. 398.
8 Hahnemann, GKS, S. 399.
9 Hahnemann, Fragmenta (1805), Übersetzung Wettemann, S. 64.
10 Hahnemann, GKS, S. 419.
11 Hahnemann, GKS, S. 447.
12 Hahnemann, GKS, S. 498.
13 Hahnemann, GKS, S. 500.
14 Hahnemann, GKS, S. 461.
15 Hahnemann, Organon (1810), S. XLVI.
16 Hahnemann, RA (1825), 3. T., S. 3.
17 Hahnemann, RA (1816), 2. T., S. 9.
18 Hufeland, Homöopathie, S. 15.
19 Vgl. Leschinsky-Mehrl, Streit.
20 Hahnemann, GKS, S. 541.
21 Helmholtz, Denken (1877), S. 20.
22 Schultz, Medicinalreform (1846), S. 938.
23 Hahnemann, Organon-Synopse, S. 4.
24 Vgl. Sahler, Komplexmittel, S. 22ff.
25 Hahnemann, GKS, S. 550.
26 Zitiert nach Haehl, Hahnemann, Bd. 1, S. 102.
27 Hahnemann, RA (1811), 1. T., S. 5.
28 Archiv IGM A 1600.
29 Sächsisches Staatsarchiv Leipzig, Best. Schildau Nr. 1308, Blatt 157r.

Die Homöopathie kommt an die Universität: Die Leipziger Jahre (1811 – 1821)

1 Archiv IGM A 1601.
2 Archiv IGM A 593.
3 Grulich, Chronik, S. 147.
4 Hahnemann, GKS, S. 551.
5 Zitiert nach Haehl, Hahnemann Bd. 1, S. 106.
6 Hahnemann, GKS, S. 637 (Übersetzung Helmut Bourhofer).
7 Zitiert bei Albrecht, Hahnemann, S. 30.
8 Hartmann, Leben (1844), Sp. 182.
9 Archiv IGM A 1852.
10 Hartmann, Leben (1844), Sp. 182.
11 Hartmann, Leben (1844), Sp. 182.
12 Hartmann, Leben (1844), Sp. 182f.
13 Staatsbibliothek Preußischer Kulturbesitz, Handschriftenabteilung, Sammlung Darmstädter 3 o 1817.
14 Hartmann, Erlebnisse (1850), Sp. 306.
15 Hartmann, Erlebnisse (1850), Sp. 306f.
16 www.bfarm.de/de/Arzneimittel/bes_therap/am_anthropo/Hom_AM_Pruefungen.pdf
17 Neues Archiv für die homöopathische Heilkunst 1 (1844), S. 162.

18 Hartmann, Leben (1844), S. 183.
19 Hartmann, Leben (1844), S. 183f.
20 Brunnow, Hahnemann, S. 27.
21 Brunnow, Hahnemann, S. 29.
22 Brunnow, Hahnemann, S. 28.
23 Haehl, Hahnemann, Bd. 2, S. 284.
24 Vgl. Hickmann, Leiden, S. 21.
25 Hartmann, Erlebnisse (1850), Sp. 328.
26 Müller, Geschichte, S. 1.
27 Puchelt, Homöopathie, S. 42.
28 Zitiert nach Haehl, Hahnemann, Bd. 1, S. 116.
29 Archiv IGM Nr. A 405.
30 Archiv IGM Nr. A 406.
31 Hahnemann, GKS, S. 649.
32 Schweizer, Philosophen, S. 226.
33 Hartmann, Erlebnisse (1850), Sp. 292.
34 Schreiber, Leipzig, S. 144.
35 Hartmann, Leben (1844), Sp. 185.
36 Genneper, Wieck, S. 52.
37 Zitiert nach Nachtmann, Behandlung, S. 97.
38 Zitiert nach Nachtmann, Behandlung, S. 96f.
39 Zitiert nach Nachtmann, Behandlung, S. 98.
40 Zitiert nach Nachtmann, Behandlung, S. 101.
41 Fürst Schwarzenberg, Feldmarschall, S. 300.
42 Goethes Werke [Weimarer Ausgabe], IV. Abt. Bd. 33, 1905, S. 18.
43 Ebenda, S. 191.
44 Haehl, Hahnemann-Funde, S. 55.
45 Zitiert nach Nachtmann, Hahnemann, S. 104.
46 Zitiert nach Schreiber, Leipzig, S. 119.
47 Abgedruckt bei Haehl, Hahnemann, Bd. 2, S. 120.
48 Zitiert nach Michalak, Arzneimittel, S. 59.
49 Zitiert nach Michalak, Arzneimittel, S. 61.
50 Haehl, Hahnemann-Funde, S. 56.
51 Zitiert nach Michalak, Arzneimittel, S. 65.
52 Abgedruckt bei Haehl, Hahnemann, Bd. 2, S. 128.
53 Zitiert bei Hartmann, Leben (1844), Sp. 129.

Als Leibarzt und Kämpfer in eigener Sache in Köthen (1821–1835)

1 Abgedruckt bei Haehl, Hahnemann, Bd. 2, S. 137.
2 Rapou, Histoire, Bd. 2, S. 287.
3 Abgedruckt bei Haehl, Hahnemann, Bd. 2, S. 132.
4 Gentz, Briefwechsel, S. 354.
5 Abgedruckt bei Haehl, Hahnemann, Bd. 2, S. 132.
6 Archiv IGM A 16.
7 Abgedruckt bei Haehl, Hahnemann, Bd. 2, S. 155.
8 Deutsche Populäre Monatsschrift für Homöopathie 1881, Beiblatt Nr. 1, S. 9.
9 Vgl. Brückner, Häuserbuch, S. 290.
10 Landeshauptarchiv Sachsen-Anhalt, Abt. Dessau, A 10, Nr. 305, Blatt 14 u. 15.
11 Albrecht, Hahnemann, S. 103.
12 Archiv IGM A 426.
13 Stahl, Briefwechsel, S. 82.
14 Griesselich, Skizzen, S. 30.
15 Archiv IGM A 1554.
16 Abgedruckt bei Albrecht, Hahnemann, S. 126.
17 Sächsisches Hauptstaatsarchiv Dresden, Best. Landesregierung Loc. 31058, f. 46r.
18 Archiv IGM A 1183.
19 Archiv IGM A 434.

20 Ebenda.
21 Archiv IGM A 1641.
22 Haehl, Hahnemann, Bd. 2, S. 189.
23 Hartmann, Leben (1844), Sp. 186.
24 Brunnow, Hahnemann, S. 31.
25 Archiv IGM M-451.
26 Albrecht, Leben, S. 101.
27 Abgedruckt bei Haehl, Hahnemann, Bd. 2, S. 136.
28 Archiv IGM A 830.
29 Stahl, Briefwechsel, S. 88.
30 Stahl, Briefwechsel, S. 57.
31 Abgedruckt bei Haehl, Hahnemann, Bd. 2, S. 130.
32 Abgedruckt bei Haehl, Hahnemann, Bd. 2, S. 137.
33 Mortsch, Kommentar D22, Ms. S. 30.
34 Archiv IGM B 32813.
35 Ebenda.
36 Archiv IGM B 32690.
37 Ebenda.
38 Abgedruckt bei Haehl, Hahnemann, Bd. 2, S.153.
39 Stahl, Briefwechsel, S. 137f.
40 Hahnemann, Krankenjournal D22, S. 264.
41 Stahl, Briefwechsel, S. 57.
42 Hahnemann, Krankenjournal D34, Edition Fischbach-Sabel, S. 467.
43 Archiv IGM B 32852.
44 Zitiert nach Meyer, Patientenbriefe, S. 68.
45 Stahl, Briefwechsel, S. 46.
46 Ebenda.
47 Archiv IGM B 32694.
48 Stahl, Briefwechsel, S. 47.
49 Der Aerztliche Stand und das Publikum. 5. Aufl. München 1876, S. 6.
50 Hahnemann, Organon-Synopse, S. 487.
51 Organon, §3, 6. Aufl. Edition Schmidt.
52 Organon, §2, 6. Aufl. Edition Schmidt.
53 Organon, §258, 6. Aufl. Edition Schmidt, S. 206.
54 Hahnemann, CK, Bd. 1, S. 238.
55 Organon, §257, 6. Aufl. Edition Schmidt, S. 206.
56 Organon, §119, Anm. 1, 6. Aufl. Edition Schmidt, S. 145.
57 Ein Wort an die Leipziger »Halb-Homöpathen«, Leipziger Tagblatt vom 15. 12. 1832.
58 Hahnemann, Krankenjournal D34, Edition Fischbach-Sabel, S. 315.
59 Abgedruckt bei Hickmann, Volkmann, S. 377.
60 Abgedruckt bei Hickmann, Volkmann, S. 382.
61 Stahl, Briefwechsel, S. 84.
62 Hahnemann, Krankenjournal D34, Edition Fischbach-Sabel, S. 35.
63 Archiv IGM B 32752.
64 Hartmann, Leben (1844), Sp. 185.
65 Archiv IGM B 32795.
66 Abgedruckt bei Haehl, Hahnemann, Bd. 2, S. 158.
67 Archiv IGM A 420.
68 Hahnemann, CK (1828), 2. Aufl., 1. Teil, S. V.
69 Ebenda, S. 8f.
70 Hahnemann, GKS, S. 157.
71 Hahnemann, CK, 2. Aufl., 1. Teil, S. 23, Anm. *.
72 Hahnemann, CK, 1. Aufl., 1. Teil, S. 21.
73 Archiv IGM A 235.
74 Griesselich, Handbuch, S. 148.
75 Hahnemann, CK, 1. Aufl., 1. Teil, S. 79.
76 Hahnemann, CK, 1. Aufl., 1. Teil, S. 147.
77 Hahnemann, CK, 1. Aufl., 1. Teil, S. 153.
78 Hahnemann, CK, 2. Aufl., 5. Teil, S. V.
79 Stahl, Briefwechsel, S. 104.
80 Archiv IGM A 633.

81 Zitiert nach Winkle, Geißeln, S. 167.
82 Hering, Schriften, Bd. 1, S. 332.
83 Archiv IGM A 1486.
84 Archiv IGM A 384.
85 Stahl, Briefwechsel, S. 51.
86 Griesselich, Skizzen, S. 130.
87 Abgedruckt bei Vigoureux, Aegidi, S. 165.
88 Stahl, Briefwechsel, S. 48.
89 Haehl, Hahnemann, Bd. 2, S. 283.
90 Zitiert nach Eppenich, Krankenhäuser, S. 40.
91 Archiv IGM A 415.
92 Hahnemann, GKS, S. 779.
93 Hahnemann, GKS, S. 836f.
94 Abgedruckt bei Haehl, Hahnemann, Bd. 1, S. 211.
95 Hartlaub, Medicorum, S. 9.
96 Archiv IGM A 301.
97 Archiv IGM A 52.
98 Archiv IGM A 234.
99 Abgedruckt bei Haehl, Zentralverein, S. 131.
100 Stahl, Briefwechsel, S. 81.
101 Dt. Übersetzung nach Haehl, Hahnemann, Bd. 2, S. 332.
102 Stahl, Briefwechsel, S. 119.
103 Archiv IGM M-416.
104 Bradford, Life, S. 361.
105 Dt. Übersetzung nach Haehl, Hahnemann, Bd. 2, S. 332.
106 Archiv IGM M-447.
107 Archiv IGM M-449.
108 Archiv IGM M-451.
109 Archiv IGM M-453.
110 Archiv IGM M-468.
111 Archiv IGM M-454.
112 Archiv IGM M-467. Dt. Übersetzung nach Handley, Liebesgeschichte, S. 22.
113 Archiv IGM M-460.
114 Neues Archiv für die homöopathische Heilkunst 1 (1844), S. 138.
115 Archiv IGM M-458.
116 Archiv IGM M-462.
117 Archiv IGM M-457.
118 Archiv IGM M-464.
119 Archiv IGM M-465.
120 Archiv IGM A 1153.
121 Abgedruckt bei Haehl, Hahnemann, Bd. 2, S. 338.
122 Abgedruckt bei Haehl, Hahnemann, Bd. 2, S. 340.
123 Abgedruckt bei Haehl, Hahnemann, Bd. 2, S. 347.

In der »großen Weltstadt«: Paris (1835–1843)

1 Stahl, Briefwechsel, S. 118.
2 Archiv IGM A 1277, daraus auch die folgenden Zitate.
3 Stahl, Briefwechsel, S. 120.
4 Ebenda.
5 Dt. Übersetzung nach LPZ 26 (1895), S. 63.
6 In der Objektsammlung des IGM in Stuttgart, Inv.-Nr. 39/42.
7 Zitiert nach Haehl, Hahnemann, Bd. 2, S. 359.
8 Brief vom 12.8.1840, abgedruckt in der LPZ 28 (1897), S. 125.
9 Zitiert nach Haehl, Hahnemann, Bd. 2, S. 386.
10 Mowatt, Autobiography, S. 113, dt. Übersetzung von Th. Bruckner, LPZ 26 (1895), S. 64.
11 Zitiert nach Haehl, Hahnemann, Bd. 2, S. 388.
12 Archiv IGM M-101.
13 Archiv IGM M-424.
14 Dt. Übersetzung nach Hygea 3 (1836), S. 395.
15 Abgedruckt bei Albrecht, Leben, S. 78f.

16 Abgedruckt bei Albrecht, Denkmal, S. 116.
17 Archiv IGM M-492.
18 Mure, Doctrine, S. XLVII-LII.
19 Zitiert nach AHZ 17 (1840), Sp. 287f.
20 Zitiert nach AHZ 8 (1836), Sp. 178.
21 Archiv IGM M-172.
22 Stahl, Briefwechsel, S. 121.
23 Zitiert nach Haehl, Hahnemann, Bd. 1, S. 251.
24 Zitiert nach ebenda.
25 Stahl, Briefwechsel, S. 124.
26 Zitiert nach Haehl, Hahnemann, Bd. 2, S. 381.
27 Zitiert nach Haehl, Hahnemann, Bd. 2, S. 384.
28 Zitiert nach Haehl, Hahnemann, Bd. 2, S. 385.
29 Mowatt, Autobiography, S. 113ff., dt. Übersetzung von Th. Bruckner, LPZ 26 (1895), S. 62f.
30 Archiv IGM DF 5, f. 179.
31 Archiv IGM DF 5, f. 179.
32 Archiv IGM DF 5, f. 179.
33 Library of Congress, Washington D.C., Music Division, Paganini-Brief vom 3.9.1837.
34 Zitiert nach Neill, Paganini, S. 156.
35 LPZ 26 (1895), S. 49.
36 AHZ 52 (1856), S. 144.
37 Archiv IGM, M-554.
38 AHZ 58 (1859), S. 156, Anm. 1.
39 AHZ 61 (1860), S. 159.
40 Hahnemann, Organon, 6. Aufl. Edition Schmidt, S. 218.
41 Haehl, Hahnemann, Bd. 1, S. 360.
42 Handley, Spuren, S. 86.
43 Stahl, Briefwechsel, S. 124.
44 Hufelands Journal der practischen Heilkunde 76 (1838), S. 24.
45 Hahnemann, CK (1839), 5. Teil, S. V.
46 Ebenda, S. VI.
47 Zitiert nach Haehl, Hahnemann Bd. 2, S. 380.
48 Zitiert nach Haehl, Hahnemann, Bd. 2, S. 394.
49 AHZ 50 (1855), S 47.
50 Abgedruckt bei Tischner, Hahnemannreliquie, S. 27.
51 AHZ 69 (1864), S. 103.

»[...] die Ehre des Standbildes zuzuerkennen«: Der Kult um Samuel Hahnemann

1 AHZ 52 (1856), S. 154.
2 Hering, Hahnemann, S. 299.
3 Archiv IGM A 1552.
4 Archiv IGM A 1555.
5 Archiv IGM A 1484.
6 Archiv IGM A 1490.
7 Archiv IGM A 1520.
8 Archiv IGM M-103.
9 Archiv IGM M-520.
10 Dt. Übersetzung nach Haehl, Hahnemann, Bd. 2, S. 474.
11 Zitiert nach Haehl, Hahnemann, Bd. 2, S. 485.
12 Bittinger, Sketch, S. 70.
13 Als Faksimile bei Haehl, Hahnemann, Bd. 1, S. 393.
14 AHZ 50 (1855), S. 7.
15 Hirschel, Bekenner, S. 5.

Literatur- und Quellenverzeichnis

Folgende Abkürzungen wurden verwandt:
Archiv IGM: Archiv des Instituts für Geschichte der Medizin der Robert Bosch Stiftung, Stuttgart
AHZ: Allgemeine Homöopathische Zeitung
LPZ: Leipziger Populäre Zeitschrift für Homöopathie

Albrecht, Franz: Christian Friedrich Samuel Hahnemann. Ein biographisches Denkmal; aus Papieren seiner Familie und den Briefen seiner Freunde und Verehrer. Leipzig 1851.
Albrecht, Franz: Dr. Samuel Hahnemann's, des Begründers der Homöopathie, Leben und Wirken. Ein Gedenkbuch. 2., vermehrte Aufl. Leipzig 1875.
Ameke, Wilhelm: Die Entstehung und Bekämpfung der Homöopathie. Berlin 1884.
Bärnighausen, Hendrik: »Einer der vorzüglichsten Schriftsteller Deutschlands.« Johann Karl Wezels Jahre in Sondershausen. Rudolstadt 1997.
Baur, Jacques / Schweitzer, Wolfgang: Ein Buch geht um die Welt. Die kleine Geschichte des Organon des Dr. Ch. F. Samuel Hahnemann. Heidelberg 1979.
Bayr, Georg: Hahnemanns Selbstversuch mit der Chinarinde im Jahre 1790. Die Konzipierung der Homöopathie. Heidelberg 1989.
Bittinger, Benjamin Franklin: Historic Sketch of the Monument Erected in Washington City under the Auspices of the American Institute of Homoeopathy to the Honor of Samuel Hahnemann. Washington D. C. 1900.
Bradford, Thomas Lindsley: The Life and Letters of Dr. Samuel Hahnemann. Philadelphia 1895 (Nachdruck New Delhi 1992).
Brückner, Franz: Häuserbuch der Stadt Dessau. Dessau 1975.
Brunnow, Ernst von: Ein Blick auf Hahnemann und die Homöopathik. Leipzig 1844.
Bußmann, Johanna: Kommentar zu Samuel Hahnemanns Krankenjournal D6. Heidelberg 1999.
Cook, Trevor M.: Samuel Hahnemann. The Founder of Homoeopathic Medicine. Wellingborough/Northamptonshire 1981.
Crisan, V.: Samuel Friedrich Christian Hahnemann in Hermannstadt. In: Documenta Homoepathica 11 (1991), S. 17–24.
Cullen, William: Abhandlung über die Materia Medika, übersetzt und mit Anmerkungen von Samuel Hahnemann. Leipzig 1790, Bd. 2.
Courcy, Geraldine I. C. de: Paganini. The Genoese, 2 Bde. Norman/Oklahoma 1957.
Deuerlein, Ernst: Hahnemann als Student in Erlangen. In: Leipziger Populäre Zeitschrift für Homöopathie 60 (1929), S. 282–285.

Dinges, Martin (Hrsg.): Weltgeschichte der Homöopathie. München 1996.

Dinges, Martin (Hrsg.): Homöopathie. Patienten – Heilkundige – Institutionen. Von den Anfängen bis heute. Heidelberg 1996.

Dinges, Martin, Männlichkeitskonstruktion im medizinischen Diskurs um 1830. Der Körper eines Patienten von Samuel Hahnemann. In: Jürgen Martschukat (Hrsg.): Geschichte schreiben mit Michel Foucault. Frankfurt/M. 2002, S. 99–125.

Döhner, Otto jr.: Krankheitsbegriff, Gesundheitsverhalten und Einstellung zum Tod im 16. bis zum 18. Jahrhundert. Eine historisch-medizinsoziologische Untersuchung anhand von gedruckten Leichenpredigten. Frankfurt/M. 1986.

Drees, Annette: Die Ärzte auf dem Weg zu Prestige und Wohlstand. Sozialgeschichte der württembergischen Ärzte im 19. Jahrhundert. Köln 1988.

Ego, Anneliese: Animalischer Magnetismus oder Aufklärung. Eine mentalitätsgeschichtliche Studie zum Konflikt um ein Heilkonzept im 18. Jahrhundert. Würzburg 1991.

Eppenich, Heinz: Geschichte der homöopathischen Krankenhäuser. Von den Anfängen bis zum Ende des Ersten Weltkriegs. Heidelberg 1995.

Fischbach-Sabel, Ute: Samuel Hahnemann, Krankenjournal D 34 (1830). Kommentarband. Heidelberg 1998.

Fischer, Alfons: Geschichte des deutschen Gesundheitswesens, Bd. 2. Berlin 1933.

Fischer, Ernst Christian: Versuch einer Anleitung zur medizinischen Armenpraxis. Göttingen 1799.

Frankenau, [Rasmus F.]: Pyrmont und sein Gesundbrunnen im Sommer 1798. Ein Fragment zur Beherzigung und Belehrung für Badegäste, Kranke und Ärzte. Aus dem Dänischen. Altona 1799.

Frevert, Ute: Krankheit als politisches Problem. Soziale Unterschichten in Preußen zwischen medizinischer Polizei und staatlicher Sozialversicherung. Göttingen 1984.

Genneper, Thomas: Als Patient bei Samuel Hahnemann. Die Behandlung Friedrich Wiecks in den Jahren 1815/1816. Heidelberg 1991.

Gentz, Friedrich: Briefwechsel zwischen Friedrich Gentz und Adam Heinrich Müller (1800–1829). Stuttgart 1857.

Göckenjan, Gerd: Kurieren und Staat machen. Gesundheit und Medizin in der bürgerlichen Welt. Frankfurt/M. 1985.

Griesselich, Ludwig: Handbuch zur Kenntnis der homöopathischen oder specifischen Heilkunst. Auf dem Wege der Entwicklungsgeschichte. Karlsruhe 1848.

Griesselich, Ludwig: Skizzen aus der Mappe eines reisenden Homöopathen. Karlsruhe 1832.

Grulich, Friedrich Josef: Kurzgefaßte Chronik von Torgau. Denkwürdigkeiten der altsächsischen kurfürstlichen Residenz Torgau aus der Zeit und zur Geschichte der Reformation. 2., vermehrte Aufl. Torgau 1855.

Gumpert, Martin: Hahnemann. Die abenteuerlichen Schicksale eines ärztlichen Rebellen und seiner Lehre, der Homöopathie. Berlin 1934.

Haehl, Erich: Geschichte des deutschen Zentralvereins homöopathischer Ärzte. Leipzig 1929.

Haehl, Richard: Charlotte Gerharduna Müller, verwitwete Trinius, geb. Hahnemann. In: LPZ 63 (1932), S. 61–74.

Haehl, Richard: Samuel Hahnemann. Sein Leben und Schaffen. 2 Bde. Leipzig 1922.
Haehl, Richard: Neue Hahnemann-Funde. In: AHZ 173 (1925), S. 50–58.
Hahnemann, Samuel: Allöopathie. Ein Wort der Warnung an Kranke jeder Art. Leipzig 1831.
Hahnemann, Samuel: Gesammelte kleine Schriften [GKS], herausgegeben von Josef M. Schmidt und Daniel Kaiser. Heidelberg 2001.
Hahnemann, Samuel: Die chronischen Krankheiten [CK]. Ihre eigenthümliche Natur und homöopathische Heilung, Theil 1–4. Leipzig 1828–1830.
Hahnemann, Samuel: Krankenjournal D 2 (1801–1802). Nach der Edition von Heinz Henne, bearbeitet von Arnold Michalowski. Heidelberg 1993; Krankenjournal D 3 (1802). Nach der Edition von Heinz Henne, bearbeitet von Arnold Michalowski. Heidelberg 1996; Krankenjournal D 4 (1802–1803). Nach der Edition von Heinz Henne, bearbeitet von Arnold Michalowski. Heidelberg 1997; Krankenjournal D 2-D 4 (1801–1803). Kommentar zur Transkription von Iris von Hörsten. Stuttgart 2004; Krankenjournal D 5 (1803–1806). Nach der Edition von Helene Varady, bearbeitet von Arnold Michalowski. Heidelberg 1991; Krankenjournal D 6 (1806–1807). Transkription und Kommentar von Johanna Bußmann. Heidelberg 2002; Krankenjournal D 16 (1817–1818). Transkription und Kommentar von Ulrich Schuricht. Stuttgart 2004; Krankenjournal D 34 (1830). Transkription und Kommentar von Ute Fischbach-Sabel. Heidelberg 1998; Krankenjournal DF 2. Transkription und Übersetzung von Arnold Michalowski. Stuttgart 2003; Krankenjournal DF 5. Transkription und Übersetzung von Arnold Michalowski. Heidelberg 1992.
Hahnemann, Samuel: Organon-Synopse. Die 6 Auflagen von 1810–1842 im Überblick, bearbeitet und herausgegeben von Bernhard Luft und Matthias Wischner. Heidelberg 2001.
Hahnemann, Samuel: Organon. Textkritische Ausgabe der 6. Auflage, bearbeitet und herausgegeben von Josef M. Schmidt. Heidelberg 1992.
Hahnemann, Samuel: Reine Arzneimittellehre [RA]. Theil 1–6. Leipzig 1822–1827.
Handley, Rima: Eine homöopathische Liebesgeschichte. Das Leben von Samuel und Mélanie Hahnemann. Aus dem Englischen von Corinna Fiedler. München 1993.
Handley, Rima: Auf den Spuren des späten Hahnemann. Hahnemanns Pariser Praxis im Spiegel der Krankenjournale. Aus dem Englischen von Werner Bühler. Stuttgart 2001.
Hartlaub, Hermann: Num quis medicorum potest esse simul deditus homoeopathiae et allopathiae, salva conscientiae. Med. Diss. Leipzig 1833.
Hartmann, Franz: Aus Hahnemanns Leben. In: AHZ 26 (1844), Sp. 129–133, 145–149, 161–168, 177–187, 194–203, 209–218, 225–236, 241–246.
Hartmann, Franz: Meine Erlebnisse und Erfahrungen in der Homöopathie. Ein Beitrag zur Geschichte der ersten Anfänge der Homöopathie. In: AHZ 38 (1850), Sp. 289–297, 305–311, 321–330, 337–342, 353–358, 369–378; 39 (1850), Sp. 289–295, 305–311; 40 (1851), Sp. 305–313, 321–328, 337–345; 44 (1852), Sp. 289–297, 305–309.
Helmholtz, Herman von: Das Denken in der Medizin. Berlin 1877.
Hering, Constantin: Erforderungen zur gerechten Beurtheilung Hahnemanns. In: Hygea 22 (1847), S. 296–300.

Hering, Constantin: Medizinische Schriften in drei Bänden, herausgegeben von K.-H. Gypser. Göttingen 1988.
Hess, Volker: Von der semiotischen zur diagnostischen Medizin. Die Entstehung der klinischen Methode zwischen 1750 und 1850. Husum 1993.
Hickmann, Reinhard: Das Psorische Leiden der Antonie Volkmann. Edition und Kommentar einer Krankengeschichte aus Hahnemanns Krankenjournalen von 1819–1831. Heidelberg 1996.
Hieber, Johann Franz: Trauerrede auf den hochwohlgebornen Herrn Jos. Freyherrn v. Quarin, der freyen Künste, Philosophie und Arzneykunde Doctor. Wien 1814.
Hirschel, Bernhard: Die Homöopathie und ihre Bekenner. Dessau 1851.
Hoede, Karl: Samuel Hahnemann. In: Quatuor-Coronati-Hefte 5 (1968), S. 5–31.
Hörsten, Iris von: Samuel Hahnemann. Krankenjournal D2-D4 (1801–1803). Kommentarband zur Transkription. Stuttgart 2004.
Horn, Sonia (Hrsg.): Homöopathische Spuren. Wien 2001.
Huerkamp, Claudia: Der Aufstieg der Ärzte im 19. Jahrhundert. Göttingen 1985.
Hufeland, Christoph Wilhelm: Die Armenverpflegung zu Berlin. Nebst dem Entwurf einer Armenpharmakopoe. In: Journal der practischen Heilkunde 29/12 (1809), S. 10f.
Hufeland, Christoph Wilhelm: Die Homöopathie. Berlin 1831.
Imhof, Arthur E.: Die gewonnenen Jahre. München 1981.
Janot, Charles: Histoire de l'homéopathie française. 2. Aufl. Fontenay-aux-Roses [ca. 1936].
Jetter, Dieter: Grundzüge der Geschichte des Irrenhauses. Darmstadt 1981.
Jewson, Nicholas D.: Medical Knowledge and the Patronage-System in Eighteenth-Century England. In: Sociology 8 (1974), S. 369–385.
Jütte, Robert: Ärzte, Heiler und Patienten. Medizinischer Alltag in der Frühen Neuzeit. München, Zürich 1991.
Jütte, Robert: Geschichte der Alternativen Medizin. München 1996.
Jütte, Robert: Wege der Alternativen Medizin. Ein Lesebuch. München 1996.
Jütte, Robert: Vom Hospital zum Krankenhaus. 16.–19. Jahrhundert. In: Sozialgeschichte des Allgemeinen Krankenhauses, herausgegeben von Alfons Labisch und Reinhard Spree. Frankfurt/M. 1996, S. 31–50.
Kannengießer, Ursula-Ingrid: Der Tierarzt J.J.W. Lux (1773–1849) und die Veterinärhomöopathie im 19. Jahrhundert. In: Martin Dinges (Hrsg.): Homöopathie. Patienten – Heilkundige – Institutionen. Von den Anfängen bis heute. Heidelberg 1996, S. 228–252.
Kant, Immanuel: Geschichte und Naturbeschreibung der merkwürdigen Vorfälle des Erdbebens, welches an dem Ende des 1755. Jahres einen großen Teil der Erde erschüttert hat. Königsberg 1756. In: Immanuel Kant, Gesammelte Schriften, herausgegeben von der Königlich Preußischen Akademie der Wissenschaften, Bd. 1. Berlin 1910, S. 429–461.
Lachmund, Jens: Die Erfindung des ärztlichen Gehörs. Zur historischen Soziologie der stethoskopischen Untersuchung. In: Zeitschrift für Soziologie 21 (1992), S. 235–251.
Lachmund, Jens / Stollberg, Gunnar: Patientenwelten. Krankheit und Medizin vom

späten 18. bis zum frühen 20. Jahrhundert im Spiegel von Autobiographien. Opladen, 1995.

Landmann, Helge / Sauer, Verena: Hahnemann in Meißen. Meißen 2001.

Lange, Karl-Heinz: Dr. Christian Friedrich Samuel Hahnemann. Begründer der Homöopathie. Torgau 1998.

Leschinsky-Mehrl, Irene: Der Streit um die Homöopathie in der ersten Hälfte des 19. Jahrhunderts. Med. Diss. München 1988.

Lieutaud, Joseph: Inbegriff der ganzen medicinischen Praxis. Frankental 1785.

Lindemann, Mary: Health and Healing in Eighteenth-Century Germany. Baltimore 1996.

Lindner, Friedrich Wilhelm: Vertheidigung der von dem Herrn D. Hahnemann aufgestellten homöopathischen Heilart durch verbürgte und auffallende Thatsachen. Für Aerzte und Nichtärzte / von einem Nichtarzte. Leipzig 1820.

Loetz, Francisca: Vom Kranken zum Patienten. »Medikalisierung« und medizinische Vergesellschaftung am Beispiel Badens 1750–1850. Stuttgart 1993.

Lohoff, Karen: Geschichte der Homöopathie im Herzogtum Braunschweig. In: Salzgitter-Jahrbuch 1997/1998, S. 121–158.

Lux, Ingrid: Details zu Hahnemanns Aufenthalt in Siebenbürgen. In: Geschichte der Pharmazie 51 (1999), S. 27–30.

Mettenleiter, Andreas: Medizingeschichte des Juliusspitals Würzburg (= Das Juliusspital in Würzburg, Bd. 3: Medizingeschichte), herausgegeben vom Oberpflegamt der Stiftung Juliusspital Würzburg. Würzburg 2003.

Meyer, Jörg: »als wollte mein alter Zufall mich jetzt wieder unter kriegen«. Die Patientenbriefe an Samuel Hahnemann im Homöopathie-Archiv des Instituts für Geschichte der Medizin in Stuttgart. In: Jahrbuch des Instituts für Geschichte der Medizin der Robert Bosch Stiftung 3 (1984), S. 63–79.

Michalak, Michael: Das homöopathische Arzneimittel von den Anfängen zur industriellen Fertigung. Stuttgart 1991.

Mortsch, Markus: Die frühe Köthener Patientenschaft Samuel Hahnemanns. In: Inge Streuber (Hrsg.): Homöopathie in Köthen. Köthen 1999, S. 23–38.

Mowatt, Anna Cora: Autobiography of an Actress, on Eight Years on Stage. Boston 1854.

Müller, Moritz: Zur Geschichte der Homöopathie. Leipzig 1837.

Mure, Benoît Jules: Doctrine de l'école de Rio de Janeiro et pathogénésie brésilienne, contenant une exposition méthodique de l'homéopathie. Paris, Rio de Janeiro 1849.

Neill, Edward: Paganini. Biographie. München 1990.

Nachtmann, Walter: »... Ach! wie viel verliere ich an Ihm!!!« Die Behandlung des Fürsten Karl von Schwarzenberg durch Samuel Hahnemann und ihre Folgen. In: Jahrbuch des Instituts für Geschichte der Medizin der Robert Bosch Stiftung 6 (1987), S. 93–110.

Pfaff, Christoph Heinrich: Lebenserinnerungen. Kiel 1854.

Preuß, Erich: Der zwanzigjährige Hahnemann. Ein neuer Beitrag zur Hahnemann-Forschung. Leipzig 1930.

Puchelt, Friedrich August Benjamin: Über die Homöopathie. In: Journal der practischen Heilkunde 49 (1819), 6. Stück, S. 3–53.

Rabl, Carl: Geschichte der Anatomie an der Universität Leipzig. Leipzig 1909.
Rapou, Auguste: Histoire de la doctrine médicale homoeopathique, 2 Bde. Paris 1847.
Reza, Bettina: Das Leben und Wirken Samuel Hahnemanns in Köthen 1821–1835. Fachschulabschlußarbeit Leipzig 1986.
Ridder, Paul: Im Spiegel der Arznei. Sozialgeschichte der Medizin. Stuttgart 1990.
Ritter, Hans: Samuel Hahnemann. Begründer der Homöopathie. 1. Aufl. Stuttgart 1974.
Rückert, Rainer: Biographische Daten der Meißener Manufakturisten des 18. Jahrhunderts. München 1990.
Sahler, Andrea Maria: Homöopathische Komplexmittel. Ihre historische Entwicklung, ihre Begründer und ihre gegenwärtige Bedeutung. München 2003.
Sander, Sabine: Zur medizinischen Versorgung in der frühen Neuzeit oder: Die These von der Unterversorgung – eine schwarze Legende. In: Ergebnisse und Perspektiven sozialhistorischer Forschung in der Medizingeschichte, herausgegeben von Susanne Hahn und Achim Thom. Leipzig 1991, S. 70–80.
Sauerbeck, Karl Otto: Kommentar zu Samuel Hahnemanns Krankenjournal DF 5 (Typoskript, Archiv IGM, Stuttgart).
Scheible, Karl-Friedrich: Hahnemann und die Cholera. Heidelberg 1994.
Schlegel, Franz: Die verschiedenen Methoden der Heilkunst. Leipzig 1853.
Schmidt, Josef M.: Die philosophischen Vorstellungen Samuel Hahnemanns bei der Begründung der Homöopathie (bis zum Organon der rationellen Heilkunde, 1810). München 1990.
Schott, Heinz (Hrsg.): Die Chronik der Medizin. Gütersloh 1993.
Schreiber, Kathrin: Samuel Hahnemann in Leipzig. Die Entwicklung der Homöopathie zwischen 1811 und 1821. Förderer, Gegner und Patienten. Stuttgart 2002.
Schuchardt, Bernhard (Hrsg.): Briefe Hahnemanns an einen Patienten aus den Jahren 1793–1805. Tübingen 1886.
Schultz, Carl Heinrich: Die Gestaltung der Medicinalreform aus den Quellen der Wissenschaft. Berlin 1846.
Schwarzenberg, Karl Fürst: Feldmarschall Fürst Schwarzenberg. Der Sieger von Leipzig. Wien 1964.
Schweizer, Frank: Wie Philosophen sterben. München 2003.
Schweitzer, Wolfgang: Ikonographie. Sammlung, Dokumentation, Historie und Legenden der Bilder des Hofrates Dr. med. habil. Christian Friedrich Samuel Hahnemann. Heidelberg 1991.
Seiler, Hanspeter: Die Entwicklung von Samuel Hahnemanns ärztlicher Praxis anhand ausgewählter Krankengeschichten. Heidelberg 1988.
Selle, Götz von (Hrsg.): Die Matrikel der Georg-August-Universität zu Göttingen 1734–1837. Leipzig 1937.
Senefelder, Leopold: Die Barmherzigen Brüder in Wien 1614–1914. Wien 1914.
Sprengel, Kurt: Handbuch der Semiotik. Wien 1815.
Stahl, Martin: Der Briefwechsel zwischen Samuel Hahnemann und Clemens von Bönninghausen. Heidelberg 1997.
Stolberg, Michael: Heilkunde zwischen Staat und Bevölkerung. Angebot und An-

nahme medizinischer Versorgung in Oberfranken im frühen 19. Jahrhundert. Med. Diss. München 1986.

Streuber, Inge: Auf dem Pfad der Köthener Homöopathen. Köthen 2003.

Tischner, Rudolf: Eine unbekannte Hahnemannreliquie. In: Almanach zum Hahnemann-Jubliäums-Kongreß, herausgegeben von Hanns Rabe. Stuttgart 1955, S. 25 ff.

Tischner, Rudolf: Geschichte der Homöopathie, 4 Teile. Leipzig 1932–39 (ND Berlin 1998).

Tischner, Rudolf: Hahnemann in Hermannstadt. In: AHZ 203 (1958), S. 349–354.

Tischner, Rudolf: Die Bildwerke Hahnemanns und ihre Schöpfer. Leipzig 1934.

Treue, Wilhelm: Mit den Augen ihrer Leibärzte. Von bedeutenden Medizinern und ihren großen Patienten. Düsseldorf 1995.

Tröhler, Ulrich: »To Improve the Evidence of Medicine«. The 18th Century British Origins of A Critical Approach. Edinburgh 2000.

Uhde, Hermann (Hrsg.): H. A. O. Reichard (1751–1828). Seine Selbstbiographie. Stuttgart 1877.

Unzer, Johann August: Von den unvernünftigen Curen der Krankheiten des gemeinen Mannes. In: Der Arzt, Bd. 1, T. 2 (2. Aufl. 1769), S. 605.

Varady, Helene: Die Pharmakotherapie Samuel Hahnemanns in der Frühzeit der Homöopathie. Edition und Kommentar des Krankenjournals Nr. 5 (1803–1806). Med. Diss. München 1987.

Vigoureux, Ralf: Karl Julius Aegidi. Leben und Werk des homöopathischen Arztes. Heidelberg 2001.

Wagner, Karl (Hrsg.): Register zur Matrikel der Universität Erlangen 1743–1843. München, Leipzig 1918.

Walcha, Otto: Meißener Porzellan. Gütersloh 1973.

Wettemann, Marion: Samuel Hahnemanns »Fragmenta de viribus medicamentorum«. Die erste Materia medica homoepathica. Med. Diss. Tübingen 2000.

Wiesing, Urban: Kunst oder Wissenschaft. Konzeptionen der Medizin in der deutschen Romantik. Stuttgart 1995.

Winkle, Stefan: Geißeln der Menschheit. Kulturgeschichte der Seuchen. Düsseldorf 1997.

Wittern, Renate: Frühzeit der Homöopathie. Ausgewählte Aufsätze aus dem »Archiv für die homöopathische Heilkunst« aus den Jahren 1822–1838. Stuttgart 1984.

Abbildungsnachweis

Alle Abbildungen: Bildarchiv Institut für Geschichte der Medizin der Robert Bosch Stiftung.

Namenregister

A
Adelung, Johann Christoph 42
Aegidi, Karl Julius 141, 183, 188f.
Albrecht, Franz 143f., 148, 248
Andrieux, François-Guillaume-Jean-Stanislaus 207
d'Angeley, Marquis 192
d'Angers, David 206f., 225, 251, 254
Arnold, Johann Christoph 89, 97, 177, 242, 250
Arlès-Dufour, François Barthélémy 219
Auenbrugger, Leopold 17
Auber, Daniel François 227
August der Starke 22
Auquier, M. L. 141
Autenrieth, Johann Heinrich Ferdinand 172

B
Balint, Michael 162
Ball, John 64
Bandhauer, Christian Gottfried Heinrich 142
Barth, Johann Ambrosius 77
Battie, William 55
Baumgärtner, Friedrich Gotthelf 168
Baur, Jacques 97
Bayr, Georg 51
Becker, Rudolf Zacharias 52f., 58, 60, 62, 68, 70–73
Beethoven, Ludwig van 130
Berrington, Joseph 43
Bohrer, Anton 217
Bohrer, Maria Sophie Barbara 217
Bohrer, Max 216
Bönninghausen, Clemens Maria Franz von 101, 150ff., 156f., 159f., 166, 177, 182, 184, 190f., 205, 217, 221, 223f., 238f., 242f., 250
Börne, Ludwig 215
Bouterwek, Friedrich 244
Bredenoll, Schüler H.s 149
Brown, John 16, 18
Brukenthal, Freiherr Samuel von 31ff.
Brunn, Johann Wilhelm von 142
Brunnow, Ernst von 38, 112f., 148
Buchholz, Wilhelm Heinrich Sebastian 48, 53

Buquoy, Graf Georg Franz August Freiherr von 153

C
Canova, Antonio 207
Caspari, Karl Gottlob 158
Chambon de Montaux, Nicolas 43
Cherubini, Luigi 227
Clarus, Johann Christian August 115, 132, 182
Croserio, Simon Felix Camille 212, 221, 234f., 244
Cullen, William 18, 49f.

D
Daumier, Honoré 223
Delacroix, Eugène 227
Delius, Heinrich Friedrich 34
Detwiller, Heinrich (Henry) 212
Diderot, Denis 32
Doyen, Gabriel François 209
Droste-Hülshoff, Annette von 150
Dülken, Fanny 217
Dunsford, Harris S. 192
Dzondi, Karl Heinrich 116ff.

E

Ehrhardt, Johann Heinrich Wilhelm 156
Ehrlich, Johann August 125
Ehrlich, Paul 176
Elgin, Lord (Bruce, Thomas) 213
Ernst II., Herzog 52, 59

F

Falconer, William 29
Ferdinand, Herzog von Anhalt-Köthen 137, 139, 151, 182, 206
Fichte, Johann Gottlieb 25, 33, 119
Fischer, Alfons 14
Fischer, Friedrich 201
Fleischer, Gerhard 66
Foucault, Michel 12
Frei, Agnes 38
Freud, Sigmund 92
Friedheim, Samuel 163
Friedrich August, Herzog 27
Friedrich II. 24
Friedrich Wilhelm III. von Preußen 182
Friedrich Wilhelm, Konprinz von Preußen 224
Friedrich, Herzog von Anhalt-Köthen 157

G

Galen 13, 102
Gautier, Théophile 227
Gellert, Christian Fürchtegott 27
Gentz, Friedrich von 140, 153
Gersdorff, August von 201, 209f.
Geukens, Alfons 171
Goethe, Johann Wolfgang von 9, 33, 61f., 88, 99, 117, 129f., 242
Gohier, Louis-Jérôme 207
Grafton, Anthony 49
Griesselich, Ludwig 144, 149, 173, 176, 182f., 188
Griggs, John W. 254
Gross, Georg Wilhelm 169
Grünler, Karl Heinrich 114
Guidi, Graf Sébastien des 219, 250
Guillon-Lethière, Guillaume 207
Guizot, François-Pierre-Guillaume 208, 223
Gumpert, Martin 10

H

Haehl, Richard 46, 60, 78, 96, 195, 239, 244, 248
Hager, Ferdinand Ludwig 114, 134
Hahnemann, Adelheid, Tochter Friedrich H.s 146
Hahnemann, Amalie 46, 60, 145, 197, 203, 205, 213, 216f.
Hahnemann, Benjamina 44
Hahnemann, Caroline, Schwiegertochter H.s 146
Hahnemann, Charlotte 66, 145, 194f., 205, 214
Hahnemann, Christian August 23, 45
Hahnemann, Christian Gottfried 21–27, 42
Hahnemann, Christoph 23
Hahnemann, Eleonora 63, 145, 205
Hahnemann, Ernst 59f.
Hahnemann, Friederike 59, 205
Hahnemann, Friedrich 46, 95, 98, 103, 106, 146, 203, 206
Hahnemann, Henriette 42, 46
Hahnemann, Johanna Henriette Leopoldine, geborene Küchler 38, 147f.
Hahnemann, Karoline 46, 48, 145
Hahnemann, Louise 72, 110, 145, 149, 194f., 214
Hahnemann, Samuel August 24, 44f.
Hahnemann, Wilhelmine 46
Haller, Albrecht von 50, 80, 91
Handley, Rima 240f., 248
Hartlaub, Hermann 187
Hartmann, Franz 104ff., 109ff., 115f., 119, 148, 167, 190
Hartung, Christoph 245, 250
Hasenoehrl, Johann Georg, gen. Lagusio 9
Haydn, Franz Joseph 33
Hecker, August Friedrich 95f.
Heinrich, Herzog von Anhalt-Köthen 182
Helmholtz, Hermann von 89
Helmuth, William Tod 254
Henke, Jakob 172

Hennicke, Johann Friedrich 99
Hensler, Philipp Gabriel 69
Herder, Johann Gottfried von 33
Hering, Constantin 179, 248
d'Hervilly, Mélanie 148, 190–201, 204–214, 220ff., 226f., 229f., 233f., 237ff., 244f., 248, 250ff., 255f.
Heyne, Christian Gottlob 61
Hippokrates 91
Hirschel, Bernhard 258
Hoffmann, Friedrich 19, 31
Hölderlin, Friedrich 172
Holtz, Patient H.s 158f.
Horaz (Horatius Flaccus, Quintus) 89
Hornburg, Christian Gottlob 115f.
Huck, Anhänger H.s 103
Hufeland, Christoph Wilhelm 12, 69, 71, 75, 82, 88, 164, 242
Hume, David 15
Hunter, John 175
Hus, Johannes 86

I
Ihlefeldt, Patient H.s 158
Isenflamm, Jakob Friedrich 34
Isensee, August Ernst Christian Samuel 200, 202

J
Jacobi, Pfarrer aus Landsberg 155
Jahr, Georg Heinrich Gottlieb 149, 221, 244
Jörg, Johann Christian 125
Julie, Herzogin von Anhalt-Köthen 139
Junge, Friedrich August 113

K
Kalkbrenner, Friedrich Wilhelm Michael 215f.
Kant, Immanuel 15, 21, 89f.
Klockenbring, Friedrich Arnold 56ff., 71
Koch, Robert 170, 172
Körner, Christian Gottfried 33
Körner, Theodor 33
Kortum, Karl Arnold 121
Kotzebue, August 56
Krebs, Friedrich Christian 37
Kreysig, Friedrich Ludwig 125f.
Krukenberg, Johann Jacob 65
Kühn, Karl Gottlob 102

L
Laennec, Hyacinthe 17
Lagusio sh. Hasenoehrl
Lampe, Carl 129
Lavoisier, Antoine 42
Lehmann, Gottfried 149f., 190, 193, 196f., 200, 224
Lemercie, Népomucène 207
Leonhardi, Johann Gottfried 39f.
Leopold I. 21
Leopold II. 9ff., 15, 20

Lessing, Gotthold Ephraim 27, 63
Lethière, Guillaume 197f., 245, 255
Lind, James 50
Lindner, Friedrich Wilhelm 111f., 114
Locke, John 15
Louis Philippe 208, 214
Lövy, Hermann 188
Luise, Prinzessin von Anhalt-Bernburg 224
Luther, Martin 85f., 187
Lutze, Arthur 23, 141, 253
Lutze, Friederike 154f., 168

M
Magendie, François 235
Marenzeller, Matthias 125, 129, 132, 228f.
Maria Theresia 30f., 50
Mauro, Giuseppe 202
McKinley, William 254
Mesmer, Franz Anton 19
Meyer, Johann Heinrich 130
Meyerbeer, Giacomo 227
Mirabeau, Honoré Gaberiel de Riqueti 32
Morgagni, Giovanni Battista 15
Moßdorf, Theodor 110, 145, 149
Mott, Valentine 236
Mowatt, Anna Cora 209, 211, 226, 235
Mozart, Wolfgang Amadeus 33
Müller, Adam 131, 139f.
Müller, Charlotte Gerharduna 45, 66
Müller, Clotar 247
Müller, Johann Andreas 45, 63

Müller, Johann August 26
Müller, Moritz 115f., 185–190, 247
Mure, Benoît 217, 222
Musard, Philippe 208

N
Napoleon 117f., 138
Niehaus, Charles Henry 254

O
Offenbach, Jacques 208
Osiander, Friedrich Benjamin 61

P
Pacini, Giovanni 227
Paganini, Niccolò 208, 225, 227–235
Panofka, Heinrich 215f.
Pappenheim, Jenny von 166
Pétroz, Antoine 221
Pfaff, Christoph Heinrich 61
Pinel, Philippe 55
Plaz, Anton Wilhelm 29
Poerner, Carl Wilhelm 28f.
Puchelt, Friedrich August Benjamin 115f.

Q
Quarin, Freiherr Joseph von 30f.

R
Radetzky, Graf Johann Josef 245
Rapou, Toussaint 219
Reclam, Carl Heinrich 114, 186
Richomme, Joseph Théodore 241
Rossini, Gioacchino 208, 227
Rothschild, James Meyer 225
Rousseau, Jean-Jacques 25f.
Rousselot, Patient H.s 240
Rückert, Ernst Theodor Ferdinand 108, 149
Rummel, Friedrich 184, 249, 252

S
Saint-Simon, Graf Claude Henri von 219
Sand, George 227
Sande, Jean Baptiste van den 43
Sax, Joseph Edler von 125, 129, 132
Schaub, J. E. 178
Schelling, Friedrich Wilhelm Joseph von 16
Schiller, Friedrich von 33
Schmidt, Johann Gottlob 201
Schmidt, Josef M. 96
Schmit, Anton 250
Schoppe, Julius 206, 249
Schreber, Johann Daniel von 34
Schumann, Robert 124, 216
Schwabe, Wilhelmine 66
Schwarzenberg, Karl Philipp von 125f., 128, 130ff. 135f., 139, 228
Schweikert, Georg August Benjamin 181
Sertürner, Friedrich A. 18
Simon, Léon 221
Spieß, Johanna Christiane 21, 24, 27, 44f., 47
Spohr, Karl Heinrich 64
Spohr, Louis 64
Stapf, Ernst 108f., 114, 117f., 144, 147, 169, 185, 199, 225
Stark, Johann Christian 80
Stedman, John 29
Steinfels, M., Patientin H.s 156
Steinhäuser, Carl Johann 252
Sternegg, August 140
Sternegg, Elise 140
Sternegg, Joseph Günther Freiherr von 140
Störck, Anton 50
Sue, Eugène 225
Süß, Friedrich, Schwiegersohn H.s 145
Süß-Hahnemann, Leopold 145, 245, 255

T
Theilemann, Patient H.s 81
Thiry d'Holbach, Paul-Henry 32
Tintoretto 209
Tischner, Rudolf 35
Tizian 209
Trinks, Karl Friedrich 177
Trommsdorff, Johann Bartholomäus 68

U
Unzer, Johann August 18

V
Verdi, Giuseppe 208
Vibrans, Johann Jacob 65, 68

Villers, Charles de 99
Volkmann, Antonie 115, 124, 126, 132, 165, 174
Volkmann, Johann Wilhelm 114

W
Wendt, Friedrich 34
Wezel, Johann Karl 69, 71f.
Wichmann, Johann Ernst 57, 69
Wieck, Clara 124, 216
Wieck, Friedrich 124, 216
Wilhelmi, A. P. (Pseudonym von August Wilhelm Pestel) 179
Wittig, Louis 253
Wolff, J. H. 145, 177
Wolframsdorf, Patientin H.s 159
Woltreck, Franz 217f.

Y
Young, John B. 236

Z
Zeune, Jophann Karl 29
Zieger, Christian Salomon 79

Sachregister

A
Abführmittel 37, 229
Aderlaß 9, 12, 18, 82, 147, 179, 185
Anamnese 17, 73, 92, 160, 162, 164
Antidot 67
Apotheker 13, 65, 126, 133f., 136, 140
Apotheker-Lexikon 68, 134
Approbation 63
Arzneimittelfindung 67, 83
Arzneimittellehre 67, 77, 84, 97
Arzneimittelprüfung 83, 93, 106–109, 162
Arztbild 160ff.
Arztgeheimnis 192
Arzthonorar 58, 69, 127f., 156f., 159, 167f., 201
Arzt-Patient-Verhältnis 154–159, 164f., 168, 234
Assistenten 190, 193, 196
Autobiographie 42, 46
Autopsie 15, 32

B
Blutegel 132, 230
Brownianismus 16, 82

C
Chemie 37, 51, 61, 72
Chinarinden-Versuch 49, 51, 64

Cholera 165, 178–184, 219
Chronische Krankheiten 149, 168–178, 242f.

D
Denkmäler 252–255, 257f.
Diätetik 11, 18, 37, 143f., 164, 241
Dispensierrecht 69
Dispensierstreit 65, 69, 133ff., 139
Doktorjubiläum 184, 188, 216
Doppelblind-Versuch 109
Doppelmittel 94
Dynamisation 176, 239, 242f.

E
Ehevertrag 202
Erziehung 25, 47

F
Fieber 49, 51
Fleckfieber 118f.
Freimaurer 9, 32ff.

G
Gallikanische Homöopathische Gesellschaft 218, 220
Gäste 111f., 148f., 212ff.
Geburtenkontrolle 46
Geburtshilfe 41, 61, 80

Geburtstag 22, 215, 217f., 257
Geheimmittel 14, 70, 88
Geisteskrankheit 54–58, 69, 71f.
Gerichtsmedizin 41f.
Gesundheitsratgeber 52
Globuli 94, 238–241
Gonorrhoe 175
Grabmal 255f.

H
Hahnemann-Denkmal 23, 252–255
Halb-Homöopathen 185–188, 247
Hausbesuche 122, 156f.
Hebammen 13
Homöopathie-Verbot 130, 135, 183
Humoralpathologie 13, 16, 55, 172
Hygieniker 173

I
Impotenz 153
Institut für promovirte Ärzte 100
Irrenanstalten 53–59

K
Konsultationsfrequenz 74f., 120, 164f.
Köthener Vertrag 189
Krankenhaus 12, 18, 30, 54, 183

279

homöopathisches 141, 184ff.
Krankenjournal 74, 80f., 91, 112, 123, 140, 152, 156f., 161, 163f., 227, 229, 230, 234, 237–241
Krankheiten H.s 144, 190, 211
Krätze 172

L
Laienhomöopathen 101
Laugensalz (Borax) 72
Lebenskraft 93, 242f.
Leibarzt 31, 140

M
Medizinstudium 29f., 36
Mercurius solubilis Hahnemanni 51
Mesmerismus 19, 124, 130
Miasma 11, 170–176, 180f.

N
Nerven- und Spitalfieber 118, 120

O
Organon 89–97, 100f., 115, 158, 160ff., 174, 190, 229f., 238–241, 247

P
Patientenbriefe 155
Patientenschaft 120ff., 124, 152f., 224–227
Physikat 39ff., 45, 68
Placebo 128, 159
Pocken 179
Porträts 113f., 145, 206f., 209, 211f., 218, 248, 250f.
Potenzierung 66, 75f., 81, 86, 94, 176f., 232, 237–241
Psora 171, 173f.

Q
Q-Potenzen 237–241

R
Repertorien 97, 123, 149
Riechen an Arzneien 131, 165f., 190
Ruhr 119

S
Scharlachfieber 70, 74, 76, 85, 116
Selbstmedikation 13, 158
Selbstversuche 50
Simile-Prinzip 10, 49, 64ff., 73, 115, 189, 223, 256
Société hahnemannienne de Paris 222

Société Homéopathique de Paris 219
Sprechstunde 123, 130, 157, 160, 197, 226
Stethoskop 17
Sykosis 171, 175
Symptomen-Lexikon 149
Syphilis 64, 171, 175f.

T
Testament 66, 203f.
Therapeutischer Nihilismus 19, 82
Therapieabbruch 166
Tierhomöopathie 150
Tod H.s 244
Trauerfeier 245f.,
Trituration 67
Typhus 37, 119

U
Übersetzungstätigkeit 29, 32, 41ff.., 48f., 52, 80

V
Veitstanz 37
Verleger 177f., 186, 242, 250
Vermögen 205

W
Wechselfieber 50f.
Weinprobe 43f.
Wundärzte 13f., 43